לא באתי ללמד אותך.
באתי לאהוב אותך.
האהבה תלמד אותך.

בונוס
גלה סודות ריפוי קדומים שיכולים לשנות את חייך

האם לך או לאדם שאתה אוהב יש אתגר:

✓ גוּפָנִי
✓ נַפְשִׁי
✓ רִגְשִׁי
✓ רוחני

האם אתה סובל ממשהו במשך שנים ואתה מבקש הקלה?

האתר החינמי שלנו, המותנה ברישום וכולל את כל הקישורים, הסרטונים והמשאבים המופיעים בספר זה, הוא מתנתי אליכם.

ניתן להירשם בכתובת:

www.MyAncientSecrets.com/Belong

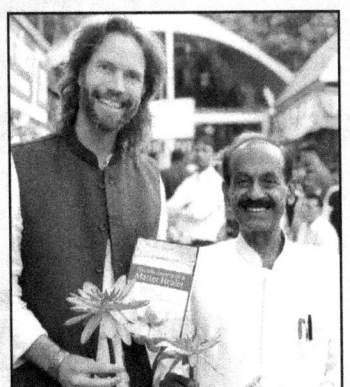

ד"ר קלינט ג. רוג'רס וד"ר נאראם

באתר החינמי שלנו תלמד:

✓ כיצד ניתן להפחית באופן מיידי חרדה
✓ איך לרדת במשקל ולשמור עליו
✓ כיצד להגביר את החסינות והאנרגיה שלך
✓ כיצד להקל על כאבי מפרקים באמצעות מזון
✓ כיצד לשפר את הזיכרון והמיקוד
✓ איך לגלות את מטרת חייך
✓ ועוד דברים רבים וטובים...

תקבלו גישה לסרטונים המתאימים לכל פרק ומדגימים את הסודות המופיעים בו, על מנת שתוכלו לעזור לעצמכם ולאחרים.

כמו כן, תוכלו לחוות משחק רב עוצמה, הנקרא 30 יום להפעלת הכוח הסודי העתיק שלכם. תוך כדי משחק תגלו כיצד ליישם באופן מיידי את סודות הריפוי העתיקים בחייכם (כולל תוכן מתקדם שאינו בין דפי ספר זה).

בקרו עכשיו בכתובת: **MyAncientSecrets.com/Belong**

שבחים על סודות קדומים של מאסטר הילר

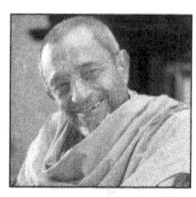

"ד"ר קלינט ג. רוג'רס עשה סאי-וה (שירות) נהדר עם ספר זה. העולם זקוק לעזרה גדולה, מכיוון שהוא מזוהם לא רק כפי שהרוב חושבים... אלא כולל גם זיהום נפשי, רגשי ורוחני. סודות הריפוי העתיקים בספר הזה מהווים פתרון עמוק יותר לבעיות הגדולות בעולם כיום. אני מכבד ומכיר את ד"ר נאראם כבר יותר מ-40 שנה, פגשתי באופן אישי את הגורו המאסטר שלו, באבא רמדאס ואני מודע לכוחה של השושלת האיתנה הזו שראשיתה מגיעה מג'יוואקה (הרופא האישי של הבודהה). ראיתי את ד"ר נאראם משתמש בעקרונות הריפוי העתיקים בכדי לעזור לאנשים ששלחתי אליו כדי להתגבר על דלקת מפרקים שגרונית, אפילפסיה, דימום וסת חמור, דלקת כבד, דלקת ריאות, טרשת נפוצה, חסימות בלב, סרטן, בעיות פוריות, מיומות, סוכרת, בעיות בבלוטת התריס, סיבוכים בהריון, כולסטרול גבוה, לחץ דם גבוה, נשירת שיער, מיימת, בעיות בדרכי השתן, שבר בעצם הזנב, בקע קשה, פסוריאזיס, אוטיזם, אקזמה, ספונדילוזיס צווארי ובעיות במוח, אם לציין רק כמה מהם. לד"ר נאראם יש סידהי (כוח) לריפוי הניתן בחסדו של המאסטר שלו. סודות הריפוי העתיקים שנחשפו בספר זה נחוצים כיום יותר מתמיד."*

– ה. ה. האריפרסאד סוואמי (ראש אגודת יוגי דיוויין)

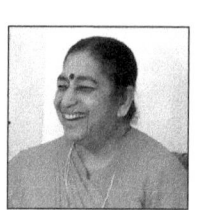

"ד"ר פנקאג' נאראם הוא סמכות עולמית בסודות ריפוי עתיקים. הספר הזה מעורר השראה, ומשתף כיצד להכניס את סודות הריפוי העתיקים הללו לחיי היומיום למען אנרגיה, בריאות ואושר עצומים. אני לוקחת את צמחי המרפא שלו לסוכרת וכולסטרול וחוויתי תוצאות יוצאות דופן. סדהות רבים בבהקטי אשרם נוטלים את תרכובות צמחי המרפא שלו וחווים השפעות מדהימות. חלקם נרפאו לחלוטין. בין אם זה סוכרת, בלוטת התריס, דלקת מפרקים, כאבי מפרקים, כאבי גב, אסטמה וכו' – כולם השיגו תוצאות מדהימות. אני מודה לד"ר קלינט ג. רוג'רס על הספר הנפלא הזה, שכל אחד צריך לקרוא."*

Beloved Premben, Sadhvi Suhrad **(יוגי מאהילדה קנדרה)**

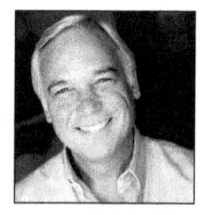

"אני מכיר את ד"ר נאראם, שהוא אדם מדהים, ולכן התרגשתי מאוד כששמעתי שד"ר קלינט ג. רוג'רס כתב את הספר הזה על סודות הריפוי העתיקים שלו. רוב האנשים לא זוכים אפילו לשלוש דקות עם ד"ר נאראם, אבל באמצעות הספר הזה כל אחד יוכל להיות איתו במסע שימלא אותו בשמחה עצומה, בשלווה, בבהירות ובחוכמתו העמוקה. הכול מובא בצורה מבריקה בספר זה כמתנה פנומנלית לעולם. עשו לעצמכם טובה וקראו את הספר הזה."*

– ג'ק קנפילד (מאמן להצלחה ומחבר משותף של הספר מרק עוף לנשמה)

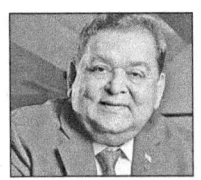

"אני מכיר את ד"ר נאראם כבר למעלה מ–30 שנה וראיתי את שליחותו להפצת הריפוי צומחת ברחבי העולם... להפצת הרלוונטיות של תורת הריפוי העתיקה בחברה המודרנית. ד"ר נאראם הביא לעולם שיטות ריפוי עתיקות שאבדו במהלך הדורות. אני בטוח שתגלו כי סיפור אמיתי זה, כפי שסופר על ידי החוקר האקדמי ד"ר קלינט ג. רוג'רס, הוא באמת מרתק ומעורר השראה, בעת שתפגשו פנינים של חוכמה עתיקה שתוכלו ליישם בחיי היומיום שלכם."*

– א. מ. נאיק (יו"ר הקבוצה – לארסן וטוברו, אחד המנכ"לים המוערכים ביותר בהודו ובעולם)

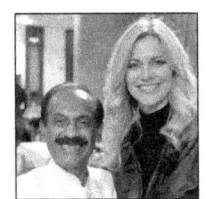

"הספר הזה, סודות קדומים של מאסטר הילר, הוא כמו קרן אור עבור אנשים. פשוט התאהבתי בו. הוא כתוב כל כך יפה וייתן תקווה רבה לאנשים שזקוקים לה. לא רציתי שהספר ייגמר! גיליתי שלימוד הסוד של אמרפאלי הוא חובה. זה בהחלט אחד הספרים האהובים עלי."*

– אריאנה נובאקו (מיס עולם, איטליה, 1994)

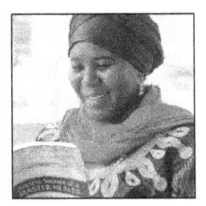

"הספר העוצמתי הזה ישנה חיים רבים ברחבי העולם. הקוראן והחדית' מדברים על בריאות, כאשר הנביא מוחמד (עליו השלום) אמר: אלוהים לא שלח שום מחלה בלי לשלוח לה תרופה (חדית' מס' 5354). דרך הסודות העתיקים המתוארים בספר הזה, אנשים רבים ימצאו את המרפא שלהם! אני מתפללת שאנשים רבים יותר יקדישו את חייהם ללמוד ולשתף את המדע העתיק הזה כדי לעזור לאנשים בכל אפריקה וברחבי כל העולם."*

– הוד מעלתה ד"ר בטילדה סלהא בוריאן (לשעבר שגרירת טנזניה ביפן, אוסטרליה, ניו זילנד ודרום קוריאה)

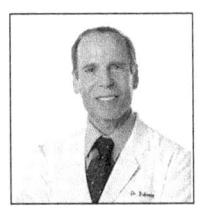

"סיפורים מדהימים על אנשים שנרפאו מכל מיני תחלואים ומחלות אינם 'ניסים רפואיים'. תוצאות כאלו ניתנות לחיזוי כאשר פועלים על פי עקרונות מסוימים. הבריאות היא הזכות שלכם. קלינט חותר לאמת ובעל סקרנות שהובילו אותו במסלול ייחודי למשימה יוצאת דופן. יש לו ידע מרשים על טכניקות ריפוי עתיקות שימושיות שלרוב אינן ידועות. אני מאחל לו כל טוב עם הספר ובמשימה הגדולה של עזרה לאנושות."*

– ד"ר לרפואה ג'ואל פורמן (נשיא הקרן למחקר תזונתי. מחבר שישה רבי מכר של הניו יורק טיימס)

"וואו! הספר הזה, סודות קדומים של מאסטר הילר, הוא תפנית בתפיסת החיים והבריאות של רוב האנשים. לכל סיפור יש השפעה משנת חיים. בכל עמוד שקראתי, הרהרתי ברצוני שבני וכל האנשים שאני אוהבת יקראו אותו."*

– וונדי לוצ'רו-שאייס (צוללנית אולימפית, אלופה לאומית 9 פעמים)

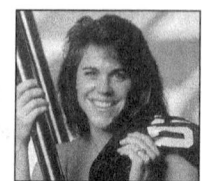

"המעקב אחר שיטות הריפוי המסורתיות העתיקות בספר הוא טוב מאוד. ד"ר נאראם הוא כמו פרופסור מעולה בהכרת השיטות הנכונות להכנת תרופות עתיקות ואותנטיות, תוך שימוש במרכיבים אמיתיים, כדי שהן יעזרו לאנשים להחלים החלמה עמוקה ללא תופעות לוואי שיובילו למחלות אחרות. גם לי היו בעיות בקיבה, סוכרת, ובעיות לחץ דם. אבל אחרי שלוש שנות טיפולים של ד"ר נאראם, אני במצב הרבה יותר טוב. זה עזר לי מאוד ואני מרגיש עכשיו טוב מאוד."*

– כבודו נאמקה דרימד ראנג'אם רינפוצ'ה (ראש עליון לשושלת ריפה, בודהיזם נינגמה וג'רייאנה)

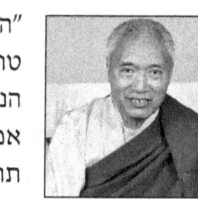

"אני נרגשת לחלוק את הסודות האלה עם אחרים ומכך שעושרו של ידע הריפוי העתיק הזה יתפשט בכל רחבי העולם, כי אני יודעת עד כמה הוא עזר לי. היו לי מיומות ואיבדתי דם רב, הרגשתי מאוד אנמית. הרופאים המערביים רצו להסיר לי את הרחם, אבל האמנתי שאם הגוף יצר בעיה הוא יכול גם לרפא את עצמו. לאחר שפגשתי את ד"ר נאראם התזונה שלי כולה השתנתה והתחלתי ליטול כמה צמחי מרפא כדי לסלק את הרעלים ולהזין את גופי. עכשיו אני שמחה לומר שאני כל כך נהנית מהחיים. לא רק שהמיומות שלי נעלמו, אלא גם מצב ברכיי, שספגו מכות לאחר שנים של פיתוח גוף מקצועי, השתפר! נדרשת אמונה ושינוי של התודעה ממה שהיה למה שהווה. אבל אם יש בכם רצון בוער, ד"ר נאראם יכול לעזור לכם להפוך את חלומכם למציאות."*

– יולנדה יוז (זוכה פעמיים בתחרות הבינלאומית לפיתוח גוף לנשים)

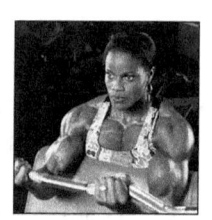

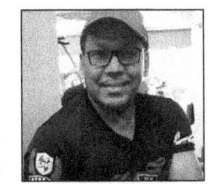

"אנשים קוראים לד"ר נאראם בכינויים רבים, אבל אני מכנה אותו גורו הריפוי שלי. במשך שנים אני לוקח את תוספי הצמחים שלו כדי לתמוך באופן טבעי ברמות ההורמונים והטסטוסטרון שלי, אני בודק את תוצאות בדיקות הדם שלי כדי לראות מהי ההשפעה ואני מרגיש נהדר. בגיל 73 אני עדיין בחדר הכושר ומתאמן לתחרויות מר עולם. הרבה מזה הוא עניין של חשיבה חיובית ואני אוהב שד"ר נאראם נותן לי פתרונות לבריאות נהדרת ולהגשמת חלומותיי באופן טבעי לגמרי ולא רעיל."*

– סדאנאנד גוגוי (זוכה 5 פעמים בתחרות מר הודו מאסטרס)

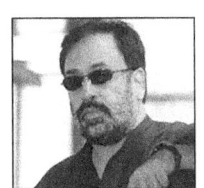

"ברגע שהתחלתי לקרוא לא רציתי להניח אותו! הספר מגשר בצורה מבריקה בין המזרח והמערב, כמו שעשה הספר אוטוביוגרפיה של יוגי, בצורה שהיא כנה, מרתקת ומרעננת. הספר יתגלגל לכל רחבי העולם וייגע בחיים של מיליונים, כאשר הסודות העתיקים שד"ר נאראם חולק, משנים את אמונותינו לגבי בריאות וריפוי עמוק יותר."

– פנקאג' פאראשאר (אמן, מוזיקאי ובמאי קולנוע בבוליווד)

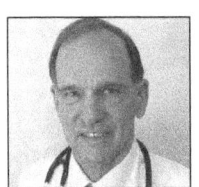

"כל רופא שהוכשר ברפואה מערבית מעריך את חוזקותיו אך מבין בו זמנית את מגבלותיו. תפיסתו של איינשטיין שינתה לנצח את תפיסתנו לגבי אנרגיה ופיזיקה. יש אמת שניתן לגלות מחוץ לחשיבה ולהתניות גם ברפואה. פתיחת התודעה לאלפי שנים של ידע מצטבר ברפואה המזרחית מאפשרת להשלים ולהרחיב את הרפואה המערבית ולהביא ליעילות ולריפוי רב יותר. הספר סודות קדומים של מאסטר הילר פותח את תודעתי ובתקווה שיפתח גם את שלכם ליקום שבו יש עבורנו עוד המון מה להמשיך ללמוד ולהפיק ממנו תועלת."*

– ביל גרדן, ד"ר לרפואה

* אנא עיינו בכתב הוויתור הרפואי עבור ספר זה.

המלצות חשובות יותר לספר זה תוכלו למצוא באתר MyAncientSecrets.com.

סודות קדומים של מאסטר הילר

סודות קדומים של מאסטר הילר

ספקן מערבי,

מאסטר מזרחי,

והסודות הגדולים של החיים

ד"ר קלינט ג. רוג'רס

Wisdom of the World Press

ANCIENT SECRETS OF A MASTER HEALER
A Western Skeptic, an Eastern Master, and Life's Greatest Secrets
by Clint G. Rogers, PhD

סודות קדומים של מאסטר הילר

ספקן מערבי, מאסטר מזרחי והסודות הגדולים של החיים
מאת דוקטור קלינט ג. רוג'רס

זכויות יוצרים © 2020 פול קלינטון רוג'רס
כל הזכויות שמורות.

אין לשכפל או לאחסן שום חלק בספר זה במערכת אחזור, או להעביר אותו בצורה כלשהי או בכל דרך שהיא, אלקטרונית, מכנית, צילום, הקלטה, או אחרת, ללא אישור מפורש בכתב של המו"ל.

פורסם על ידי Wisdom of the World Press www.MyAncientSecrets.com
ISBN-13: 978-1-952353-29-1 eISBN: 978-1-952353-32-1

עיצוב כריכה מאת דניאל או'גוין
עיצוב פנים מאת כריסטי קולינס, שירותי ספרים קונסטלציה

תרגום זה התאפשר בזכות Universal Fundraising Organization Inc. ארגון אמריקאי ללא מטרות רווח, הפועל גם בשיתוף פעולה עם ציפי רז, יוצרת הסרט "השדה האחד" (www.the1field.com), והסרט "שדה של סודות" העוסק בפועלו של ד"ר קלינט ג. רוג'רס - לזכרו של ד"ר נאראם המנוח ולכבוד תרומתו לקידום הבריאות ברחבי העולם.

תרגום לעברית: נדב אטיאס

עריכה: עופרה כהן

גרפיקה: ורד נבון

נדפס בארצות הברית

הערה לגבי מילים חדשות: הספר מציג מילים רבות שכנראה יהיו חדשות עבורכם – הן בהחלט היו חדשות עבורי. לדוגמה, כששמעתי לראשונה את המילה מַרְמָה חשבתי שזה יכול להיות כל דבר – סוג של חמאה, חיה מתלטפת, או איך שפיראט שיכור יכול לקרוא לאמא שלו ("אררר, אני אוהב את המרמה היקרה שלי!") מסתבר שזה אף לא אחד מאלה. חלק מהמילים אולי נשמע מוזר בהתחלה. אעשה כמיטב יכולתי להבהיר את משמעות המילים ואת אופן הגייתן. בעיקר אסביר כיצד הן מיושמות בתוך חייכם. כל פרק מכיל הערות מתוך היומן שניהלתי על תרופות, ציטוטים ושאלות. אני מזמין אתכם להיות כחוקרים לגבי המשאבים ששיתפתי כאן, לבדוק אותם ולראות מה קורה. ישנו גם מילון מונחים בחלקו האחורי של הספר.

***כתב ויתור רפואי:** ספר זה מיועד למטרות חינוכיות בלבד. ספר זה אינו מיועד ליישום ואין לעשות בו שימוש לאבחון או טיפול במצב רפואי או רגשי כלשהו. הכותב אינו מעניק ייעוץ רפואי או קובע את השימוש בטכניקה כלשהי כצורה לטיפול בבעיות גופניות, רגשיות או רפואיות ללא עצת רופא, במישרין או בעקיפין. אנא מצאו רופא טוב להתייעץ איתו בנושאים אלה, במיוחד כאשר מדובר בתרופות. כוונת המחבר היא רק להציג מידע בעל אופי כללי הנוגע לרווחה פיזית, רגשית ורוחנית. המקרים שמופיעים בספר זה מדהימים וחשוב לזכור שהתוצאות יכולות להשתנות עבור כל אדם, תלויות בגורמים רבים וייתכן שאינן אופייניות. אם אתם משתמשים במידע שבספר זה בעצמכם – וזו זכותכם – הכותב והמו"ל אינם נושאים באחריות למעשיכם. אתם אחראים למעשים שלכם ולתוצאותיהם. השכילו באופן מלא, כך שתוכלו לעשות את הבחירות הטובות ביותר עבורכם כדי להביא לתוצאות הרצויות לכם.

תוכן העניינים

מכתב אליכם	xvii
פרק 1: סודות ריפוי עתיקים שיכולים להציל את חייכם	1
פרק 2: 95 אחוז מהאנשים אינם יודעים דבר חשוב זה על עצמם	19
פרק 3: הודו המיסטית, מדע עתיק ומאסטר הילר	39
פרק 4: מה הכי חשוב?	55
פרק 5: סוד גדול להצלחה בכול	63
פרק 6: האם ג'הי מחלב פרה ונקודות סודיות בגופכם יכולים לגרום ללחץ הדם שלכם להיות תקין תוך דקות?	79
פרק 7: הרגע ששינה את חיי	91
פרק 8: מעיין הנעורים	111
פרק 9: ניסים רפואיים מודרניים ממדע קדום?	121
פרק 10: האם אישה במנופאוזה לאחר גיל 50 יכולה ללדת?	143
פרק 11: דיאטה סודית לחיים מעבר לגיל 125?	153
פרק 12: סודות קדומים שיכולים לעזור גם לבעלי חיים?	171
פרק 13: לקחים מההיסטוריה: המכשולים הגדולים ביותר והתגליות הגדולות ביותר	185
פרק 14: סודות לגילוי מטרת חייכם	199
פרק 15: פילים, פיתונים ורגעים יקרי ערך	209
פרק 16: בעיה חדשה לא צפויה	217

223	**פרק 17**: נפרדים לשלום
227	**פרק 18**: חוכמה עתיקה, עולם מודרני
239	**הקדשה**
	אפילוג: הכוונה אלוהית, סודות לריפוי עצמי והעקרונות
241	להגשמת חלומותיך במציאות
249	אחרית דבר: ניסי אהבה מיסטיים
261	הערת המחבר: מה הלאה?
	נספח
267	מדריך למילים חדשות
	השוואה בין אלופתיה (רפואה מערבית מודרנית),
272	איורוודה וסידהא-ודה
274	הערות היומן שלי על הסוד של אמרפאלי
275	הערות היומן שלי על הגברת החסינות
276	נוסחאות צמחי מרפא המוזכרות בספר זה
278	תמונות משמחות וברכות
286	עוד סיפור מהנה עבורכם: הברכה של האנומן
289	על המחבר

אתם לא קוראים את המילים האלה במקרה. אתם ואני מחוברים, ואני מאמין שהובלתם אל הספר הזה בנקודת זמן זו מסיבה מסוימת.

את מי אתם אוהבים מאוד? וכמה הייתם מוכנים לעזור לאותו אדם אם וכאשר היה זקוק לכך נואשות?

אהבה היא אחד הכוחות החזקים ביותר בתוככם. לעולם אל תמעיטו בערך של מה שהיא מסוגלת לחולל.

אפילו עבור חוקר אקדמי המתבסס על מדע כמוני, אהבה היא הכוח שהניע אותי מאזור הנוחות שלי לחפש פתרונות שהיו מעבר למה שחשבתי שהגיוני או אפשרי.

"בֵּן?" הטון בקולו של אבי הצביע על כך שמשהו לא בסדר. "אתה יכול לחזור הביתה? אני צריך לדבר איתך."

זה היה באביב 2010. הייתי סטודנט לפוסט דוקטורט, עשיתי מחקר באוניברסיטת ג'ואנסו, פינלנד וקיבלתי את שיחת הטלפון הזו בזמן שטיילתי בהודו. לא היה לי מושג שכיוון חיי עומד להשתנות בצורה כה דרסטית.

טסתי בחזרה לארצות הברית ברגע שיכולתי ופגשתי את אבא במשרדו במידווייל, יוטה. כשהוא סגר את הדלת מאחורינו, ישבנו זה לצד זה בכיסאות שמול שולחנו. הוא הביט ברצפה, לא ידע איך להתחיל. לאחר מה שנראה כמו שקט ארוך מנשוא, עיניו נעו לאט לפגוש את מבטי המבולבל.

"אני לא יודע איך לומר לך את זה", הוא אמר, "אבל הכאב כל כך עז. בלילה אני שוכב ער ומתייסר כל כך שאני בכנות לא יודע אם אני רוצה לחיות כדי לראות את אור הבוקר. ייתכן מאוד שלא אשרוד את השבוע הזה."

למשמע דבריו נעתקה נשימתי. הוצפתי מיד בעצב ושותקתי מפחד. זה לא היה

XVIII | סודות קדומים של מאסטר הילר

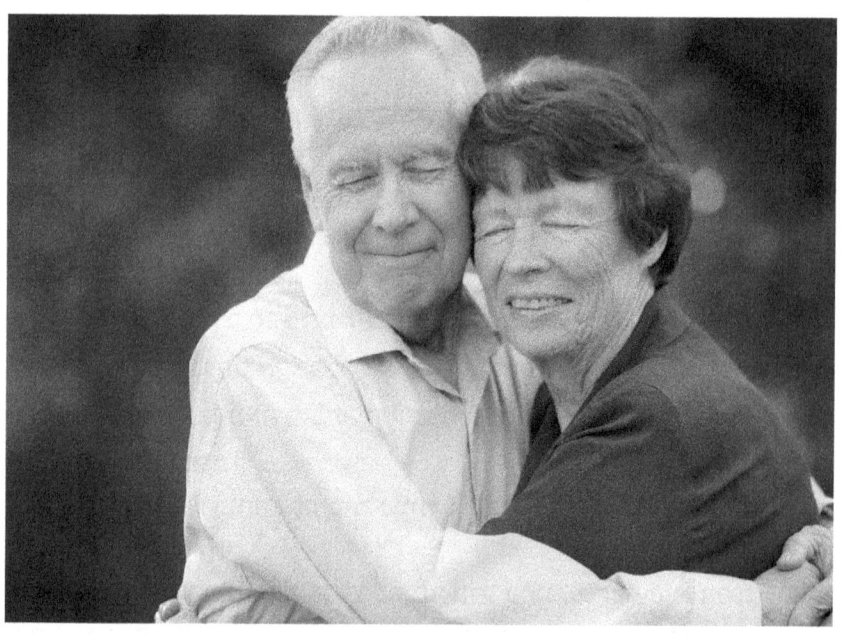

אבי ואמי מחבקים זה את זו.

האבא שהכרתי. אבא שלי היה הגיבור שלי. הסלע שלי. לצידי בכל שלב בחיי. בפעם הקודמת שראיתי אותו, הוא היה בסדר ככל שידעתי. כמובן, היו לו בעיות, כמו כל אדם שמזדקן. אבל ככה?! כל מה שנראה לי חשוב עד לפני אותו רגע, נראה מאוד רחוק בעת שהייתי נואש להבין איך ניתן לעזור לו.

אבי קיבל כבר את הטיפול הרפואי הטוב ביותר שהיה יכול לבקש. ארבעה רופאים מכובדים נתנו לו 12 תרופות לכל בעיותיו, החל בדלקת מפרקים קשה, לחץ דם גבוה וכולסטרול גבוה וכלה בבעיות במערכת העיכול ובשינה. אולם הבעיות לא נעלמו. להפך, הכאב רק הלך וגבר. חוויתי הלם תודעתי ופיזי. הרגשתי כאילו קיבלתי אגרוף לבטן.

דבר בחיי לא הכין אותי לרגע הזה. לא היה דבר שעשיתי עד לאותו הרגע, שהקנה לי את הידע כיצד לעזור לו. במשך שנים סייעתי לאנשים להשקיע את חסכונות הפנסיה שלהם בשוק המניות. אומנם תוגמלתי כלכלית, אך זה לא מילא אותי ברמה האישית ולכן המשכתי לתואר דוקטור בהוראת פסיכולוגיה וטכנולוגיה. לימודי הדוקטורט הכשירו אותי היטב לדקדקנות במחקר האקדמי, אך לא ידעתי דבר על ריפוי. כפי שאמר לי פעם אחד הפרופסורים שליוו אותי בהכשרתי, "צבירת תארים מתקדמים בדרך כלל אומרת בסך הכול שאתה יודע יותר ויותר על פחות ופחות."

XVIII

וכך מצאתי את עצמי שם עם אבי. הוא אמר, "שניים מהרופאים שלי אמרו לי החודש שהם לא יודעים מה עוד לעשות עבורי." הוא החליט שהסוף קרב ורק רצה שאעזור לו לסגור את כל הקצוות למקרה שלא ייוותר לו די זמן. כשראיתי שהוא איבד את האמון בכך שיתאושש, אמרתי, "אבא, אף פעם לא ממש שיתפתי אותך במה שראיתי בהודו. האם אוכל לספר לך כמה סיפורים?"

את החוויות ששיתפתי איתו, אני משתף איתכם בספר זה. לא ידעתי אם הן יעזרו לו, אבל הייתי מיואש ולא ידעתי מה עוד ניתן לעשות.

אולי זה מה שגורמים לנו החיים בהכרח. הם מביאים אותנו לנקודת ייאוש, שבה כל מה שיש לנו ומי שאנחנו פשוט אינם מספיקים עוד. ואנחנו יודעים זאת. בנקודה זו אנחנו מוותרים או פונים אל משהו מעבר למה שהכרנו – לעוצמה גדולה יותר.

כשאני כותב את זה, אני מבין כי ייתכן שאתם או אדם שאתם אוהבים, נמצאים בנקודה זו עכשיו. תפילתי היא שספר זה ישנה את חייכם ויביא עימו ברכה בכך שיעניק לכם את מה שאתם זקוקים לו ביותר: תקווה ואומץ. תקווה שיש פתרונות לכל בעיה ובעיה שאיתה אתם מתמודדים, ואומץ לשמור על ראש פתוח כדי לקבל אותם גם כשהם מגיעים ממקורות בלתי צפויים.

מה שקרה עם אבי עזר לי להבין כיצד האהבה יכולה להנחות אותנו, גם בתקופות החשוכות ביותר בחיינו. אחזור לשיחה הקשה ההיא עם אבי בהמשך הספר, אך תחילה עליי לשתף בסדרת האירועים הבלתי צפויה שקדמה לה.

בשנת 2009 פגשתי את ד"ר פנקאג' נאראם (מבוטא פאהן-קאהג' נהרם) בקליפורניה. למרות שהוא לא היה מוכר יחסית בארצות הברית, הוא הוכר כמאסטר הילר על ידי יותר ממיליון אנשים בארצות רבות ברחבי אירופה, אפריקה ואסיה, ובכללן הודו, שבה נולד. כמי שהמשיך שושלת בת מאות שנים של מאסטר הילרים שמוצאה ברופא האישי של הבודהה, כל מאסטר שמר על הסודות הקדומים והעבירם הלאה כדי לעזור לכל אדם להשתפר מבחינה נפשית, פיזית, רגשית ורוחנית.

באופן אישי, מעולם לא נמשכתי לרפואה אלטרנטיבית או לאנשים שקידמו

אותה, בהנחה שהתגליות הרפואיות הטובות ביותר יגיעו ממחקר מדעי וממומן היטב באוניברסיטאות ובבתי החולים. אותם אלו שד"ר נאראם עזר להם אמרו כי הוא ידע מיד מה הן הבעיות שלהם על ידי אבחון הדופק שלהם. ואז הוא נתן להם תרופות המבוססות על הכוחות הקיימים בטבע, שעזרו להם להירפא אפילו ממצבים "חשוכי מרפא". התיאורים שלהם גרמו לו להישמע בעיניי כמו ג'דיי הילר מתוך הסרט מלחמת הכוכבים.

כשפגשתי את ד"ר נאראם הייתי ספקן גדול. איך היה זה אפשרי לעשות את מה שסיפרו לי שהוא יכול היה לעשות? לפני האירועים המתוארים בדפים אלה, עמדתי לגבי בריאות הייתה, כפי שניתן היה לתייגה – אמריקאית טיפוסית. צרכתי מזון מעובד ומהיר רב. בכל פעם שהייתי חולה הייתי מחפש בגוגל כדי לברר מה ביכולתי לעשות, או שהייתי ניגש לרופא. לצורך אבחון מצבי הבריאותי, ציפיתי שהרופאים ישתמשו במד חום כדי למדוד את הטמפרטורה, ידקרו אותי במחטים סטריליות כדי ליטול דם מגופי ובמקרים מסוימים יסרקו את גופי בקרינה אלקטרומגנטית או שיבקשו ממני להשתין לכוס קטנה. בהתבסס על התוצאות, ציפיתי שמרשם של כדור או זריקה ישפר את מצבי ובמקרים קיצוניים ניתוח. הנחתי שיינתן לי הפתרון הטוב ביותר בהתבסס על המחקר העדכני ביותר. לאור זאת, לא יכולתי להבין כיצד ד"ר נאראם מסוגל היה לאבחן בצורה מדויקת כל כך ולעזור ביעילות לאנשים במה שהוא כינה "ששת המפתחות הסודיים של ריפוי עמוק יותר."

גם לאחר שפגשתי את ד"ר נאראם וראיתי את ההשפעה שהייתה לעבודתו על מטופליו, היו לי ספקות רבים והתקשיתי להבין את מה שראיתי. עם סקרנות של חוקר אקדמי מהולה במינון בריא של ספקנות מערבית, ביליתי את זמני במרפאותיו בתשאול ד"ר נאראם ואלה שלהם עזר. גם בשעה שאני כותב מילים אלו, אני מבין שספק אם הייתי מאמין בעצמי לסיפור, אלמלא חוויתי אותו בעצמי.

המסע לקח אותי ממלון היוקרה לווס בהוליווד, קליפורניה, למסעדת הפיצות הטובה ביותר באיטליה; מאזור הגראונד זירו בעיר ניו יורק ועד לשכונות העוני של מומבאי, הודו; ומהמחקר שלי באוניברסיטה הנקייה והמסודרת של ג'ואנסו, פינלנד, לסיורי מסוקים אל בורות אש ומקדשים נסתרים באזורים נידחים בהרי ההימלאיה. ביקרתי יחד עם ד"ר נאראם ביותר ממאה ערים בעשרים ואחת מדינות במהלך עשר השנים האחרונות.

האנשים שבאו באלפים לראות את ד"ר נאראם הדהימו אותי הרבה יותר

מהמקומות שבהם היינו – משוטרים, כמרים ואנשי מאפיה ועד לנזירות, כוכבי קולנוע וזונות. ראיתי נשים שהגיעו לבושות בסארי, בורקה וביקיני. ראיתי גברים לבושים בבגדי עבודה, גלימות דתיות ואפילו כמה סוואמים עירומים! הגיעו מיליארדרים בחליפות כהות מגוהצות, ענקים עסקיים, פוליטיקאים ואנשי תקשורת. באו גם ילדי רחוב לבושים בבגדים מלוכלכים ומקומטים. אנשים הביאו את ילדיהם, שכניהם ובעלי החיים שלהם. ביחד עם ד"ר נאראם נפגשתי עם רינפוצ'ות ולאמות עוצמתיים בגלימות זעפרן במקדשיהם הזהובים; יוגים או סוואמים בגלימות כתומות, שסגדו להם מיליונים, באשראמים ליד נהרות גדולים; ומאסטרים טנטריים מיסטיים אגוריים עטויים בשחור, מאזורי המדורות הבוערות של הלוויות. הייתי עד לבעיות שבפניהן ניצב כל אחד מהם וראיתי כיצד ד"ר נאראם, בלבוש לבן בוהק, עזר לכל אחד ואחד.

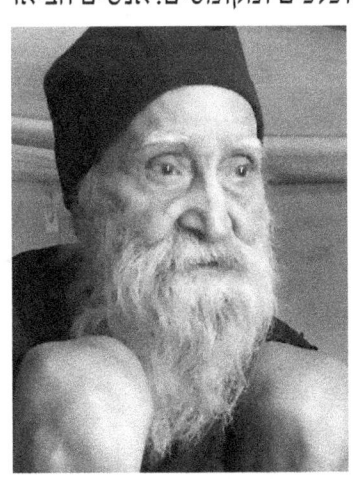

טיאגינאת, אדון אגורי בן 115, אותו פגשתי מספר פעמים עם ד"ר נאראם.

באתרי המרפאות הקלטתי סרטונים ותיעדתי מאות מקרים של חולים, באישורם. צילמתי תמונות (חלקן מופיעות בספר) וביקשתי לראות עותקים של דוחות רפואיים ועדויות נוספות על חוויותיהם. עם חלק מהבעיות לפחות (כמו חרדה, קלקול קיבה, לחץ דם גבוה, בעיות פוריות, עלייה במשקל, נשירת שיער ואוטיזם) אני מתאר לעצמי שתוכלו להזדהות. לעתים קרובות שוחחתי עם האנשים לפני שפגשו את ד"ר נאראם ואז שוב שנים לאחר מכן. הייתי עד לכל קשת השינויים שעברו. הקלטתי גם רבות מאינספור השיחות שלי עם ד"ר נאראם. הן חושפות סודות שהועברו על ידי מאסטרים במשך מאות שנים. להפתעתי, גיליתי כי תרופות משנות חיים רבות כל כך לאתגרינו הבריאותיים, ניתן למצוא בבתים ובמטבחים שלנו, אילו היינו רק יודעים מה לעשות.

סודות קדומים של מאסטר הילר עוקב אחר המסע שלי שמונע מאהבתי לאבי, מהיותי מערבי ספקן לגבי מדע הריפוי העתיק הזה ל... ובכן, כשתקראו תבינו. הזמן שלי עם ד"ר נאראם אתגר אותי ואת אמונותיי לגבי הבריאות והחיים יותר מכל דבר אחר. הספר מתאר את השנה הראשונה למסע ההוא. באופן טרגי,

ד"ר נאראם נפטר ב-19 בפברואר 2020, חודשים ספורים לפני פרסום ספר זה. כתוצאה מכך, עכשיו יותר מתמיד חשוב לשתף.

בעת ששיתפתי את הסודות היקרים האלו עם אחרים, נדהמתי להיווכח כמה מעטים יודעים שקיים מדע ריפוי כה עתיק. אז מה הוביל אתכם אל הספר? ייתכן שלא ידעתם כי ריפוי עמוק יותר כמו זה הוא בחירה שישנה בידכם. אני מתרגש מהדרך שבה הידיעה הזו יכולה לשנות לחלוטין את חייכם ואת חייהם של היקרים לכם ואולי להראות לכם מה אפשרי, מעבר למה שאי פעם ציפיתם.

ד"ר קלינט ג. רוג'רס,
מומבאי, הודו
מרץ, 2020

פרק 1

סודות ריפוי עתיקים שיכולים להציל את חייכם

הדברים הטובים ביותר בחיים קורים באופן בלתי צפוי. ההרפתקאות הטובות ביותר מעולם לא תוכננו כפי שהתרחשו. שחרר את עצמך מציפיות. הטוב ביותר יגיע מתי וממי שאתה הכי פחות מצפה.

- מחבר לא ידוע

מומבאי, הודו

אהבה עמוקה היא כוח שיכול להרים אותך לגבהים שמימיים, ולפעמים הוא יכול לשים אותך על דרך שמובילה אותך למלתעות הגיהינום.

רשמה התפללה לכל פתרון להצלת בתה היחידה, שהייתה בתרדמת מסכנת חיים עקב סיבוכים מטיפולים לסרטן הדם. "אין תקווה," אמרו לה הרופאים בבית החולים במומבאי. "מעולם לא ראינו מישהו במצב כה קשה שיצא מזה. הגיע הזמן לשחרר אותה." מה אדם יכול לעשות כשמישהו שהוא אוהב מאוד עומד למות, והוא רוצה נואשות לעזור לו אבל לא יודע איך? ואיך היה מרגיש אם הדברים שניסה לעשות כדי לעזור רק החמירו את המצב?

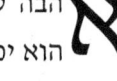

מונחה על ידי השראה או ייאוש?

הייתי במומבאי, הודו, וביקרתי במרפאתו של ד"ר נאראם, שנאמר לי שהוא

מרפא בעל שם עולמי. הייתה זו סדרה של נסיבות לא סבירות שהובילו אותי לשם, שאשתף בהמשך. לעת עתה, רק אומר שלהיות בהודו לא היה עניין של מה בכך, ושהפעילות סביב ד"ר נאראם הייתה מבלבלת. באחד מהימים האחרונים בקליניקה, שאלתי אותו מדוע אנשים טסו מכל רחבי העולם רק כדי לראות אותו למשך חמש דקות. איך הם ידעו עליו?

ד"ר נאראם חייך והזמין אותי לאולפן לצפות בזמן שהוא הקליט תוכנית טלוויזיה בנושא ריפוי עתיק ששודרה ב-169 מדינות. מתוך סקרנות החלטתי ללכת.

למרות שד"ר נאראם דיבר בעיקר בהינדית במהלך ההקלטות, תהליך הצילומים ריתק אותי. מעולם לא הייתי מאחורי הקלעים של תוכנית טלוויזיה ונדהמתי כמה מאמצים הושקעו בכל פרט ופרט. נדרשו בערך ארבעים דקות להשגת התאורה המדויקת בטרם אמר הבמאי, "מוכנים, שקט, מצלמים!"

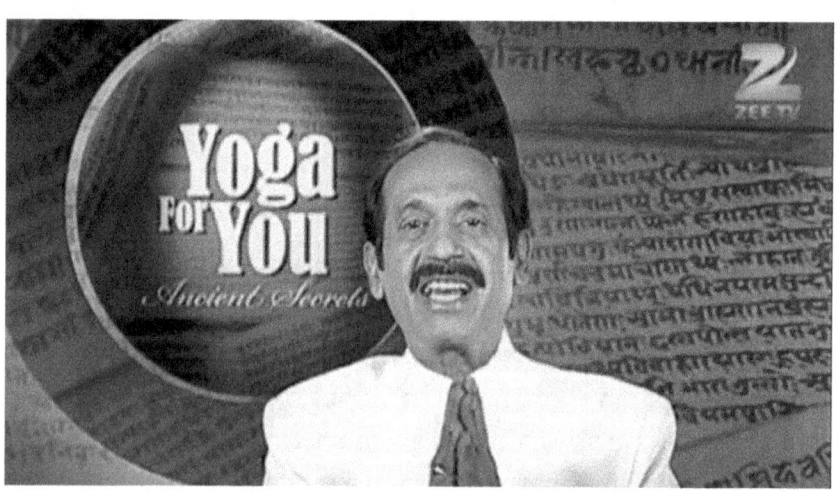

ד"ר נאראם הוקלט לתוכנית טלוויזיה ששודרה על ידי ZeeTV ב-169 מדינות.

היה רגע של שקט. ואז ד"ר נאראם החל לדבר למצלמה כאילו דיבר אל חברו הטוב ביותר. כולם נפעמו מנוכחותו ומקולו. מכיוון שלקח זמן כה רב להגיע לרגע הזה, חשתי מוטרד כששמעתי מהומה בחדר. אישה עטופה בשל ירוק נכנסה אל האולפן, תוך שהיא מדברת בקול רם, מפריעה ואינה מודעת לחלוטין לשקט ששרר סביב בחדר.

גם הבמאי התרגז. אולם ד"ר נאראם ביקש ממנו להפסיק להקליט כשראה את

האישה. הוא ניגש אליה והקשיב לה בסבלנות בזמן שהיא התחננה, "ד"ר נאראם, אני זקוקה לך. בבקשה, בבקשה, הצל את חיי בתי. היא עומדת למות. אני מתחננת." ליבי התרכך בעת שהיא פרצה בבכי.

"לא משנה עד כמה גדולים הבעיה או הקושי, לעולם אל תוותר על התקווה!"
- באבא רמדאס (המאסטר של ד"ר נאראם)

"אני צופה בתוכנית הטלוויזיה שלך בכל בוקר בבנגלדש", אמרה, "אתה עוזר לכל כך הרבה אנשים. בכל פעם שאנחנו חולים, אנו משתמשים בתרופות הביתיות שאתה משתף והן עוזרות. מצאתי את הכתובת של אולפן הטלוויזיה, נכנסתי למונית והגעתי לכאן כדי שתציל את בתי."

שמה של האישה היה רשמה. היא נסעה עם בתה בת האחת-עשרה, רבאט (מבוטא רה-בהט), יותר מאלף מיילים מבנגלדש למומביי, לאחד מבתי החולים הטובים בעולם לטיפול בסרטן. רבאט חלתה בסרטן הדם ולאחר שהגיעה לבית החולים היא חטפה זיהום ריאות חמור, כאחת מתופעות הלוואי הקשות האפשריות של הטיפול. רשמה תיארה כי בתה שהייתה בעבר חייכנית ושובבה, נכנסה במהירות לתרדמת לאחר שהזיהום חדר לגופה. כבר אחד-עשר ימים שרבאט שוכבת מחוסרת הכרה, תלויה לחלוטין במכונת הנשמה. על אף שהיה להם את הציוד הרפואי היקר ביותר, הרופאים הבכירים בבית החולים העריכו כי סיכוייה של רבאט לשרוד שואפים לאפס ועודדו את רשמה לנתק אותה מהמכשירים.

רשמה מיצתה את כל המשאבים הכספיים של בעלה ומשפחתה ונכנסה לחובות כבדים בניסיון להציל את חיי בתם. גם אם היו לה אלפי דולרים ליום אשפוז של בתה בטיפול נמרץ, על מנת לשמרה בחיים (סכום שלא היה ברשותה) – הזמן כבר אזל.

ככל שהתארך הזמן שבו רבאט לא הראתה סימני שיפור, כך דחקו הרופאים יותר ברשמה באמפתיות לחדול מטיפול תומך חיים.

כמו כל אם מסורה, רשמה חיפשה נואשות אחר משהו או מישהו שיוכלו לעזור. המתח סביב הניתוק מהמכונות גבר בעת שניצוץ תקווה זעיר התעורר ברשמה כאשר נזכרה לפתע שד"ר נאראם התגורר במומבאי. ייאושה של רשמה והאינטואיציה האימהית שלה הובילו אותה למקום שבו נערכה ההקלטה של ד"ר נאראם, שתים-עשרה שעות בלבד בטרם עזב שוב את המדינה. ד"ר נאראם בילה בנסיעות כה רבות שלעתים רחוקות שהה בהודו, ואף פחות באולפן ההקלטות. רשמה התייחסה לזה כסימן מאלוהים.

"חייבת להיות סיבה כלשהי שאתה כאן," אמרה רשמה. "אללה [אלוהים] הוביל

אותי אליך. אתה התקווה היחידה שלי!"

זה נראה כמו לחץ רב שניתן להפעיל על מישהו, והתבוננתי מקרוב על תגובתו של ד"ר נאראם.

הוא נגע ברשמה בעדינות בזרועה ואמר, "המאסטר שלי לימד אותי, שלא משנה עד כמה גדולים הבעיה או הקושי, לעולם לא לוותר על התקווה!"

אף כי היה אמור זמן קצר לאחר מכן לעזוב את המדינה, הוא הבטיח לשלוח למחרת לבית החולים את אחד מתלמידיו המובילים, ד"ר ג'ובאני ברינציוואלי, כדי שיראה את בתה. ואז הוא פנה אליי ואמר, "קלינט, למה שלא תלווה את ד"ר ג'ובאני? אולי תלמד משהו בעל ערך."

לא תכננתי לבלות את אחד מימיי האחרונים בהודו בבית חולים, אבל הלכתי בכל זאת. החלטה זו בסופו של דבר הייתה מונומנטלית.

המרחק בין חיים למוות

למחרת בירכה רשמה בארשת מודאגת את ד"ר ג'ובאני ואותי בפתח בית החולים. היה לה שיער כהה וארוך אסוף מאחורי ראשה והיא לבשה של ירוק שנכרך סביב גופה. מבלי לבזבז זמן, היא לקחה אותנו במהירות למחלקת טיפול נמרץ, שם שכבה בתה, רבאט, בתרדמת. כמו יחידות טיפול נמרץ בבתי חולים אחרים, היא הייתה סטרילית ומלנכולית. היו ארבע מיטות צפופות בחדר, בכל אחת שכב מישהו בתרדמת עמוקה. האווירה הייתה כבדה וקיוויתי שלא אצטרך להישאר שם זמן רב. בני המשפחה עמדו בדממה מאופקת. לחישותיהם ודמעותיהם שזלגו חרש חדרו מבעד לצפצוף הבלתי פוסק של המכונות והמוניטורים. האווירה העגומה הזכירה לי ביקור בחדר מתים והרהרתי בהסתברות הגבוהה שהמשפחות הללו, כולל זו של רשמה, עלולות לעמוד בקרוב מעל לארון הקבורה או מוטת האש הלוהטת שתעטוף את יקירם. ד"ר ג'ובאני עמד ליד מיטתה של רבאט, לבוש במכנסיים לבנים וחולצה לבנה מכופתרת. הוא היה בעל שיער מאפיר קלות ומזג מעודן. בעת שמדד את הדופק של רבאט, עיניו מלאות החמלה, שלוו בדרך כלל בחיוך רחב ועליז, היו כבויות ודאגה נשקפה מהן.

עמדתי ליד רשמה למרגלות מיטת בתה. "לא מזמן התבוננתי בה קופצת

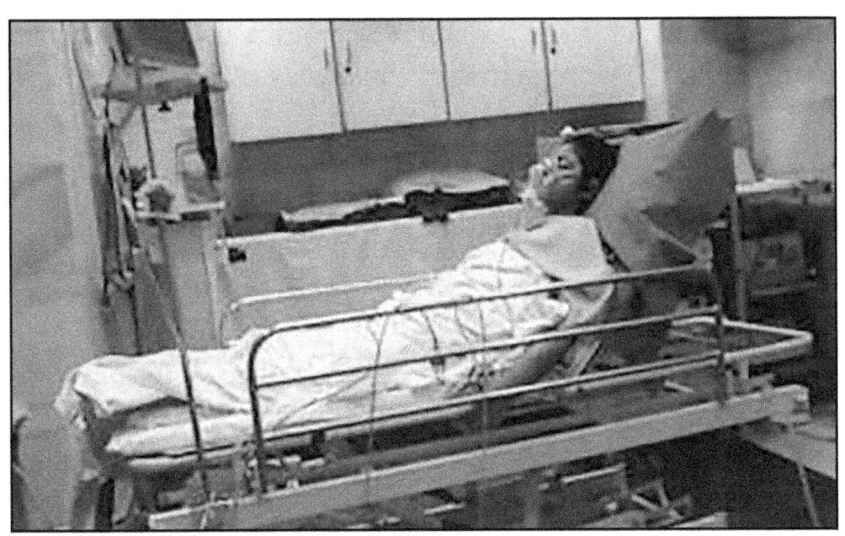

רבאט בתרדמת, צולמה על ידי אמה.

בדלגית כשחיוך מרוח על שפתיה ואוכלת גלידה בגינה שלנו," אמרה לי בשעה שהבטנו בגופה הקטן והשברירי של בתה העטוף בפקעת שמיכות. רבאט בקושי נשמה. עיניה התכווצו בעודן סגורות באמצעות רצועות דבק זעירות. פניה וגופה הצעירים היו נפוחים והמוות המתין קרוב. מחט חדה פילחה את מפרק כף ידה והייתה מחוברת לעירוי. הצינורות שבלטו מפיה ואפה סייעו לה לנשום, ואילו חוטי החשמל שחוברו לחזה ולראשה אפשרו מעקב אחר סימנים חיוניים.

לא ידעתי מה לומר בזמן שעמדתי שם והבטתי בילדה חסרת ההכרה. חשבתי על השאלה ששאל אותי ד"ר נאראם כשנפגשנו לראשונה – אותה שאלה שהוא שואל את כולם. אז שאלתי את רשמה, "מה את רוצה?"
היא הישירה אליי מבט ודמעות זלגו על לחייה. "כל רצוני הוא שבתי הקטנה תפקח את עיניה ותאמר שוב 'אמא'," ענתה באנגלית רצוצה וקולה רעד.

עוצמת תחינתה הגדולה והכאב שהקרינה הכבידו על ליבי, מאחר שלא ידעתי כיצד יכול הדבר להפוך למציאות.

"מה אתה רוצה?"
(שאלת מפתח שד"ר נאראם היה שואל את כולם)

כשהסתכלתי סביב על עיצוב ההייטק המודרני של בית החולים, חשבתי שאם יש מישהו שיכול להציל את בתה, הלא זה אמור לקרות במקום הזה. מתקן רפואי זה תאם לכל מה שראיתי בארצות הברית או באירופה. זה היה אחד מבתי החולים

הטובים ביותר לטיפול בסרטן והרופא המטפל של רבאט היה מומחה לסרטן בעל שם. אם הפתרון לא שכן אצלו, כאחת הסמכויות המובילות בתחום לא רק בהודו או באסיה אלא בעולם כולו, ברור בצורה כואבת שהפתרון אינו קיים בשום מקום אחר.

האם היה זה יהיר מצידו של ד"ר נאראם לחשוב ששיטות הריפוי העתיקות שלו יכולות לגבור על הסיכויים כאשר המומחים הטובים ביותר לא הצליחו? או שמא ד"ר נאראם ידע שאין שום דבר שהוא יכול לעשות ולכן נמנע מלהגיע ושלח את תלמידו במקומו. אם כן, מדוע לא יכול היה פשוט להיות ישר עם רשמה ולומר לה שאין לו פתרון? מדוע לתת לה תקוות שווא באמצעות שליחתו של ד"ר ג'ובאני? חששתי שתקוותיה של רשמה מוטעות, ושבעצם אמונתה בשיטות הריפוי העתיקות של ד"ר נאראם, כיוונה את עצמה למפגש עם שברון לב בלתי נמנע.

זו הייתה חוויה פוקחת עיניים לעמוד ליד רשמה המביטה בחוסר אונים על בתה. הבנתי וחשתי עוד יותר את המתח והטראומה שחוותה רשמה. היא הקריבה הכול. היא השאירה מאחור את בעלה ושני בניה הצעירים בבנגלדש וחיפשה את הטיפול הטוב ביותר לבתה היחידה. היא הייתה מלאת תקווה שכל זה שווה את המאמץ כשרבאט החלה להראות סימני שיפור, עד לאותו יום מבשר רעות שבו זיהום פטרייתי פלש לפתע לכל חלקי גופה של בתה. "יום אחד רבאט החלה לאחוז בגרונה," הסבירה רשמה בשקט, "ואמרה שהיא מרגישה כאילו שמישהו חונק אותה. זמן קצר לאחר מכן היא נכנסה לתרדמת." המציאות העגומה הייתה שתופעות הלוואי של הטיפולים שבגינם נקלעו לחובות עצומים, איימו כעת על חייה של רבאט יותר מאשר הסרטן עצמו. האחות אמרה לרשמה שאם צינורות החמצן יוצאו מפיה, היא תשרוד למשך מספר דקות בלבד.

אהבתה של רשמה לבתה הייתה עצומה ורחבה כמו האוקיאנוס, אולם כעת ידיה הושטו אל השמיים והיא נשברה על החול. בשעה שהביטה אל בתה, היה עליה להתמודד עם שאלות הרות גורל. האם זו התוצאה הסופית של כל תפילותיה, כספה ודמעותיה? האם היה עליה להיות זו שתבחר באפשרות הנוראית לשים קץ לחיי בתה? איך זה ייתכן? זו החלטה שאיש לא צריך לעמוד בפניה – אימה בלתי נתפסת עבור כל אם באשר היא.

חוויית ייאושה של רשמה עוררה בי רגשות שהיו קבורים בתוכי במשך זמן רב. הייתי בן שמונה כשביקרתי את אחותי בבית החולים, זמן לא רב לפני מותה הבלתי צפוי. כילד ראיתי את אחותי סובלת והרגשתי חוסר אונים ללא יכולת לעשות משהו בנידון. נרעד מאותו זיכרון, כשרשמה עמדה לצידי ובכתה חרש,

חשתי בדמעות שנקוו בעיניי.

באותו רגע נדהמתי להיווכח עד כמה שבריריים החיים; המרחק בין חיים ומוות עבור כל אחד מאיתנו יכול להיות נשימה או שתיים בלבד. נעשיתי מודע לאוויר שנכנס ואז יוצא מריאותיי.

הבנתי שכל נשימה היא מתנה.

העצב שלי הפך לאי נוחות מודעת. באותו רגע חשתי שאולי הייתה זו טעות להגיע בכלל להודו, במיוחד כשעמדתי שם וצפיתי בילדה הקטנה שנאבקה על כל נשימה, מבלי שהיה לה מושג אם ד״ר נאראם או שיטותיו העתיקות יסייעו לה.

מעט מופתע מהחלטתה של רשמה לפנות לד״ר נאראם ובניסיון להתגבר על אי הנוחות שחוויתי, הפניתי את תשומת ליבי לד״ר ג׳ובאני.

דמעות ובצלים

הסתכלתי על ד״ר ג׳ובאני לאחר שמדד את הדופק של רבאט והתקשר לד״ר נאראם לדון במצבה. לד״ר ג׳ובאני היה תואר ברפואה מבית הספר הוותיק ביותר ואחד מבתי הספר לרפואה הנחשבים ביותר באירופה לפני שהחל להתמחות אצל ד״ר נאראם במשך למעלה משבע-עשרה שנה. בפגישה הראשונה איתו, תהיתי מדוע רופא משכיל מבית ספר יוקרתי לרפואה יהיה מעוניין בכלל ללמוד את שיטות הריפוי העתיקות הללו, ולמשך זמן ארוך כל כך. על אף הרקע שלו ברפואה מערבית ומזרחית, תהיתי כיצד ד״ר ג׳ובאני יעריך את מה שנראה כפרוגנוזה חמורה.

בקליניקה ראיתי את ד״ר נאראם ואת ד״ר ג׳ובאני רושמים נוסחאות צמחיות או תרופות ביתיות. למרות שאנשים סיפרו לי שמרשמים אלה עזרו להם להחלים, חשדתי שיותר מכל דבר אחר מדובר כאן באפקט הפלצבו. ייתכן שמטופליו של ד״ר נאראם האמינו שהוא יכול לעזור להם ואמונתם יצרה תוצאה חיובית של הרגשה טובה יותר. אך כיצד יוכל הפלצבו להשפיע על רבאט, שהייתה מחוסרת הכרה? היא לא יכלה להאמין במשהו שיעזור לה ושאכן כך יקרה. אמונה היא אמונה, אבל עובדות הן עובדות. הילדה הזו הייתה בתרדמת. היא לא יכלה לאכול דבר ולכן היה זה בלתי אפשרי עבורה לבלוע תרופות ביתיות או תוספי צמחים. כיצד ניתן היה לתת לה תרופה טבעית?

הקשבתי בקשב רב כשד״ר ג׳ובאני התחיל לדבר. ״ד״ר נאראם אומר שיש

דברים שעלינו לעשות מיד." במקום להציע שילוב של גישות מודרניות ועתיקות, מערביות ומזרחיות, ד"ר ג'ובאני התמקד אך ורק בשיטות הריפוי העתיקות.

תחילה, הוא הוציא מתיקו טבליות צמחים, ומסר אותן לרשמה כדי שתרסק ותערבב עם גהי (חמאה מזוככת, שנוצרת על ידי בישול והוצאת כל מוצקי החלב מתוכה), ותמרח על טבורה של רבאט. ד"ר ג'ובאני הסביר כי "במקרים בהם אדם אינו יכול לאכול, אזור זה של הגוף מתפקד כמו פה שני וסייע בימי קדם בספיגת חומרים מזינים הנחוצים לגוף."

גישה זו נראתה משונה, אך מכיוון שהרופאים בבית החולים כבר עשו כמיטב יכולתם ולא נותר מה להפסיד, איש לא עצר אותו.

לאחר מכן הורה ד"ר ג'ובאני לרשמה, היכן ובאיזו תדירות ללחוץ על נקודות ספציפיות בכף היד, בזרוע ובראש של בתה. "על פי השושלת של ד"ר נאראם, כלי הריפוי העמוק הזה נקרא מרמה שאקטי," סיפר ד"ר ג'ובאני לרשמה. זה היה המראה המוזר ביותר שצפיתי בו, רופא אירופאי מכובד, העוסק בפעילויות מוזרות אלה בביטחון כה רב. ומה שעוד עשה בהמשך היה משונה ביותר.

"אנחנו צריכים בצל," הוא אמר, "וקצת חלב." מישהו הביא לו בצל מהמטבח, אותו הוא הניח על השולחן ליד פניה של רבאט. הוא חתך אותו לשש חתיכות והיה נראה שאדי הבצל גרמו לעיניה של רבאט להתעוות ולדמוע מעט. ד"ר ג'ובאני הכניס את חתיכות הבצל לקערה והניח אותה על השולחן משמאל לראשה של רבאט. אחר כך הורה לרשמה לשפוך חלב לקערה נוספת ולהניח אותה בצד ימין של ראשה.

"אסור לך לעשות דבר עם הקערות," הסביר. "פשוט השאירי אותן כאן בזמן שרבאט ישנה."

זה היה סוריאליסטי. היינו מוקפים בציוד הרפואי היקר והחדיש ביותר והם פרסו בצל ושפכו חלב לקערה. לא אמרתי דבר, אולם חשבתי לעצמי, באמת?! לא לקחתי בזה חלק אבל התבוננתי מקצה החדר. לא רציתי להיות קשור לגישה הכל כך משונה הזו שנראתה כמו אמונה טפלה. לא יכולתי לתפוס כיצד ישפיעו הדברים שעשה ד"ר ג'ובאני. לפחות נראה היה שרשמה אסירת תודה שיש לה מה לעשות מלבד לצפות בבתה נאחזת בחיים.

מכיוון שלא הייתה כל אפשרות שרבאט תיפגע מכך, לא מנע צוות בית החולים מרשמה ומד"ר ג'ובאני להמשיך, אבל המבטים על פני אנשי הצוות שיקפו את הספק שהיה לי לגבי הטוב שיצא מהדבר הזה.

כשד"ר ג'ובאני ואני עזבנו את בית החולים באותו אחר צהריים, לא האמנתי שנראה את רבאט שוב אלא אם כן נוזמן להלווייתה. כשהנהג שלנו עשה את דרכו

לאיטו דרך הפקקים ורעש הצופרים של מומביי, עטפה אותי עצבות שקטה. זו הייתה עבורי תחושה מוכרת מזמנים אחרים בחיי, מעבר לחוויה של אותו היום. הזיכרונות שטפו אותי. רוב האנשים היו מספרים שנראיתי אדם מאושר ומצליח כבר מגיל צעיר, אבל עמוק בתוכי הרגשתי אחרת. הייתה בקרבי בדידות מלנכולית שעטפה אותי ועליה כמעט שלא דיברתי, אפילו עם הקרובים לי. במקום זאת, נהגתי לחפש הסחות דעת שירחיקו אותי ממנה.

אני אומנם לא מודאג ממותי שלי, אבל הפחד לאבד אדם שאני אוהב עורר בי רגשות רכים, במיוחד לאחר פטירתה של אחותי דניס כשהייתי ילד קטן. ומה שהפך את זה לכואב עוד יותר הוא שהיא ניסתה להתאבד מספר פעמים עד שלבסוף הצליחה. אני זוכר את הלילה ההוא, התנודדתי החוצה מהחדר החשוך בו צפיתי בטלוויזיה. נדהמתי מהמהירות שבה עברתי מצפייה במציאות המדומה של קומדיה משפחתית למציאות הקודרת של משפחתי. פסעתי לעבר הסלון, מבולבל מאורות החירום המהבהבים מבחוץ. אבי משך אותי לחדר צדדי שבו אחיי ואחיותיי הצטופפו ומיררו בבכי. מבעד לדמעותיו שמעתי אותו אומר שאחותי איננה עוד. היא התאבדה.

למרות שהייתי רק בן שמונה, שאלתי את עצמי את אותן השאלות שוב ושוב. איך זה שכל מה שעשו הרופאים והוריי לא צלח? מה יכולתי אני לעשות כדי לעזור לה? האם היה משהו אחר שיכולתי לומר או לעשות על מנת לחולל שינוי? המטפל שאיתו נפגשנו כמשפחה אמר לי כי אין סיבה שאחוש אשמה, אבל פשוט לא יכולתי לחדול מכך.

בשנים שחלפו מאז, השאלות שהיו לי בילדותי הפכו לרצון עז לדעת מה משמעות החיים. מה הטעם בלחיות? האם אני נוכח מספיק עבור האנשים שאני אוהב? האם אני מבלה את הזמן שיש לי בעשיית הדברים החשובים לי באמת? האם אני חי את חיי באופן ערכי?

השהות בבית החולים עם רשמה ורבאט עוררה שוב את כל השאלות והתחושות האלה בתוכי. פעם נוספת, הרהרתי כמה קצרים ויקרים באמת החיים.

הבלתי נתפס

ביום למחרת התקשרה רשמה עם חדשות מדהימות. התלות של רבאט במכונת ההנשמה פחתה מ-100 אחוז ל-50 אחוז. היא החלה לנשום חלקית בכוחות

עצמה! על אף שנותרה בתרדמת ומדדי החיוניות היו עדיין קריטיים, מצבה החל להתייצב. ד"ר ג'ובאני נראה מלא תקווה, אולם אני נותרתי עם הספק שמא זו לא יותר מהפוגה רגעית עבור אמה המיואשת, המייחלת לסימני תקווה.

שלושה ימים לאחר ביקורנו בבית החולים, רשמה התקשרה שוב. "**היא ערה!**"

"מה?!" שאל ד"ר ג'ובאני כשהוא מופתע לגמרי.

"היא ערה!" פלטה רשמה. "רבאט, הילדה הקטנה שלי, פקחה את עיניה!" הוסיפה בקולה הרועד שהתעכב על כל מילה. "היא הביטה בעיניי וקראה לי אמא!" – קולה של רשמה הפך לקול בכי שקט ומלא הודיה. נותרתי המום. סערה התחוללה בראשי. הייתכן שאכן כך קרה?

רבאט מטופלת על ידי האחות זמן קצר לאחר שהתעוררה מהתרדמת

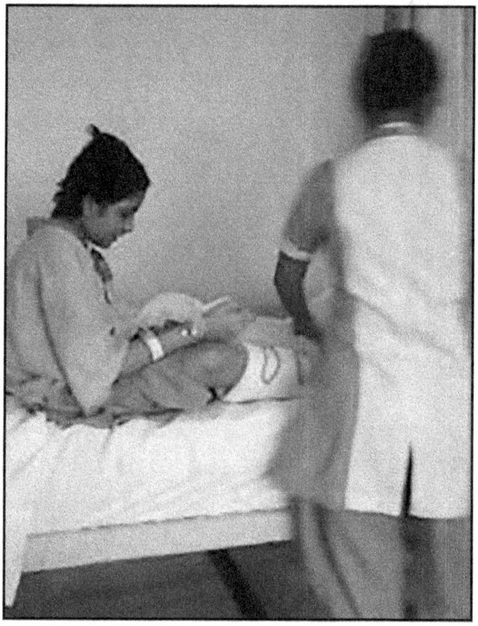

ד"ר ג'ובאני ואני עשינו דרכנו שוב לבית החולים. היו לו טבליות צמחים נוספות עבורה, כעת כשהיא יכולה לבלוע. גם בשעה שבילינו על הכביש, אני מודה בצער שהמחשבה שליוותה אותי הייתה האם רבאט תהיה עדיין ערה כשנגיע. אולי צירוף מקרים מוזר הביא אותה לפקוח עיניים רק לרגע?

הספק נעלם ברגע שעברנו את מפתן הדלת של חדר בית החולים וראינו את הילדה היפהפייה הזו, ערה וישובה במיטתה!

בעת שד"ר ג'ובאני מדד לה את הדופק, הביטה רבאט בטבעות הרבות שעל אצבעותיו. מחשבה שהוא עלול להיות בעל אמונות טפלות צצה בראשה והיא פנתה אליו בשאלה: "האם אתה חושש מהעתיד?" פרצנו בצחוק עת הופתענו מרמת הערנות והמודעות שלה. התרשמתי מעוצמת קולה ומכך שדיברה אנגלית טובה יותר מאמה. עיניה נצצו, מלאות בחיות וסקרנות.

הקלטתי את הפגישה הזו במצלמת הווידאו שלי. "את נראית טוב," אמרתי לה. "לא כמו פעם, בבית," השיבה. "אם היית רואה אותי לפני כן, רבאט ההיא ורבאט

של עכשיו אינן זהות."

"טוב, את בהחלט נראית טוב יותר מהפעם הקודמת שראיתי אותך," אמרתי בעדינות.

היא חייכה. "איך כל זה התחיל?" שאלתי.

רבאט גוללה את הסיפור על הכאב שהחל להתפשט בגופה יום אחד ועל תחושת חוסר הידיעה והבלבול לגבי המצב שהחמיר והלך. היא חלקה איתנו את זיכרונותיה האחרונים לפני ששקעה בתרדמת, ואת מחשבותיה הראשונות כשהתעוררה ממנה. רשמה סיפרה לרבאט על האנשים שעזרו לה. ואז בנוסף על התודות שלה לד"ר ג'ובאני, אמרה רבאט, "כל התודות שבעולם לדוד נאראם. הוא מחולל ניסים שהציל את חיי."

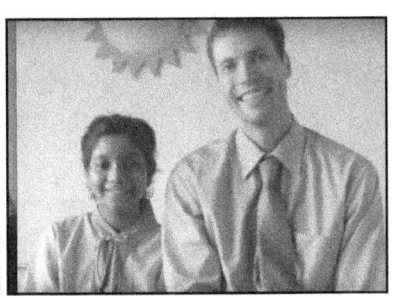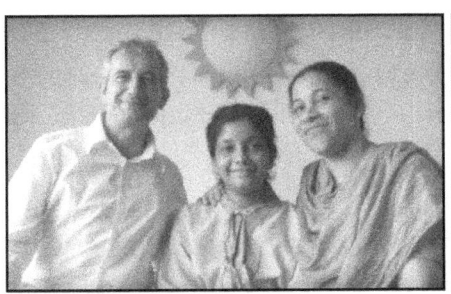

ד"ר ג'ובאני ואני עם רשמה ורב"ט בבית החולים, אחרי שהיא יצאה מהתרדמת.

"האם ד"ר נאראם הוא דודך?" שאלתי מבולבל. היא צחקה. "לא, אבל בתרבות שלי, אנו מכנים גברים מבוגרים 'דוד' ונשים מבוגרות 'דודה' כאות לחיבה וכבוד," השיבה.

חייכתי למשמע תשובתה, אולם עדיין הייתי מבולבל ממה שראו עיניי. הרי היא הייתה בתרדמת! כיצד ייתכן שלחיצה בנקודות מסוימות על גופה והנחת בצל וחלב לצידי ראשה הועילו למצבה? האם יש בכלל קשר בין התוצאה לבין מה שד"ר ג'ובאני עשה? אולי התעוררה בעקבות גורם אחר שאינו קשור לכך?

אם לא היה די בהתאוששות המהירה של רבאט, העניין שטלטל אותי במיוחד היה שבנוסף למצבה היינו עדים לשינוי במצבם של החולים האחרים בתרדמת ששהו באותה יחידת טיפול נמרץ.

ריפוי מידבק

רבים מאלו שנכנסים דרך דלתות הטיפול הנמרץ אינם יוצאים משם בחיים. רצה הגורל, ואחותה של האחות האחראית על הטיפול ברבאט הייתה שרויה אף היא בתרדמת ושכבה במיטה שממול. היא הגיעה לבית החולים עם בעיית כבד קשה והרופאים לא הצליחו לטפל בה. עם הצטברות הרעלים בגופה, היא שקעה במהירות לתרדמת.

כמו במקרה של רבאט, הרופאים בישרו לאחותה שאין כל תקווה, וכשראתה את ההתאוששות המדהימה של רבאט שאלה את רשמה מה בדיוק עשתה כדי שזה יקרה. רשמה סיפרה על התהליך לאחות וזו ביצעה את אותו התהליך בדיוק עבור אחותה.

כשסיימנו את הביקור אצל רבאט ואמה, קראה האחות לד"ר ג'ובאני ולי שנבוא לראות את אחותה. עיניה, שימים שלמים היו עצומות והיה נדמה שלא ייפקחו עוד, היו עכשיו פקוחות לרווחה והיא הייתה ערנית לחלוטין. ברגע שראתה אותנו, חייכה.

"זה ארך קצת זמן בשימוש בשיטות העתיקות," אמרה האחות. "השינויים קרו בהתחלה לאט, עד שלבסוף התעוררה. ועכשיו אתכם יכולים לראות במו עיניכם את התוצאה המדהימה!" ניתן היה לחוש בקולה את רוממות הרוח והכרת התודה. אחר כך סיפרה לי האחות על משפחות של חולים אחרים שהחלו גם כן ביישום שיטת הריפוי העתיקה. מבין ארבעת החולים בתרדמת בחדר, שלושה היו כבר בהכרה ולא נזקקו לטיפול נמרץ ואחד כבר שוחרר הביתה מבית החולים. היא סיפרה על פליאתה הגדולה מכך ששיטות עתיקות אלה אפשרו ריפוי כה עמוק, אפילו במקרים בהם הרופאים הרימו ידיים.

עזבתי את בית החולים בתחושה של יראת כבוד והרהרתי אם אנשים בבית, בארצות הברית, יאמינו לי כשאספר את מה שהייתי עד לו. חשבתי שהם עוד עלולים לחשוב שעישנתי משהו בהודו! שמחתי שמצלמת הווידאו שלי הייתה איתי והיומן שלי ששימש לתיעוד החוויות הללו.

סודות ריפוי עתיקים שיכולים להציל את חייכם | 13

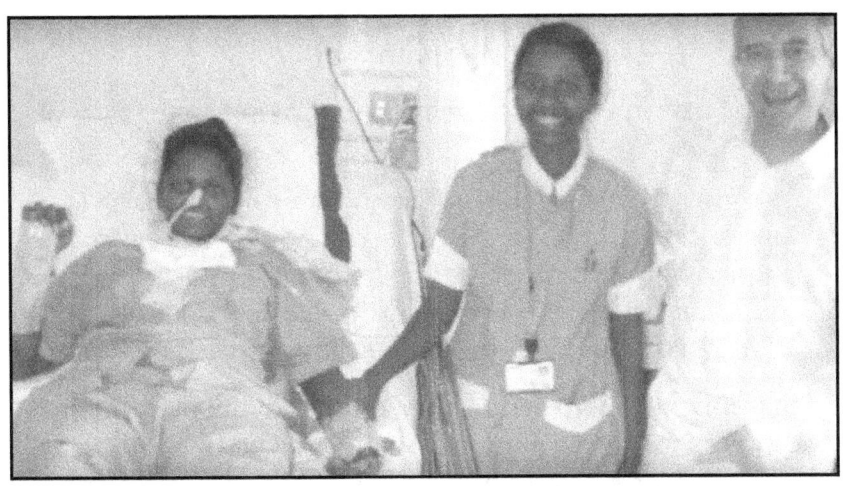

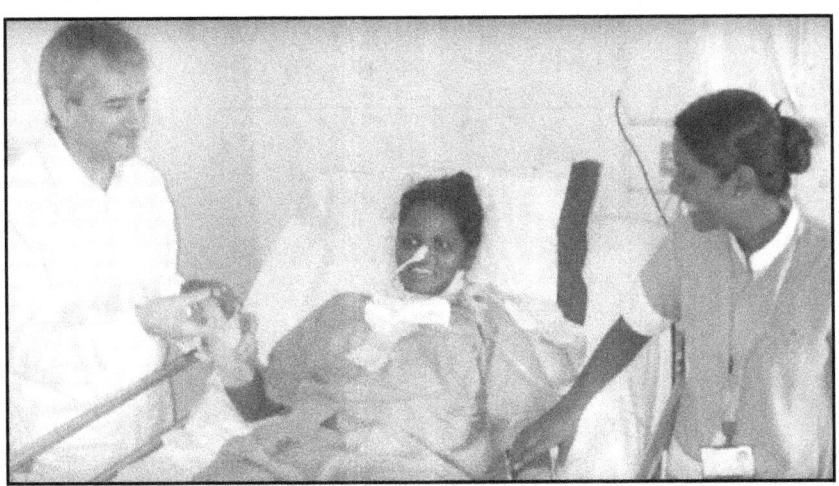

למעלה: ד"ר ג'ובאני, האחות ואחותה, יום אחרי שהתעוררה מתרדמת.
למטה: ד"ר ג'ובאני מדגים נקודת 'מרמה' לשתי האחיות.

הערות היומן שלי

3 סודות ריפוי קדומים לסיוע לאדם המצוי בתרדמת*

1) **תרופות צמחיות** - כותשים עשבי תיבול מסוימים, מערבבים עם גהי לכדי עיסה, ומורחים על הטבור (לדוגמה, פורמולות הצמחים בצורתן כטבליות ובהן עשה ד"ר ג'ובאני שימוש בטיפול ברבאט היו מרקחות שרקח ד"ר נאראם על מנת שיתמכו בתפקוד בריא של המוח והריאות*; עבור אחותה של האחות האחראית הוא הוסיף מאוחר יותר גם טבלייה לכבד*).

2) **מרמה שאקטי** - להלן נקודות המרמה שאקטי שד"ר ג'ובאני לימד את רשמה על מנת שתלחץ עליהן בגופה של רבאט. רשמה לחצה על מקבץ נקודות זה בנחישות 21-15 פעמים ביום, תוך שהיא הוגה את שמה של רבאט בקול רם ומוסיפה מילות אהבה:

א) על יד ימין, בחלק העליון של האצבע המורה, לחץ ושחרר 6 פעמים.

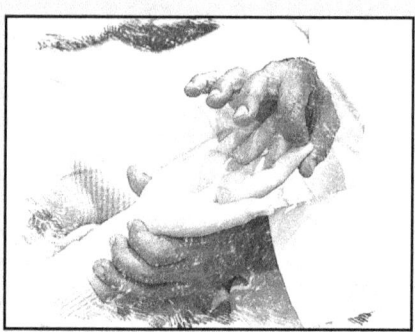

ב) בנקודה מתחת לאף ומעל לשפה העליונה, לחץ ושחרר 6 פעמים.

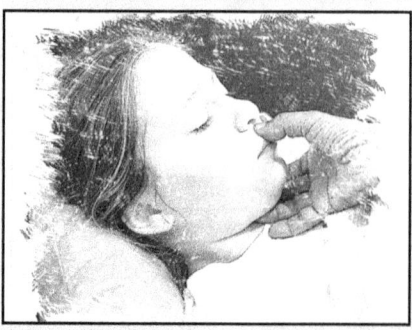

ג) לחץ את הראש בעדינות 6 פעמים על ידי הנחת כף יד אחת על המצח, ואת

כף היד השנייה על חלקו האחורי של הראש, כשהאצבעות כולן מוקשתות לכיוון הקרקפת ולוחצות עליה.

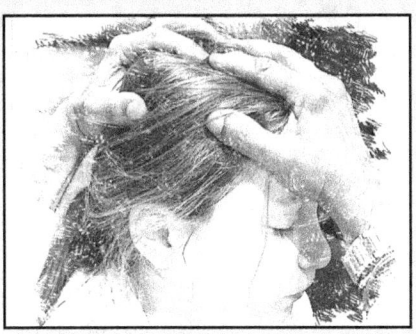

ד) במקרים מסוימים ניתן ללחוץ על נקודות נוספות.

3) **תרופה ביתית** - חתוך בצל טרי ל-6 חתיכות ושים בקערה בצד שמאל של הראש; שפוך חלב לקערה נוספת והנח אותה בצד ימין של הראש. השאר את הקערות במקומן כל עוד האדם מחוסר הכרה.
(שני סודות נוספים לסיוע לאדם בתרדמת יתגלו בהמשך הספר).

* מידע (כולל רכיבי מפתח) לכל פורמולות הצמחים והטבליות המוזכרות בספר זה מופיע בתרשים בנספח. בונוס: על מנת שתוכלו "לפגוש" את רשמה, רבאט, האחות המטפלת וד"ר ג'ובאני, צפו בסרטון שצילמתי, וכדי להבין שיטה זו לעומקה, בקרו באתר החינמי,
www.MyAncientSecrets.com/Belong.

* כתב ויתור רפואי חשוב: ספר זה מיועד למטרות חינוכיות בלבד. המידע שנמצא בספר זה ובמרשתת אינו מיועד לשימוש ואין לעשות בו כל שימוש לאבחון ו/או טיפול במצב רפואי או רגשי כלשהו. נכון לזמן פרסום הספר, לא הוכחה יעילותן של תרופות סודיות עתיקות אלה במחקרים רפואיים מערביים כלשהם שעליהם אני יודע, ובכללם ניסויים קליניים כלשהם. תרופות אלה מבוססות על תורות עתיקות ולמען רווחה כללית. כשאתם קוראים, אנא זכרו שמחבר הספר אינו מוסמך להעניק כל ייעוץ רפואי או להעניק מרשמים לשימוש בטכניקה כלשהי כצורת טיפול בבעיות רפואיות. יש להתייעץ עם שירותי בריאות מוסמכים כאלה ואחרים לגבי טיפול רפואי הולם. כמו כן, המקרים המופיעים בספר זה הם יוצאי דופן. חשוב לזכור שהתוצאות עשויות להשתנות מאדם לאדם ותלויות בגורמים רבים וייתכן אף שהנסיבות אינן אופייניות. אם אתם משתמשים במידע שבספר זה על עצמכם וזו זכותכם המלאה, המחבר ו/או המו"ל אינם נושאים בכל אחריות שהיא למעשיכם. אתם האחראים הבלעדיים למעשיכם ולתוצאותיהם. דאגו להשכיל וללמוד בצורה מקיפה על מנת להוציא לפועל את הבחירות הטובות ביותר כדי לקבל את התוצאות הרצויות לכם.

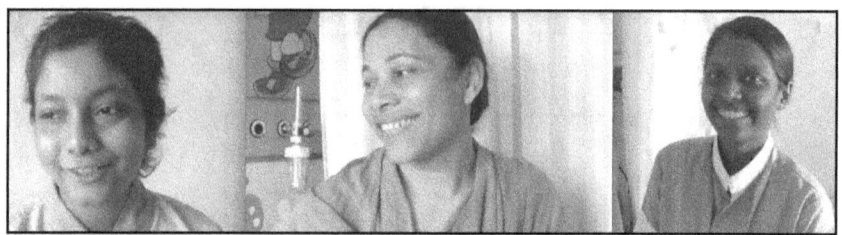

צילומי מסך מהסרטון שצילמתי, של רבאט (משמאל), אמה רשמה והאחות השמחה.

תהיתי כיצד הולידו שיטות עתיקות אלה ריפוי כה עמוק. אם היו שיטות אלו יעילות כל כך גם במקרים קיצוניים של חיים ומוות, מדוע לא מכירים אותן אנשים רבים יותר כאופציה טיפולית? מה אם משפחתי הייתה מודעת להן כשאחותי נזקקה לעזרה? האם ניתן היה להציל את חייה? מדוע בצל וחלב? איך בכלל פועל הדבר הזה? האם תמיד זה עובד? מהיכן נבעו "הסודות העתיקים" הללו, וכיצד למד אותם ד"ר נאראם? ומעל לכל, מדוע דווקא אני הייתי עד לכך?

אולי זה זמן טוב עכשיו שאשתף כיצד פגשתי את ד"ר נאראם. זה היה בזמן שביקרתי בקליפורניה באוקטובר 2009. באותה התקופה לא היה לי כלל עניין ב"ריפוי אלטרנטיבי" ולא רצון לנסוע להודו. הייתי טרוד בעניין חשוב הרבה יותר עבורי: ניסיון להרשים בחורה שזה עתה פגשתי.

הערות היומן שלכם

כדי להעמיק ולהעצים את היתרונות שתחוו מקריאת ספר זה, הקדישו מספר דקות וענו בעצמכם על השאלות החשובות הבאות:

את מי אתם אוהבים?

_____
_____
_____
_____

מה אתם רוצים? (עבור עצמכם? עבור מי שאתם אוהבים?)

_____
_____
_____
_____

אילו תובנות, שאלות או הבנות נוספות עלו בכם מקריאת פרק זה?

_____
_____
_____
_____

פרק 2

95 אחוז מהאנשים אינם יודעים דבר חשוב זה על עצמם

אם אתה רוצה להצחיק את אלוהים, ספר לו על התוכניות שלך.
- וודי אלן

לוס אנג'לס, קליפורניה (כמה חודשים קודם לכן)

האם אי פעם פגשתם מישהו שבסופו של דבר שינה את חייכם לחלוטין, רק שהבנתם זאת הרבה יותר מאוחר? בסתיו 2009 עבדתי בפינלנד כחוקר באוניברסיטה. בזמני הפנוי התנדבתי בארגון שבסיסו בסן פרנסיסקו בשם "חוכמת העולם" (Wisdom of the World). הפרויקט, שנקרא 10 ימים לגעת ב-10 מיליון, פעל להפצת מסרים מעוררי השראה במהלך החגים על מנת לסייע בהפחתת דיכאון והתאבדות. כדי להשיג תשומת לב, יצרנו סדרת ראיונות עם אנשים מפורסמים, וקידמנו אותם בכל יום לאורך האירוע.

אחד מתפקידיי היה ליצור קשר עם ידוענים ולראיין אותם. לאחר שאחי ג'רלד התבונן ברשימה שהרכבתי מכוכבים, ספורטאים וממרואיינים אפשריים נוספים, הוא אמר שעליי להיפגש עם גייל קינגסברי. ככל הנראה הייתה גייל עסוקה בארגונו של אירוע במלון הוליוודי יוקרתי. הוא אמר שמפורסמים רבים ייקחו בו חלק והדרך היחידה לקבל גישה אליה תהיה אם אתנדב, וכך עשיתי.

לבוש בחולצה אדומה עם שרוולים קצרים ומכנסי ג'ינס כהים, הרגשתי לא שייך באותו מלון מהודר, אולם עם גייל חשתי מיד בנוח. היא הייתה מארגנת אירועים יעילה ועם זאת גם אישה לבבית. במהלך ההפסקה מהפעילות, בעודנו עומדים במסדרון, סיפרתי לה שהמוטיבציה העיקרית שלי להתנדב הייתה לפגוש אותה ולבקש ממנה סיוע. הפרויקט שלנו נגע לליבה והיא השיבה שתהיה מוכנה לסייע. כשמסרתי לה את רשימת כוכבי הקולנוע השונים, כוכבי הספורט והמוסיקאים שתכננו לראיין, היא הביטה בה והרהרה זמן מה. "אני מעריכה את מטרת הפרויקט שלך, אולם אני חשה שרוב האנשים ברשימה שלך הם לא באמת האנשים שאתה רוצה בפרויקט שכזה. רבים מהם אינם כפי שהם נתפסים בעיניך ועשויים שלא להתאים למסר שאתה רוצה להעביר," אמרה והרהרה לרגע.

"אתה יודע את מי הייתי מציעה?"

"מי?"

"עליך לראיין את ד"ר נאראם."

"מי זה?"

"הוא מאסטר הילר מהודו ובין החולים שלו היו אנשים כמו אמא תרזה והדלאי לאמה. והיום יש לו מרפאה כאן במלון."

מאסטר הילר?! זו אינה דמות שהעלינו על דעתנו. עמדתי לשאול אותה אם תהיה מוכנה לשקול להציג אותי בפני מישהו אחר.

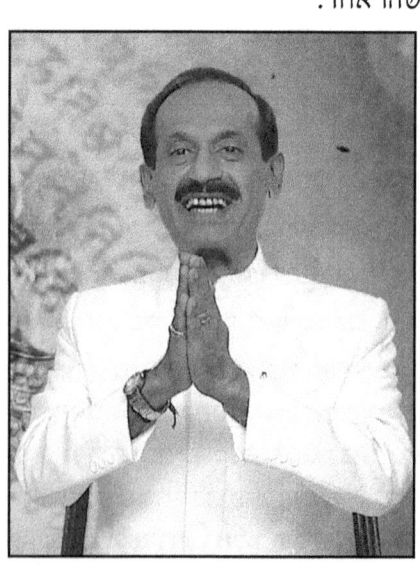

מאסטר הילר ד"ר פנקאג' נאראם.
תמונה שאוחזרה מוויקימדיה.

אולם באותו רגע ננעצו עיניה של גייל באדם שעמד מאחוריי. "מדהים. הנה הוא," אמרה.

הסתובבתי לעברו. ראיתי גבר הודי בחליפה ייחודית לבנה ולצידו אישה במעיל ארוך, מקושט, בעל מראה אתני. הם פסעו לעברנו. חייכתי לעצמי ועלתה בי המחשבה שאני לא היחיד שנראה לא במקום.

"ד"ר נאראם, תכיר את קלינט," אמרה גייל כשהם התקרבו אלינו. "ד"ר נאראם, אתה צריך לשמוע על הפרויקט שקלינט מעורב בו עם 'חוכמת העולם'. אולי תוכל להתראיין אצלו אם יהיה לך פנאי."

דוקטור נאראם פנה להביט בי. גובהו היה 155 ס"מ, נמוך ממני בשלושים סנטימטרים. הוא לבש חליפה לבנה בסגנון נהרו; היה לו שיער שחור-פחם עם נגיעה קלה של אפור מלפנים ושפם מטופח. הוא נראה צעיר, אבל מה שלכד את תשומת ליבי היו עיניו הקשובות וסגנון השיחה הנמרץ והנעים שלו.

"אני שמח מאוד לפגוש אותך," אמר בחום. "מהי 'חוכמת העולם'?"

סיפרתי לד"ר נאראם על המייסד, ידידי גארי מלכין, מוזיקאי עטור פרסים עם תשוקה לחבר בין בני אדם לבין הדברים הטובים ביותר שקיימים בעולם ובתוך תוכם. אחת המתנות של גארי היא יצירת רגעים של השתאות והשראה באמצעות מדיה משולבת במוזיקה, על מנת לעזור לאנשים לזכור מה חשוב באמת. הסברתי לו שאנחנו עורכים פרויקט מיוחד לקראת החגים.

"מה אתה רוצה?" הוא שאל אותי. הייתה כנות בקולו. עיניו החומות כהות הסקרניות התמקדו בעדינות בעיניי הכחולות-ירוקות העייפות במקצת. מה שיצא מפי הפתיע אותי.

"הייתה לי אחות," אמרתי. "היא התאבדה." זה היה אחד הדברים הקשים ביותר שהתמודדתי איתם אי פעם. "זה לא דבר שאני בדרך כלל גלוי לגביו ובוודאי שלא עם אדם שזה עתה פגשתי. כשדיברתי עליה חשתי בכאב של אובדנה. "אני רוצה לעשות משהו כדי לעזור לאחרים שהם במצב דומה לזה של אחותי. אני רוצה לעזור להביא יותר שקט ושלווה לפלנטה הזו."

"אני מבין. כיצד אוכל לעזור?" שאל בעניין אמיתי.

"אנו עורכים ראיונות עם אנשים יוצאי דופן שייתכן שיש להם מסר של תקווה או השראה. גייל אמרה שכדאי שאחד הראיונות יהיה איתך."

ד"ר נאראם אמור היה לנסוע בבוקר שלמחרת לעיר הבאה במסגרת סיורו ולכן קבענו להקליט את הראיון עוד באותו הלילה במלון, עם תום שעות פעילות המרפאה שלו. לאחר שקבע את הזמן והמקום, הושיט ד"ר נאראם יד לכיס המעיל הלבן שלו והוציא משם משהו החוצה. "זה בשבילך, מתנה שבורכה על ידי מאסטר גדול בן מעל ל-147 שנה. אתה עושה עבודה נהדרת."

ידו הכהה, שעוטרה במספר טבעות בעלות מראה מרשים, עמדה בניגוד מוחלט לשרוול הלבן הבהיר של המקטורן שלו. בכף ידו נחה טבעת מבריקה עם כיתוב שנראה כמו סנסקריט.

הודיתי לו על המתנה מבלי שהייתה לי כל יכולת להכיל את טענתו לגבי אדם בן 147. ד"ר נאראם והאישה שלצידו המשיכו במורד המסדרון, ואני תחבתי את הטבעת לכיסי.

לאחר הפגישה יוצאת הדופן חזרתי לבצע את המחויבויות להן התנדבתי. בעת

שניסיתי ליצור קשר עם אנשים אחרים שביקשתי לראיין, הרהרתי בכך שלוס אנג'לס היא עיר של ניגודים. בעוד שהטלוויזיה והסרטים התמקדו באורחות חייהם של העשירים והמפורסמים של בוורלי הילס והוליווד, בכיף של דיסנילנד ובחופים היפים של דרום קליפורניה, נדהמתי לגלות שיש יותר מחמישים אלף גברים, נשים וילדים חסרי בית בעיר. זו כמות גדולה יותר מכל אוכלוסיית אידן פריירי, מינסוטה, שם גדלתי. יכולתי להציץ מקרוב על חייהם בזכות לס בראון, מרצה ידוע למוטיבציה שהתנדב לסייע למטרה שלנו ופתח את האירוע שלנו בן עשרת הימים בהרצאה בבית מחסה לחסרי בית באחד האזורים הקשים ביותר בלוס אנג'לס.

לאורך כל היום הרהרתי בד"ר נאראם בלבוש הלבן. הייתי סקרן ללמוד עוד על האיש שאראיין בקרוב. חיפשתי במרשתת חומר. באותה תקופה היה מידע מועט עליו באנגלית. ראיתי תמונות שלו עם כמה כוכבות הוליוודיות ובוליוודיות, כמו ליב טיילר, שהתפרסמה בתפקידיה בשר הטבעות, ארמגדון והענק הירוק. ראיתי תמונות, בדיוק כפי שסיפרה גייל, של ד"ר נאראם עם הדלאי לאמה ואמא תרזה הקדושה. מצאתי גם תיאור של פועלה של הקרן שלו בסיוע לחסרי בית, חולים ושאר נזקקים.

מלבד לוח זמנים של סיוריו שציין את ביקוריו בערים רבות ושונות, מצאתי כמה מאמרים באתרי אינטרנט אקראיים על אנשים שהגיעו להודו כדי לפגוש אותו. הם דיברו על יכולתו להבין אדם על ידי אבחון הדופק של אותו האדם. היו מילים רבות בפוסטים השונים שלא הבנתי, והרעיון כולו של מה שהוא עשה היה מוזר בעיניי. אנשים טענו שהוא עזר להם להתגבר על בעיות ומחלות קשות בדרכים שדרשו הפעלה של הדמיון. עם זאת, נראה היה כי בכל מקום שאליו הוא הלך הוא העניק שירות לאמידים ולעניים כאחד. וזה מה שהוא עשה בלוס אנג'לס, עם הידוענים מהוליווד ועם חסרי הבית.

תהיתי אם אני עושה את הדבר הנכון בקיום הראיון איתו. איך יכול להיות שכל אחד מהסיפורים שקראתי היה נכון? האם לא היו אמורים לשמוע עליו אנשים רבים יותר, אם אכן שיטתו יעילה? האם לא היה אמור להיות עליו מידע נוסף? כבר בפגישתנו הראשונה ד"ר נאראם נראה אדם כן, חביב ונגיש. נהניתי מהערנות והפתיחות שלו. ובכל זאת תהיתי, האם היה זה רק סוג של משחק?

הכשרתי כחוקר באוניברסיטה דרשה שאמשיך לחקור עד שאוכל להוכיח את הדברים בדרך כזו או אחרת. עם המחשבה הזאת, פניתי לחדר המלון ששימש כאזור ההמתנה של מרפאתו של ד"ר נאראם.

עדיין היו שם כמה אנשים שהמתינו לו ולכן ישבתי וחיכיתי. על השולחן ראיתי

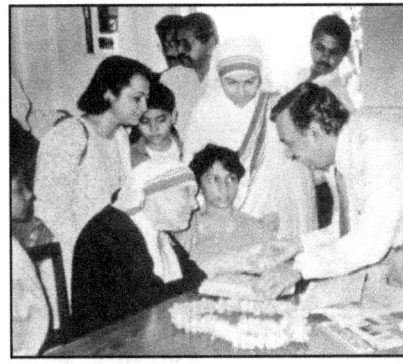
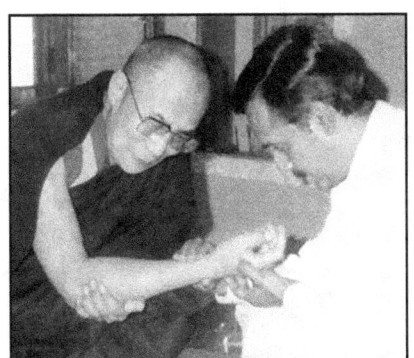
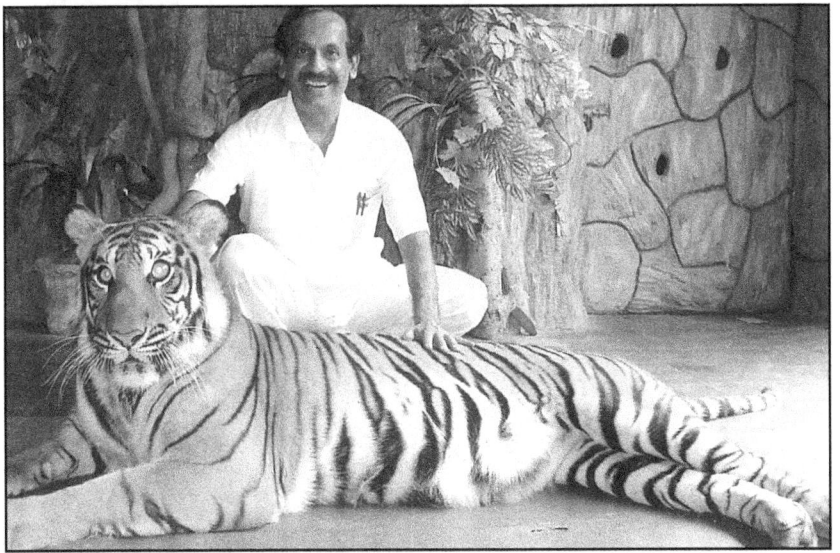

ד"ר נאראם באבחון דופק של אמא תרזה הקדושה, הוד קדושתו הדלאי לאמה ונמר מלכותי בנגלי.

את אותן תמונות שראיתי באינטרנט. כשסוף סוף הגיע תורי להיכנס, בירך אותי ד"ר נאראם בחיוך.

מאסטר בן 125 שנה?

תהיתי אם ד"ר נאראם יהיה חסר אנרגיה בסוף יום העבודה בקליניקה שלו. במקום זאת, הוא היה שופע חיים ונוכח לחלוטין. זה הדהים אותי. כשמצלמת הווידאו פעלה ביקשתי מד"ר נאראם להציג את עצמו.

"היה לי מאסטר שחי עד לגיל 125, שהיה לו מאסטר שחי עד גיל 145, בשושלת ריפוי רציפה של מאסטרים שנמשכת מעל ל–2,500 שנה. שושלת זו נקראת סידהא–ודה. נצר לשושלת הזו ועדיין בחיים כיום הוא אחיו של המאסטר והוא זה שברך את הטבעת שנתתי לך. הוא כעת בן 147. כל מאסטר חי מעל ל–125 שנה והיה שומר הידע שדאג להעביר הלאה את הסודות לחיים ארוכים, לבריאות ולאושר."

לא היה לי מושג איך עליי להגיב. אם היה זה נכון שאנשים חיו חיים ארוכים כל כך, מדוע לא היה זה ידוע באופן נרחב? האם לא היו האנשים שציין אמורים להיות מוזכרים בספר השיאים של גינס?

"המאסטר הראשון בשושלת שלנו היה ג'יוואקה. הוא היה הרופא האישי של לורד בודהה. אתה יכול לדמיין כמה נאור חייב להיות מרפא על מנת לעבוד בשיתוף פעולה הדוק עם בודהה. בין המטופלים המפורסמים האחרים של ג'יוואקה היו אמרפאלי, שנחשבת לאחת הנשים היפות בעולם, והמלך ההודי בימביסארה. ג'יוואקה וכל אחד מהמאסטרים הגדולים בשושלת זו תיעדו בכתבי היד הקדומים את הידע הסודי על השגת בריאות וחיוניות, אנרגיה בלתי מוגבלת ושקט נפשי בכל גיל."

דיבורו של ד"ר נאראם היה מלא התלהבות. "כשפגשתי לראשונה את המאסטר שלי, הוא היה בן כ–115 שנה, או כפי שהוא היה אומר, צעיר בן 115 ששנים רבות לפניו. בגילו המתקדם הוא עדיין סייע ל–60–80 איש מדי יום שהגיעו אליו עם בעיות הבריאות שלהם."

כששאלתי את ד"ר נאראם איך יכול מישהו לחיות חיים ארוכים כל כך ועדיין לעבוד, הוא נתן לי "מתכון סודי" מהמאסטר בן ה–125 לאנרגיה בלתי מוגבלת. המתכון כלל השרייה ללילה של שומר, שקדים ותמרים וערבובם יחד בבוקר. הייתי בספק אם אי פעם אשתמש בזה, אבל כתבתי את זה בכל זאת במחברת שלי. "תודה," אמרתי. "אבל איך אתה עושה דברים שבעיני אנשים אחרים הם בלתי אפשריים, כמו ריפוי ממחלות שהן לכאורה חשוכות מרפא?"

"זה לא אני, אלא הסודות העתיקים של השושלת שלי. אני נותן קרדיט למאסטר שלי. האם אתה מכיר את המונח 'מסוע'?"

הנהנתי.

"אני כמו מסוע המספק את הסודות העתיקים לעולם המודרני. ולמרות שמה שקורה נראה לעתים קרובות כמו קסם, זה באמת מדע קדום; זוהי טכנולוגיה של טרנספורמציה לריפוי עמוק."

נכון, חשבתי לעצמי.

מציאת זרעים של תקווה

נזכרתי בסיבה שלי לקיום הראיון ושאלתי אותו, "מה לדעתך יכול לעזור לאנשים שנאבקים בבדידות, דיכאון ואפילו מחשבות אובדניות במהלך החגים?"

"שאלה טובה מאוד," ענה ד"ר נאראם. "נוכחתי לדעת כי דיכאון והתאבדות הם מנת חלקם של כוכבים אהובים ומפורסמים וגם של אלה שאינם ידועים – גם העניים וגם העשירים במיוחד. הכרתי אתאיסטים ואף מנהיגים רוחניים, שלהם מיליוני חסידים, שנטלו את חייהם. כל אחד נמצא בסיכון לאבד מישהו שהוא אוהב בדרך הזו."

ד"ר נאראם שיתף כיצד פנו אליו באופן קבוע אנשים דיכאוניים או בעלי נטייה אובדנית, וכי הוא היה אסיר תודה לעד בכל פעם שהוא חש את ברכת המאסטר שלו בידיעה כיצד לסייע בידם. "הדבר החשוב ביותר הוא להבין אותם ולא לשפוט אותם. יש ילדים שמנסים להתאבד רק כדי למשוך את תשומת לב הוריהם ומתחננים שיבינו את כאבם ותסכולם. ברגע שההורה מבין, הדברים יכולים להשתפר. המתמודדים עם דיכאון עומדים בפני אתגר גדול. המאסטר שלי לימד אותי איך לעזור לכל אחד לצאת כמנצח."

הקשבתי היטב.

"רוב האנשים לא יודעים איך מרגיש אדם בדיכאון כה עמוק עד שהוא מבקש לסיים את חייו," המשיך ד"ר נאראם. "מה גורם לכך שמישהו ירצה לפגוע בעצמו? נסיבות מסוימות כוללות אי יכולת להתמודד עם פחדים, תסכולים, שברון לב, אשמה, כעס, בדידות או בעיות כלכליות. כל אחד מגורמים אלה עלול לשתק את המוח. המאסטר שלי אמר שיש שמונה סוגים שונים של פחדים שאנשים עלולים להידרש להתמודד איתם. אחד האתגרים הגדולים ביותר על פני כדור הארץ הוא הפחד מדחייה. כאשר ילד, ילדה, גבר או אישה, חשים דחייה ושברון לב מהורה או מבן זוג, הם עלולים לפתח דיכאון. האם אתה יכול לדמיין מה ילד או ילדה

הומוסקסואליים במדינות מסוימות חשים כשהם מתמודדים עם דחייה מצד החברה, או אפילו מאלוהים? למעשה זה בלתי אפשרי שאלוהים ידחה אותם, כי אלוהים נמצא בהם ואלוהים הוא אהבה; אבל כך הם חשים, דחויים על ידי כולם וכאבם גדול. זה נושא רציני מאוד.

"ישנם גם אנשים שחווים חוסר איזון כימי במוח, הפרעה דו-קוטבית, מאניה דיפרסיה או מאבק עם תופעות לוואי של שימוש בסמים ואלכוהול. פחד ממקורות רבים כל כך יכול לשתק אותנו עד שלא נראה כל אפשרות לצאת ממצב זה. המאסטר שלי לימד אותי את הסודות כיצד לעזור לאנשים לצאת מכל אחד מהאתגרים הללו."

ד"ר נאראם סיפר לי סיפור על אב ובתו שהזמינו את שירותיו ברומא. היא הייתה מאוהבת. זו הייתה אופוריה של אהבה שלאחריה חוותה פרידה מבן הזוג שלה. היא פיתחה דיכאון קשה. וכך סיפרה, "ד"ר נאראם, איבדתי את עצמי, ועכשיו אני שונאת את עצמי. יש לי כאב חד בלב. הפסקתי לחיות והתחלתי למות. אני לא מסוגלת לקחת כל אחריות. החיים בלתי אפשריים לתחושתי ואני תמיד יורדת על עצמי. אם מישהו מראה שהוא מעריך אותי, אני מרגישה שהוא משקר לי."

העלמה הצעירה איבדה את מקום עבודתה, לא הצליחה לישון בלילה, היו לה התקפי הזעה והיא הייתה מותשת מחרדה. הכאב הפיזי היה קל יותר עבורה מזה הרגשי, ולכן היא פגעה בעצמה. היא נלקחה לבית חולים פסיכיאטרי וקיבלה תרופות שגרמו לה להרגיש ריקה, חסרת יכולת מיקוד. היה נראה כאילו מוחה התנוון. "אני לא מרגישה שמחה כלל או הנאה כלשהי ודבר אינו מעניין אותי עוד," הוסיפה.

אביה של הנערה התייסר מהדאגה הכבדה שבכל בוקר כשהתעורר, זה עלול להיות היום שבו היא הצליחה ליטול את חייה. הוא אמר לד"ר נאראם שהוא חש אשמה מתמדת וביקש לעזור לה, אך נראה שכל מה שאמר או עשה פגע בה יותר. כל שהיה יכול לעשות זה לאחוז בתקווה שיום אחד הדברים ישתפרו.

ד"ר נאראם אמר, "שאלתי את הנערה מה היא רוצה וכך ענתה לי, 'אני רוצה שאנשים יבינו אותי ולא ישפטו אותי! עמוק בפנים אני אומללה. בליבי אני מרגישה עצובה וכועסת על מחלתי. אני חוששת שאני לא יכולה לעזור לעצמי. אני רוצה לדעת איך לבנות מחדש את חיי, להרפות מהעבר ולהתקדם הלאה. אני רוצה לחוש שוב בחיים, מאושרת. ואני רוצה לגלות ולהבין את משמעות הקיום אך אני זקוקה לעזרה!'"

הסיפור של ד"ר נאראם גרם לי לחשוב על אחותי ועל הפעמים שביקרתי אותה בבית החולים. לא היה לי מושג מה מהותו של שברון הלב שהוביל אותה

לדיכאון.

"אז איך אתה עוזר למישהי שמרגישה ככה?" שאלתי.

ד"ר נאראם שיתף בתגובה בסיפור אחר – על גבר שהיה בנישואים בעייתיים. אשתו איימה שלוש פעמים להתגרש ממנו ובכל פעם ד"ר נאראם עזר להם לגלות מה הם באמת רוצים לחייהם וסייע להם עם המחלוקות ביניהם. הבעיה בפעם ההיא הייתה קשה מתמיד. האיש הפסיד למעלה ממאה מיליון דולר מכספם של אנשים אחרים במהלך כמה ימים בעת קריסה של שוק המניות. חלק מהכסף הגיע מחברים ומהוריה של אשתו. חמו נתן לו את כל כספי החיסכון הפנסיוני של שניהם. התשואות תפחו וכולם היו מאושרים עד לרגע הקריסה. כשזה קרה הוא לא ידע איך להתמודד מולם.

בשעת לילה מאוחרת התקשרה אשתו בבהלה לדוקטור נאראם ואמרה, "בעלי יושב עכשיו על הרצפה מולי. יש לו אקדח בפה, האצבע על ההדק!" כשברקע נשמע קול תינוקה הבוכה ללא שליטה.

ד"ר נאראם שאל, "האם את יכולה להניח את הטלפון ליד בעלך כשהרמקול פועל? לאחר מכן, האם תוכלי לצאת מהחדר, כדי שאוכל לשוחח עם בעלך בפרטיות?" וכך עשתה.

ד"ר נאראם אמר, "נמסטה," ואז מסר את שמו. "מה אתה רוצה?" הוא שאל.

האיש שלף את האקדח מפיו כדי להשיב, "אני רוצה לשים קץ לחיי."

"טוב מאוד," ענה ד"ר נאראם. "איך אוכל לעזור לך למות?" שוב שאל. השתררה דממה ארוכה. האיש היה המום. "אני רוצה לעזור לך להשיג את מה שאתה רוצה. אם אתה רוצה למות, איך אני יכול לעזור לך?"

"אל תתלוצץ איתי, ד"ר נאראם." השיב האיש.

"ובכן מה באמת אתה מבקש?" שאל בשלישית. ד"ר נאראם הסביר לי כי השאלות ששאל הן חלק מהשיטה שלימד המאסטר שלו לעזור לאנשים להתגבר על מחשבות אובדניות, אולם הוא לא ממליץ לאחרים לעשות בהן שימוש ללא הכשרה מתאימה. כשד"ר נאראם שוחח עם האיש, הוא גילה שמה שהוא באמת רצה זה לדעת איך לצאת מהמצב שבו הוא נמצא. הוא קיווה שהדברים יוכלו להשתפר, ושהכאב ייעלם.

ד"ר נאראם ביקש ממנו להניח את האקדח כדי שיתאפשר לו להפעיל לחץ על נקודת מרמה על מנת לסייע לו להשיג את מבוקשו. מיד לאחר מכן חש האיש רגוע יותר. אחר כך הורה לו ד"ר נאראם לערבב כמה מרכיבים ממטבחו כחלק מתרופה ביתית (חצי כפית גהי עם חוט זעפרן, קורט אגוז מוסקט), לחמם את זה מעט ולהכניס שתי טיפות בכל נחיר. זה גרם לו להרגיש אף רגוע עוד יותר ואפשר לו

להשיב לעצמו פרספקטיבה בריאה יותר.

"זה לא היה פתרון מהיר," המשיך ד"ר נאראם. "התהליך ארך זמן. אולם האיש התחייב לעשות את הנדרש למען ריפוי עמוק יותר. הוא שינה את הדיאטה שלו כך שתכיל מזונות שיגבירו את המחשבות והרגשות הטובים. הוא נטל תרופות ביתיות באופן קבוע. היו אלה מרקחות של מספר רכיבים שעורבבו יחד עם גהי, אותן נטל פעמיים ביום. המאסטרים בשושלת הריפוי שלי יצרו גם פורמולות צמחיות מסוימות המסייעות להזנה והצערה של חלקים במוח ובגוף, שהיו מותשים, על מנת שאנשים יוכלו להתחבר שוב לאושר ולתכלית הפנימיים שלהם. שוב, זה אינו פתרון מהיר, אולם הוא מצליח כשאנשים מתחייבים לתהליך. הסברתי לו גם על נקודות מרמה אחרות שעזרו לעורר את היצירתיות שבו. אנרגיית היצירה שלו התגברה כל כך ואני גאה לומר שבתוך כמה שנים הוא הרוויח בחזרה את כל מה שאיבד ואף יותר מכך. הוא השיב לחמו ולחבריו את כל כספם עם ריבית".

"בכל מצוקה - סיטואציה קשה או שברון לב - יש זרעים של תועלת השווה להם או עולה עליהם."
- באבא רמדאס (המאסטר של ד"ר נאראם)

ד"ר נאראם הדגיש, "המאסטר שלי לימד אותי שכל מצוקה, כל סיטואציה קשה או שברון לב – יש בהם זרעים של תועלת השווה להם או עולה עליהם.

"אולם ראשית, עלינו לגלות: מי אנחנו?" הוסיף. "רוב האתגרים שלנו בחיים מגיעים כשיש חסימה או חוסר איזון או שניהם. עלינו לגלות מהי החסימה והיכן חוסר האיזון. חוסר איזון יכול להיות ואטה, פיטה, קאפה או שילוב שלהם." לא הכרתי את המונחים הללו, אך לפני שהספקתי לבקש הבהרה הוא כבר המשיך, "ברגע שאתה יודע מי אתה, מה הם חסימותיך וחוסר האיזון שלך, אתה יכול לדעת איזה אוכל הוא התרופה שלך. עלינו להקדיש תשומת לב רבה יותר, לא רק לאוכל שאנו מכניסים לגופנו, אלא גם למחשבות שאנו מזינים בהן את מוחנו ולהלך הרוח שבו אנו מזינים את רגשותינו. סודות עתיקים מספקים הדרכה בכל אחת מהרמות."

הקשבתי ולא האמנתי שדבריו של ד"ר נאראם יכולים להיות נכונים. אחותי נטלה תרופות חזקות נוגדות דיכאון ואובדנות והן לא שינו את מצבה. כיצד ייתכן שלחיצה על נקודות מסוימות בגוף וביצוע שינויים תזונתיים יכולים ליצור השפעה מסוג זה ברגע כה קריטי בחייו של אדם? מה שהציע ד"ר נאראם נראה פשוט מכדי להיות אמיתי.

"מה קרה עם הגברת הצעירה?" שאלתי.

"אלוהים נמצא בתוך כל אחד מאיתנו, ולכולנו יש תכלית לגלות."
- באבא רמדאס
(המאסטר של ד"ר נאראם)

"אהה, כן! זו דוגמה מושלמת. מאחר שד"ר ג'ובאני היה ברומא, ביקשתי ממנה לראותו בכל ארבעה ימים, כדי שיטפל בה עם מרמה ספציפית, שעזרה לה להבין היטב מה היא רוצה וניקתה לה את הפסולת הישנה מהמערכת שלה. היא חשה מעט טוב יותר בזמן קצר וחודשיים לאחר מכן מצאה חבר חדש שאיתו תכננה להתחתן. אולם מכיוון שהיה זה פשוט רצונה לנקום בחברה הראשון, התפרקה מערכת היחסים והיא חוותה נסיגה ברווחתה. אמרתי לה שעלינו לחזק אותה כך שלא תבקש לעצמה מערכות יחסים כדי להימנע מריקנות וכאב. היא התחייבה באמת ובתמים לעתידה. נתתי לה מספר תרופות ביתיות ותוספי צמחים שהיא נטלה באופן קבוע. היא עשתה שינוי גדול בתזונה שלה. לימדתי אותה מאילו מאכלים כדאי להימנע מכיוון שהם מזמנים רגשות שליליים ואילו מאכלים כדאי לאכול שיכולים לטפח רגשות חיוביים. ושוב, זה ארך זמן ולא היה פתרון קסם מהיר. עם הזמן היא החלה לבטוח בעצמה יותר ויותר. לאחר שעבדנו איתה במשך שנתיים, היא הייתה כה מלאת ביטחון שהצליחה להתמודד עם כל סוג של דחייה או אתגר וזה כבר לא השפיע עליה. היא גילתה שחלומה היה להיות מורה והיא הצליחה לקבל משרה בבית ספר בו הפכה למורה מוצלחת מאוד. זמן קצר לאחר מכן פגשה את האיש שבו התאהבה עמוקות, יותר מאשר כל קודמיו, מכיוון שלמדה כבר לאהוב את עצמה. עברו כמעט תשע שנים מאז, והיום היא אם לשניים. עם שני ילדיה היא עושה מרמות מסוימות ומזינה אותם במאכלים מסוימים כדי שיגדלו עם רגשות בריאים וביטחון בעצמם."

"איזו עצה היית נותן לכל מי שמרגיש עכשיו עצוב או מדוכא?" שאלתי.

"הדבר החשוב ביותר עבור כל אחד ואחת הוא לדעת מי אנחנו, לאן אנחנו הולכים ומה יכול לעזור לנו להגיע לשם," המשיך ד"ר נאראם. "המאסטר שלי לימד אותי שאלוהים נמצא בתוך כל אחד מאיתנו, ולכולנו יש תכלית לגלות. אבל אנחנו לא יכולים לזהות או לחוש זאת כשאנחנו בדיכאון. אחת הדרכים להתחיל לטפס משם החוצה היא באמצעות ההוראות שנתתי לאיש ההוא ולעלמה הצעירה ההיא," ענה.

הערות היומן שלי

שלושה סודות ריפוי עתיקים שיעזרו להרגיע את מוחכם, לאזן מחדש את נקודת המבט שלכם ולעורר רגשות חיוביים *

1) מרמה שאקטי - בנו לכם משמעת לתרגול של 6-9 פעמים ביום, בכל יום. שימו את יד שמאל על חלקו האחורי של הראש שלכם לתמיכה, ובעזרת יד ימין לחצו על נקודת המרמה שאקטי ושחררו, ממש מתחת לאף ומעל לשפה העליונה. בכל פעם שאתם לוחצים על הנקודה, קחו שאיפה עמוקה. אתם יכולים לעשות זאת עבור מישהו אחר או עבור עצמכם.

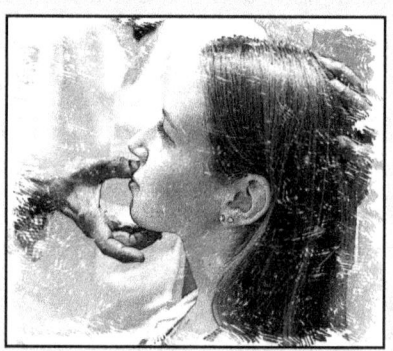

2) תרופה ביתית - מערבבים את המרכיבים הבאים: 1/2 כפית גהי, קמצוץ אגוז מוסקט וחוט אחד של זעפרן. חממו את התערובת מעט, הטו את ראשכם לאחור וטפטפו שתי טיפות בכל נחיר. עשו זאת פעמיים ביום.

3) תרופה ביתית - מערבבים ואוכלים את המרכיבים הבאים:
1/4 כפית אבקת ברהמי צ'ורנה, 1/8 כפית אבקת ג'טמאסי, 1/2 כפית אבקת כורכום, 1 כפית גהי.
מערבבים את המרכיבים לעיסה, ונוטלים פעמיים ביום (מיד בבוקר ולפני ארוחת הערב).

* בונוס: כדי לראות הדגמה של לחיצה על נקודות המרמה שאקטי ולגלות סודות נוספים שיכולים לעזור בתחום זה (למשל, הצעות למאכלים שתוכלו לאכול כדי לקדם רגשות חיוביים), אנא עיינו בסרטונים באתר החינמי MyAncientSecrets.com.

לפגוש את אלוהים?

"למה אתה מתכוון כשאתה אומר שאלוהים נמצא בתוך כל אחד מאיתנו?" שאלתי.

"בהודו יש לנו מושג המתאר מצב בו אורח בלתי צפוי מגיע לביקור בביתך. זה נקרא 'אתיתהי דבו בהאווה' – מה שאומר שאתה מתייחס לכל אורח, ולא משנה כמה לא נוח ביקורו, כאילו אלוהים בעצמו בא לבקר בביתך. בשושלת הריפוי שלי של הסידהא-ודה אנחנו לוקחים את זה מאוד ברצינות," השיב.

"אז אתה מאמין שבכל פעם שאתה פוגש מישהו, אתה פוגש את אלוהים?" שאלתי.

"בהודו אנו מברכים אנשים באמירת נמסטה (מבוטא נה-מה-סטאיי) או נמסקר (מבוטא נה-מה-סקאר) ולוחצים את הידיים שלנו יחד כנגד הלב. משמעות הברכה הזו היא "האלוהות הנשגבת שבי קדה בפני האלוהות הנשגבת שבך, ואני מלא כבוד למקום הזה שבו את/ה ואני אחד", השיב.

"אז האם סידהא-ודה היא דת?" שאלתי.

"סידהא-ודה יכולה לעזור לאנשים מבחינה רוחנית, פיזית, נפשית ורגשית, אבל זו לא דת. זו אסכולה שכל אחד יכול להרוויח ממנה. סודות הריפוי העתיקים האלה הם מעבר לדת, מעבר לפוליטיקה, לגזע, לקסטה או לאמונה. הם עובדים עבור כולם באופן אוניברסלי – בדיוק כפי שמכונית יכולה להביא אותך לאן שאתה צריך ללא קשר לדתך, צבע עורך או נטייתך המינית. מי שנמצא בשושלת שלי הם מומחי-על, המאומנים על ידי שורה של מאסטרים גדולים בסודות העתיקים כדי לסייע לכל מי שחווה כאב או אי-נוחות בגוף, בנפש או ברגשות לשחרר אותם. כשמגיע אלינו אדם המבקש עזרה, אנו רואים בו את האלוהים. אנחנו לא חשים שאנחנו מחויבים כלפיהם, אלא שהם מעניקים לנו מתנה. זה כבוד עבורנו שהם מגיעים אלינו. המאסטר שלי לימד אותי שהחובה שלי כמרפא היא לעזור לנקות את המקדש שלהם כדי שהאלוהי בתוכם יהיה מאושר.

"שקול את המקרים של אלה שחווים דיכאון קשה, אפילו עד כדי הרגשת אובדנות. הם לא אותם רגשות כבדים של עצב, פחד או כעס. הם אינם כל אלה. אולם מוחם וגופם מותנים בצורה כזו שהם אינם יכולים לראות זאת. הם מרגישים את הרגשות האלו ואינם יודעים כיצד לשחרר אותם. הם חוששים שהבעיה שלהם כל כך גדולה שאין ממנה מנוס. במצב שכזה, אינך יכול לראות בכלל עתיד מאושר. אז איך אעזור לאלה שמרגישים עצב, כעס או פחד? כיצד אסייע לנקות את מקדש גופם, מוחם ורגשותיהם כך שהאלוהים השוכן בתוכם יהיה מאושר? אלה הדברים

שלימד אותי המאסטר שלי.

"לא ידעתי למה הוא התכוון בדבריו, אבל עוד בטרם יכול היה ד"ר נאראם לספק הסבר, הגיעה העת לסיים את הראיון. נותרתי עם שאלות רבות יותר מאשר כשהתחלנו.

טכנולוגיה עתיקה

כשארזתי את המצלמה שלי, שאל ד"ר נאראם, "מהי העבודה שלך? מה בדיוק אתה עושה למחייתך, קלינט?"

"אני מתנדב בפרויקט 'חוכמת העולם' כי אני מאמין בו," השבתי. "אבל אני עובד באוניברסיטת ג'ואנסו בפינלנד כחוקר בפוסט-דוקטורט," המשכתי בהסבר השגרתי על עבודתי. "אני מלמד מחשבים, תרבות, טכנולוגיה וחדשנות. העניין האישי שלי הוא באופן בו ניתן להשתמש בחדשנות טכנולוגית ביצירתיות כדי להפחית את העוני ולהגביר את העשייה למען שלום."

ד"ר נאראם הסתקרן. "אם אתה מעוניין בשלום," הוא אמר, "אני צריך להכיר לך כמה אנשים."

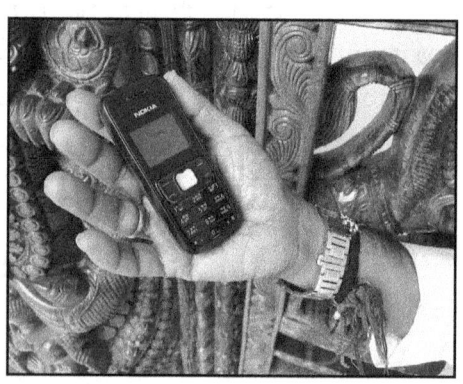

הטלפון של נוקיה של ד"ר נאראם.

הוא הושיט יד לכיסו ושלף מכשיר טלפון ישן של נוקיה עם מסך קטנטן. "מאחר שאתה מבין במחשבים, תוכל להראות לי איך זה עובד? אנשים מדברים על הבלאק-ברי שלהם ועל האפל שלהם, ואני מתבלבל וחושב שהם מתכוונים לפריטי מזון, אבל לא – הם מדברים על הטלפונים שלהם! הם אומרים שמה שיש ברשותי אינו טלפון חכם. האם זה טלפון מטומטם?"

חייכתי. שאלתו הייתה חביבה והומוריסטית. הוא רצה לדעת איך לשמור מספרי טלפון חדשים ואיך לקרוא ולשלוח הודעות טקסט. בזמן שלימדתי אותו צעד אחר צעד מה לעשות, הוא צפה בציפייה ופליאה של ילד. כשהצליח לשמור בהצלחה את המספר שלי בטלפון שלו, פלט בשמחה, "אהה – עשיתי זאת! זו

"תשעים וחמישה אחוז מהאנשים בכוכב הלכת הזה אינם יודעים מה הם רוצים."
- ד"ר נאראם

מכונה מדהימה, לא?!"

נזכרתי במשהו שאמר קודם לכן ושאלתי אותו, "הזכרת שהמאסטר שלך נתן לך טכנולוגיה, או כלים. טכנולוגיה או כלים לעשות מה? למה התכוונת?"

"שאלה טובה. תאמין או לא, המאסטר שלי לימד אותי סוד של מיליארד דולר. לדבריו, 95 אחוז מהאנשים על פני כדור הארץ אינם יודעים מה הם רוצים. הם פשוט לא יודעים מה הם רוצים! אז הם מבלים את מרבית חייהם בצפייה בחלונות ראווה. מנסים את הדבר הזה או את הדבר ההוא, את העבודה הזו או את העבודה ההיא, את בן הזוג הזה ואז את בן הזוג ההוא, אך הם לעולם אינם מגשימים את עצמם.

"המאסטר שלי אמר ש-3 אחוזים מהאנשים על הפלנטה הזו יודעים מה הם רוצים אבל לעולם לא ישיגו זאת. אין להם את הכלים הנכונים. אחוז אחד יודע מה הוא רוצה ומשיג זאת, אך אינו מסוגל ליהנות מכך. בתהליך הכיבוש הזה הם מפתחים לחץ דם גבוה, כולסטרול גבוה, בעיות גב, בעיות משפחתיות, בעיות בזוגיות ומה לא. תשעים ותשעה אחוזים מכלל האנשים נכללים באותן שלוש קטגוריות. ישנו רק אחוז אחד שנותר ויודע מה הוא רוצה, משיג את זה ואז גם נהנה מזה."

כששמעתי את המספרים הללו, תהיתי: האם אני חלק מאותם 95 אחוזים שאינם יודעים מה הם רוצים? יש לי הרבה על מה להכיר תודה, אם כן מדוע עדיין איני מרוצה רוב הזמן? האם חיי מתקדמים בכיוון הנכון?

ד"ר נאראם המשיך, "מערכת הריפוי העתיקה של האיורוודה, עליה ניתן ללמוד באוניברסיטאות בהודו, מכונה 'מדע החיים'. הסידהא-ודה (או סידהא-רהארשאיאם) של השושלת שלי לקחה צעד נוסף מעבר לכך. הסידהא-ודה מכילה את סודות הריפוי העמוקים יותר. את הסודות העתיקים של השושלת שלי אפשר ללמוד רק ישירות ממאסטר לתלמיד, כמומחיות-על, כטכנולוגיה של ריפוי עמוק יותר. חלק מסודות הריפוי או הטכנולוגיה של סידהא-ודה מסייעים לאנשים לגלות ואז להשיג את מבוקשם, באופן שבו יוכלו ליהנות ממה שהשיגו."

הוא עצר ואמר לי, "עם זאת הטכנולוגיה שאיני מבין, היא זו שהם מכנים אינטרנטים."

צחקתי על כך שהגה את צורת הרבים עם "ים" בסוף.

"תגיד לי," הוא אמר. "אתה חושב שהאינטרנטים יוכלו לעזור לי להגיע לעוד אנשים? מבחינה פיזית, איני יכול להיפגש עם יותר אנשים מכפי שאני כבר פוגש כיום." התברר שהוא קיבל כמאה אנשים ביום באירופה, ארצות הברית

ואוסטרליה, ואילו בהודו שלוש מאות איש ביום. לא יכולתי לדמיין איך זה בכלל אפשרי.

"אני יודע שתוכל להגיע ליותר אנשים באמצעות האינטרנט," אמרתי לו והדגשתי את ההגייה הנכונה. "אבל למען האמת, אני עדיין לא מבין מה בדיוק אתה עושה". אהבתי לבלות במחיצתו. זה גרם לי להרגיש טוב. הייתה לו משובת נעורים תמימה, בשילוב עם אכפתיות עמוקה שהייתה מרעננת. אולם לא ידעתי כיצד אוכל לעזור לו, במיוחד כשלא יכולתי להבין הרבה ממה שסיפר.

ד"ר נאראם אמר משהו שלא ציפיתי לו: "מדוע שלא תבוא להודו ותראה בעצמך? יש כמה אנשים שאני רוצה שתפגוש."

מופתע ומבולבל מעצם ההזמנה, לא הגבתי.

"ייתכן שחלק מהדברים יהיו לא הגיוניים עבור השכל שלך בהתחלה, קלינט," המשיך ד"ר נאראם והוסיף, "מכיוון שאתה מתבונן בחיים וחווה אותם דרך עדשה שונה. אתה לא יכול להבין מה אני עושה, אבל אם תהיה בסביבה, תתחיל לחוש במולקולה של תקווה מבעבעת בתוכך ותהיה שמח. אולי לא תדע בדיוק למה בהתחלה, אבל לאט לאט הדברים יחלו להתבהר לך."

אף על פי שהזמנתו נגעה ללִבִּי, התקשיתי לשקול אותה ברצינות ולא הייתה לי כוונה כלשהי לנסוע להודו בזמן הקרוב. לכן שיניתי את נושא השיחה לעניין שסיקרן אותי.

"איך אתה מבין מישהו פשוט באמצעות חישה של הדופק שלו?" שאלתי.

"האם תרצה לחוות את זה?" החזיר לי בשאלה.

הנהנתי, והוא ביקש ממני להושיט יד. הוא הניח שלוש אצבעות על מפרק כף היד שלי ועצם את עיניו. רק לאחר מכן דיבר.

"האם אתה סובל מכאבי ראש לפעמים? אולי לפעמים יש בעיות בקיבה? יש חוסר איזון של פיטה, וגם אאם (אלו רעלים). מעבר לכך אתה בריא מאוד."

על אף שדבריו על כאבי הראש ובעיות העיכול שלי היו מדויקים, הייתי יותר מבולבל מנפעם.

"אני לא מבין. מה זה פיטה?"

"אש," הוא אמר, "או אלמנט האש בגופך. זה קצת לא מאוזן, אבל אל תדאג, אנחנו יכולים לעזור." הוא כתב על דף שמות של כמה תמציות צמחים שלא היו מוכרים לי.

לא יכולתי שלא לתהות אם התרגיל שלו היה לספר לאנשים שמשהו לא מתפקד, תוך שהוא עושה שימוש במושגים לא מובנים, רק כדי להמליץ אחר כך על מוצר שהם צריכים לרכוש כדי לפתור את ה"בעיה".

דמיינתי את עצמי מדבר עם אדם כלשהו, ממציא בעיה ואומר, "אוי לא. זה לא טוב. יש לך חוסר איזון ביפ-בופ-בופ רציני. זה מצער מאוד. אבל אל תדאג, יש לך מזל, כי יש לי את התרופה הקסומה של ביפ-בופ-בופ בצורת כמוסה במחיר נמוך של מאה דולר בלבד."

כך הרגשתי כשד"ר נאראם אמר לי שיש לי "חוסר איזון בפיטה". הודיתי לו על הראיון ואמרתי לילה טוב.

אותו רגע מביך

לאחר שעזבתי את החדר מסרתי את פיסת הנייר עם שמות תמציות הצמחים למריאנג'י, שהייתה עם ד"ר נאראם כשפגשתי אותו לראשונה במסדרון. היא שיתפה בפרטים נוספים לגבי התמציות והדיאטה המומלצת ועסקה בגביית התשלום מהמטופלים. היא הסבירה על הדושות, או סוגי האלמנטים, וכיצד אלמנטים מסוימים בגוף מגיעים לחוסר איזון ויוצרים בעיות. "פיטה היא דושת האש. ואטה, דושת הרוח וקאפה מזוהה עם מים/אדמה. חוסר איזון של הדושות מוביל לבעיות צפויות שניתנות לפתרון. אבחון הדופק של אדם מסייע לד"ר נאראם ולמאסטר הילרים שכמותו לזהות חוסר איזון וחסימות בגוף של אותו אדם", אמרה מריאנג'י ואז שאלה אותי, "איזה סוגי מזונות אתה אוכל?"

תיארתי לה את הבוריטוס, הפיצות והמזונות האחרים הניתנים להכנה במיקרוגל. הם היו קלים לצריכה עבור חוקר פוסט דוקטורט בגפו. היא גערה בי ואמרה שעליי לטפל בעצמי טוב יותר. היא תיארה את ארבעת תוספי הצמחים שד"ר נאראם הציע לאיזון מחדש של מערכת העיכול שלי ולהסרת האאם (מבוטא אהם; לפעמים נקרא אמה), או הרעלים מגופי.

התחלתי לחוש באי נוחות, בהמתנה למה שחשדתי שעלול לבוא – אותו רגע מביך שבו היא תבקש ממני לרכוש את תמציות הצמחים ואני אשיב בשלילה. אולם הרגע הזה מעולם לא הגיע.

"לכבוד העבודה שאתה עושה," היא אמרה, "אנחנו מעניקים לך תמציות צמחים לחודשיים."

מופתע, הודיתי לה ועזבתי מבלי שהיה לי מושג כיצד לעכל את אחת הפגישות המוזרות ביותר שאי פעם חוויתי.

כעבור שבוע הגיעו תמציות הצמחים לביתי. נטלתי אותן למשך כמה ימים,

מתוך סקרנות. חלק ממני תהה האם לפתע אשים לב לתוצאה מופלאה, אלא שבמקום זאת סבלתי מכאבי בטן קלים. מה אם במקום לעזור הן מזיקות לי? לא הייתה לי תשובה ולא היה לי מושג את מי לשאול, אז הנחתי אותן יחד עם הטבעת שהוא נתן לי באחת המגירות שפתחתי רק לעתים רחוקות. כשחזרתי לשגרת יומי, אט אט דעכו הזיכרונות הקשורים לד"ר נאראם.

כוחה של אישה

יכול להיות שלעולם לא הייתי מקדיש לד"ר נאראם ולתמציות הצמחים ה"קסומות" מחשבה נוספת, אבל אז משהו השתנה.

כעבור מספר שבועות נסעתי שוב לקליפורניה. הפעם נסעתי עם אחד מחבריי הטובים ביותר, ג'ואי, לסן דייגו כדי לקדם את הפרויקט שעבדנו עליו. יום אחד, כשישבנו במקום של מיצים טבעיים ליד החוף, הוא הכיר לי אישה בשם אלישיה.

זוכרים שסיפרתי בסוף הפרק הקודם, שהייתה אישה שרציתי להרשים? אלישיה הייתה האישה ההיא.

היא הייתה מדהימה, בעלת עיניים כחולות נוצצות, שיערה חום ועבה וגוון עורה בהיר. היא לבשה את סוג הבגדים הצבעוניים והקלילים שלובשים לבית קפה ליד החוף בסן דייגו. קולה והלך רוחה היו שובביים אך כנים. כבר בתחילת השיחה חשתי את הרגישות הרוחנית המולדת שלה, תכונה שאליה נמשכתי.

רציתי לדעת עליה יותר והתחלתי לעשות את אחד הדברים שאני עושה הכי טוב כשאני מרגיש מסורבל – לשאול שאלות. אלישיה סיפרה לי על התשוקה שלה למשהו שנקרא איורוודה.* היא תיארה זאת כמערכת ריפוי מזרחית קדומה המתבוננת באדם בצורה הוליסטית יותר מאשר הרפואה המערבית.

"ניתן לתרגם את המילה 'איורוודה' כ'מדע החיים'," אמרה.

מדע החיים, חשבתי. מה זה? למרות שד"ר נאראם שיתף אותי בהגדרה הזו והיא נשמעה גם אז מצחיקה, איכשהו התעניינתי בה הרבה יותר כשהיא הגיעה מאלישיה.

אף על פי שהייתי ספקן לגבי כל העניין הזה, כן התעניינתי במדע והתעניינתי מאוד בה.

"את יודעת," אמרתי, "ראיינתי לאחרונה אדם שאמור להיות 'מאסטר הילר'

משולשת קדומה בהימלאיה שהוא כינה סידהא–ודה.* הוא היה הרופא של אמא תרזה, הדלאי לאמה, נלסון מנדלה, ואלפי כבאים מאסון ה–11 בספטמבר.״

נאחזתי בכל מה שקשור לנושאי העניין שלה כדי להמשיך בשיחה איתה. ולמה שלא לציין כמה שמות מפורסמים, אם יש סיכוי שזה יגרום לה להתעניין בי?!

מעולם לא הייתי טוב עם נשים. פעם אחת יצאתי עם בחורה שאמרה לי שהיא חייבת להתפלל כדי להימשך אלי. סיפור אמיתי. אני מניח שפשוט היה לי נעים יותר מאחורי מחשב או לכתוב מאמר מחקר אקדמי מאשר לנסות להבין את ראשה של אישה. אולם אפילו אני יכולתי לזהות שמשהו עובד טוב בשיחה הזו עם אלישיה. היא נראתה נרגשת ממה שאמרתי, אז בניסיוני המביך להתחבר אליה עוד, הצעתי להציג לה את ד״ר נאראם.

״אתה יכול לעשות את זה?״ שאלה. ״זה יהיה חלום שיתגשם!״

להפתעתי, האישה היפה והמדהימה הזו חייכה אלי, רשמה את מספר הטלפון שלה וביקשה שאשמור על קשר!

האושר שהרגשתי הפך במהירות לחרדה, כשתהיתי אם אני באמת יכול לספק את מה שהצעתי. כעת, בעודי חש בלחץ, התקשרתי למשרדו של ד״ר נאראם במומבאי כדי לבדוק אם הזמנתו להגיע להודו עדיין תקפה.

לא היה לי מושג שמה שהתחיל כניסיון להרשים אישה יפהפייה בבית קפה לצד החוף בקליפורניה יוביל אותי לטייל איתה בהודו כמה חודשים אחר כך, בדרכנו למרפאה של ד״ר נאראם.

---

* לקבלת תרשים המשווה דמיון והבדלים בין סידהא-ודה, האיורודה והרפואה המודרנית, ראה נספח בסוף ספר זה.

הערות היומן שלכם

כדי להעמיק ולהעצים את היתרונות שתחוו מקריאת ספר זה, הקדישו מספר דקות וענו בעצמכם על השאלות החשובות הבאות:

בסולם של 1-10 (1 נמוך מאוד ו-10 גבוה מאוד), כמה מאושרים אתם בחייכם כרגע? ומה הם הדברים שאתם יכולים לחשוב עליהם שעושים אתכם מאושרים?

_____
_____
_____
_____

המאסטר של ד"ר נאראם אמר, "בכל מצוקה - כל סיטואציה קשה או שברון לב - ישנם הזרעים של תועלת השווה להם או עולה עליהם." מתי התקיימה תקופה בחייכם בה הגיעה תועלת נסתרת בעקבות אתגר שניצבתם בפניו?

_____
_____
_____
_____

אילו תובנות, שאלות או הבנות נוספות עלו בכם מקריאת פרק זה?

_____
_____
_____
_____

פרק 3

הודו המיסטית, מדע עתיק ומאסטר הילר

ניסים קורים בכל יום. שנו את תפיסתכם לגבי מהו נס
ותראו אותם סביבכם.
- ג'ון בון ג'ובי

מומבאי, הודו

הביקור הראשון שלי בהודו היה מאיר עיניים. המראות, הצלילים, הריחות והטעמים הותירו בי רושם בל יימחה.

גורדי שחקים ענקיים ובנייני מגורים הוקפו במבנים צנועים שנבנו בידיים ואכלסו מספר בלתי נתפס של אנשים. ניחוחות שונים של אוכל מדוכני רחוב התערבבו עם גזי הפליטה של כלי הרכב. אנשים בלבוש מערבי התמזגו עם כאלו בלבוש הודי מסורתי: נשים בבדי סארי יפהפיים ומפעם לפעם איזה גבר מזדמן, מזוקן או קירח, עטוף ברישול בגלימה כתומה וסנדלים לרגליו.

הרחובות הסואנים של מומבאי מלאים בתנועת אנשים ורכבים מכל הצורות, הגדלים והצבעים. אני הגעתי מעולם שונה כל כך. גדלתי באידן פריירי שבמינסוטה, הייתי רגיל לשדות פתוחים ובעיקר לרחובות ריקים. ברוב המקומות בארצות הברית צפירה היא דבר נדיר. כשאתה צופר, זה אומר בדרך כלל שמישהו כועס או מפחד. בפינלנד, שם גרתי באותה תקופה, הצפירה הייתה יוצאת דופן אף

יותר. לעומת זאת, בהודו הנהגים צופרים ללא הפסקה. אבל הם לא כועסים. הם אומרים בעדינות אך בהתמדה, "היי, אני כאן, מנסה לעבור."

ראיתי פרות ענק, שנחשבות קדושות בהודו, משוטטות בחופשיות כמו מלכות בכל מקום שהן רוצות – על מדרכות, בצמתים, אפילו באמצע הרחובות העמוסים ביותר ומפריעות לזרימת התנועה. לעתים קרובות הפרות הקדושות האלה גם פרקו את החרא** הקדוש שלהן על המדרכה, ונראה היה שלאיש לא אכפת.

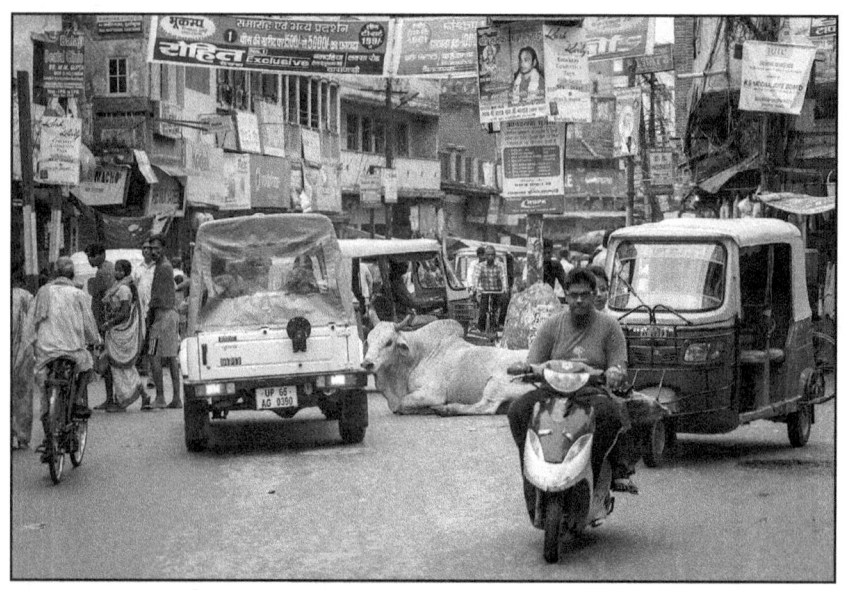

פרות קדושות משוטטות בחופשיות, או נחות, ברחובות הודו.
תמונה שאוחזרה מאלמי.

באופן מפתיע, אנשים לא הופכים למתוסכלים או כעוסים כשמכונית (או פרה) חותכת אותם בכביש, או כשהנסיעה אורכת שעה יותר מהצפוי. כולם לוקחים את התנועה בקלילות, שלא כמו באמריקה, שם נראה שהם לוקחים אותה בכבדות. על גב משאיות או ריקשות צבעוניות מעוטרות, ראיתי חוט שקשרו אליו צ'ילי ירוק ולימונים להגנה. האם זו הגרסה שלהם לכף רגל של ארנב להבאת מזל? היה משעשע לראות שלטים צבועים ביד על גב רוב המשאיות שאומרים "לצפור זה בסדר, בבקשה". אני מניח שזה מעודד כלי רכב קטנים יותר ליידע את נהגי המשאיות שהם מנסים לעבור.

כשהסתובבתי ברחובות מומבאי, אנשים ומכוניות נעו לכל עבר. התפעלתי

מכך שלא נפצעים או נהרגים אנשים רבים עוד יותר בכל הכאוס הזה. אולי זו הסיבה שכולם מעוניינים לפתח את "העין השלישית" שלהם.

אם כבר מזכירים זאת, בתור אחת הציוויליזציות העתיקות ביותר ששמרה על רצף קיומה, להודו, שהיא מקור המילה הכתובה ומולדתו של גנדי, יש מערכת אקולוגית רוחנית מעניינת ותרבות של התפתחות פנימית השונות מאוד ממה שהכרתי במערב. בארצות הברית אנו משיגים פריצות דרך במדע או בהנדסה באוניברסיטאות ובמעבדות. אנו מתמקדים בשליטה בעולם החיצוני החומרי. בהודו, לעומת זאת, ישנם אינספור רישים, יוגים ומאסטרים רוחניים המנסים להשיג פריצות דרך על ידי שליטה בעולמם הפנימי באמצעות תודעה, הערת האינטואיציה (העין השלישית), וחקר חוויות מטאפיזיות. הם משתמשים בכלים של מדיטציה, יוגה, שיטות ריפוי עתיקות ופראנה, שהיא כוח החיים. יש כל כך הרבה אמונות שונות, כתות שונות של הינדואיזם, הארי קרישנה, ג'ייניזם, סיקיזם, איסלאם, בודהיזם, נצרות, יהדות ועוד זרמים רבים נוספים, עם גורואים ואלים שמערביים כמוני מעולם לא שמעו עליהם. פגשתי חסידי שיטות שונות ומורים רבים, כולל אושו, סאי באבא, יוגננדה, גורומאי וסוואמינראיין. כולם מסורים לחקר הקיום הבלתי מוחשי, העל טבעי שמעבר לתודעתנו. כשעברתי אצל מוכר ברחוב, קניתי באופן ספונטני ספר שמעולם לא שמעתי עליו ושנודע לי רק אחר כך שהוא מוכר וידוע – אוטוביוגרפיה של יוגי. הייתי שקוע לחלוטין בעולם חדש שפתח אותי מעבר לכל מידה.

כל הקווים הנקיים והברורים שישנם סביב הדברים באמריקה היטשטשו ברגע שהגעתי להודו. הייתי רגיל לכך שיש אלוהים יחיד שנראה כמו גרסה ישנה וחכמה הרבה יותר שלי, עטופה בלבן ועטורת זקן. בהודו היו אלפי מקדשים המוקדשים למאות אלים: לאחד היה גוף של אדם וראש של פיל, לאחד עור כחול, אחד נראה כמו קוף, לאלה אחת היו שמונה ידיים והיא רכבה על נמרים. אלה רק כמה מהם. בניסיון להבין את זה, הסביר לי חבר שלמרות שההינדים באמת מאמינים באל אחד בלבד, הם מרגישים שאלוהים לא מוכל בדמות אחת. זה שיש כל כך הרבה גרסאות שונות של אלוהים מרחיב את בני האדם בתחום הרוחני שהוא מעבר להיגיון או חשיבה ומעבר לתודעה. המקדשים, המסגדים ומקומות התפילה לאלים שונים היו בכל מקום, הם היו בפינות רחוב סואנות וזהרו במלוא יופיים המלכותי על חלקות אדמה גדולות עם תורים ארוכים של אנשים שמחכים להיכנס. הייתי רגיל לתחושת יראת כבוד ושקט בכנסיות, אך במקדשים ההינדיים הפולחן היה כרוך לעתים קרובות בפעמונים, אש ואפילו צעקות. יש תחושה של ציפייה, התרגשות וכיף. כמו בפסטיבל הולי שבו משליכים צבעי גיר רבגוניים מסביב עד

שכולם מכוסים בקשת צבעים מכף רגל ועד ראש. זה מלהיב!

אלישיה ואני הגענו בינואר 2010. מזג האוויר היה חם ומתון. שמחנו להימלט מעומס החוויות הגדול הזה של טיולנו הראשון בהודו, למתחם הירוק והשליו של מרפאתו של ד"ר נאראם, שהיווה מפלט מהתנועה והעומס. האוכל בבית הקפה היה מדהים, ושילב טעמים ומרקמים שלא דמיינתי שקיימים.

הצוות היה כל כך חביב, ושאלתי את המלצר שלנו מה זה אומר כשההודים נדים מצד לצד עם ראשם בעת שאני מדבר עימם. הוא כינה זאת בחיבה 'נידת ראש הודית' ואמר לי שזה יכול להיות "כן, אני מסכים" או "לא, אני לא מסכים." שאלתי, "איך אוכל להבדיל ביניהם?" והוא ענה, "אני לא יודע." כולנו צחקנו. החלטתי שהפירוש בפשטות הוא, "אני מכיר בכך שמילים יוצאות מפיך."

הגעתי להודו מתוך דחף רגעי והעלות הייתה לא מבוטלת. בהכנות לטיול שלי, תזמנתי מחדש את כל הפרויקטים שעבדתי עליהם. כדי שאלישיה תוכל להצטרף אליי השתמשתי בכל נקודות הטיסה שלי כדי לרכוש עבורה כרטיס. התרגשתי מאוד לבלות איתה זמן.

אני מניח שזה היה סיכון עצום גם עבורה לנסוע לארץ זרה עם מישהו שהיא בקושי הכירה. בהודו, עם זאת, היא זהרה יותר מהרגיל, וחשתי מרוגש בקרבתה. רציתי להרשים אותה, אולם בהתחשב בחרדה החברתית הכללית שלי, כל מה שיכולתי לעשות היה לשאול הרבה שאלות ולהשיב על מעט מאוד. התנחמתי במחשבה שגם אם זה לא יצליח בינינו, לפחות עזרתי להגשים את טיול חלומותיה

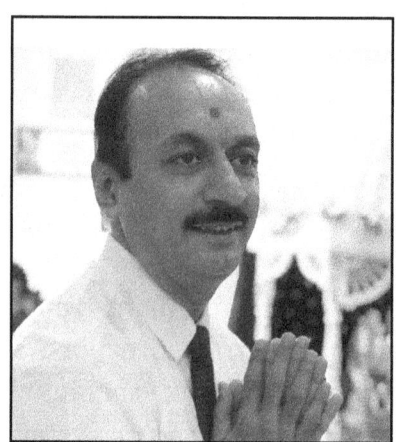

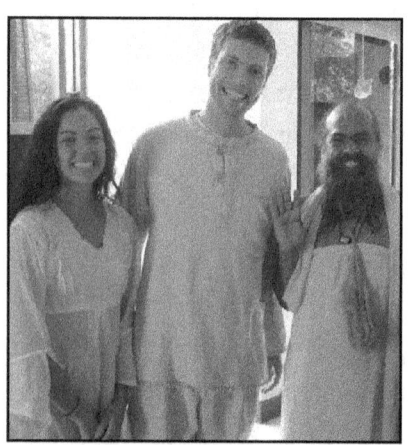

משמאל: אלישיה, אני וסוואמי אומקר, אותו פגשנו במרפאה.
מימין: וינאיי סוני, עוזרו האדמיניסטרטיבי טוב הלב של ד"ר נאראם.

כשהגיע ד"ר נאראם, הייתה תכונה רבה בחלל. לצידו צעד גבר גבוה שאותו לא הכרתי, בחולצה בצבע שמנת ותג זיהוי צמוד לכיסו. הייתה לו נקודה אדומה על המצח וסביבה סימנים צהובים. גיליתי ששמו ויניאיי (מבוטא ווה-נאיי), העוזר המינהלי של ד"ר נאראם שאיתו שוחחתי בטלפון כדי לארגן את הביקור שלנו. פניו תאמו את גון קולו הצנוע והידידותי.

רבים מהאנשים שד"ר נאראם קיבל את פניהם נסעו מרחקים גדולים כדי להיות שם ורבים עשו זאת בנסיבות קשות. חלקם ראו אותו בפעם הראשונה. אחרים הכירו אותו במשך עשרות שנים. כשעבר בין קהל האנשים, עיניו פגשו את עיניי. הוא עצר וחייך כשהוא מצמיד את ידיו אל מול ליבו במחוות הנאמאסטה. בתגובה עשיתי את אותו הדבר, וחייכתי כי נזכרתי בראיון שלנו ובמשמעות אותה ברכה. התנהגותו הידידותית היוותה הקלה מבורכת לדריכות שחשתי.

"שמח מאוד שאתה כאן," הוא אמר. הצגתי אותו בפני אלישיה וחיוך גדול נמתח על פניה. לאחר מכן הוא פנה למשרדו כדי לקבל את החולים.

כשחייכם הם גיהינום

קול חבטה! ילדה אוטיסטית בת אחת-עשרה בשם ג'יה (מבוטא ג'ה-אה) פשוט היכתה מישהו שניסה להרגיע אותה. ביושבה מול ד"ר נאראם, אמה פרצה בבכי. אלישיה ואני עמדנו במשרדו של ד"ר נאראם, שהיה עמוס באנשים. היו שם רופאים מגרמניה, איטליה, בריטניה ויפן - כולם באו כדי ללמוד ממנו. היו אנשי צוות שעזרו וחולים אחרים שהמתינו לתורם.

"הלוואי שבתי מעולם לא הייתה נולדת, דוקטור. אני יודעת שזה נשמע נורא, אבל זה נכון!" אמה של ג'יה התקשתה להסביר איך נראים חייה, עם כל ההשלכות של גידול ילדה כמו ג'יה. בזמן שדיברה, ד"ר נאראם הניח בשקט את אצבעותיו על פרק כף ידה של ג'יה עד לרגע שהיא משכה את ידה ממנו והפילה קופסת סוכריות מנטה מהשולחן. היא זינקה מהכיסא וקפצה קדימה ואחורה, מצידו האחד של החדר למשנהו.

"החיים שלי הם גיהנום!" אמרה אמה של ג'יה. "אין לנו חיי חברה, אין לי חיים. אני מקדישה כל דקת ערות בניסיון לוודא שהיא לא תפגע בעצמה, בנו או באחרים. אנחנו לא יכולים להוציא אותה למרחב הציבורי ואני מרוקנת מכל גרם של כוח ותשומת לב מההתמודדות הזו. היא רוצה לאכול רק בשר או ג'אנק פוד

– היא זורקת כל דבר אחר שאנחנו מנסים לתת לה, עלינו או על הרצפה. היחסים שלי עם בעלי מתוחים. הוא מדבר על לעזוב אותי. אני מתרגזת על שני ילדינו האחרים, שמרגישים מוזנחים, ואז נהית תוקפנית ומחמירה את המצב אף יותר. אני מרגישה שאני אישה איומה וכישלון כאמא.״

היא רכנה לפנים ביאוש, דמעות זלגו על לחייה והיא חשה מותשת.

ד״ר נאראם טפח על זרועה. ״אני לא אלוהים,״ אמר בקול רגוע, ״אבל עזרתי לאלפי ילדים כאלה. הדבר החשוב הוא השאלה: ׳מה את רוצה?׳״

הנה זה שוב, חשבתי. השאלה הזאת.

״אני רק רוצה שהיא תהיה ילדה רגילה, שיהיו לה חיים נורמליים.״

בזמן שדיברה רשם ד״ר נאראם כמה הערות על ממצאיו מהדופק של ג׳יה. הוא סימן במהירות על נייר ליד שמות של נוסחאות צמחים שונות. הוא הפנה את עיניו המאירות והחודרות לאם ואמר בתקיפות, ״מה אם נצליח לחולל שינוי בחיים של ג׳יה ושלך כרגע?״

האם הפסיקה לבכות אך נראה שהיא גם הפסיקה לנשום. לפני שהספיקה לענות, הגיח ד״ר נאראם מאחורי שולחנו והניח כיסא באמצע החדר. ״ג׳יה,״ קרא ד״ר נאראם, טופח על הכיסא בידו.

כולם בהו בו, למעט ג׳יה. היא התעלמה ממנו.

הוא הלך אליה והחל לדבר. היא ברחה בטירוף ברחבי החדר והתנגשה בכמה אנשים בדרך. זה קרה כמה פעמים. זה נראה חסר תקווה, ותהיתי מדוע הוא המשיך לנסות לעשות משהו שפשוט אינו עובד. הילדה הזו הייתה פרועה מדי ואנשים רבים אחרים חיכו שהוא יראה אותם.

ד״ר נאראם ניגש אליה שוב וניסה להניח את ידיו על ראשה בצורה מסוימת, ללחוץ על נקודות מסוימות שלדבריו הפעילו מרמה ספציפית.

״עבודה עם נקודות אנרגיה עדינות״, הסביר, ״יכולה לעזור בהסרת חסימות ובאיזון מחדש של הגוף.״

כשהתחיל לגעת בנקודות ספציפיות בראשה, ג׳יה הושיטה את ידיה ותפסה את פניו בידיה הקטנות והחזקות. ציפורניה החדות שרטו אותו, וקרעו את העור של לחיו השמאלית. כמה טיפות של דם אדום בוהק הופיעו על עורו הכהה. ד״ר נאראם נרתע בהפתעה.

״ג׳יה!״ אמה צעקה בהלם וניסתה במרץ לתפוס את בתה כשהיא רצה שוב על פני החדר. המתח התגבר בגופי כשצפיתי בד״ר נאראם מנגב את הדם מפניו במטפחת. אלישיה נראתה מבועתת.

אבל השריטה הבהילה את ד״ר נאראם לרגע קצר בלבד. הוא התחיל לקרוא

בשמה שוב.

"ג'יה."

משלא הגיבה, אמה צעקה שוב את שמה וניסתה להכריח אותה לשבת על הכיסא.

"לא!" אמר ד"ר נאראם בפתאומיות לאמה. "את לא מבינה? אני מנסה ללמד אותך משהו."

המתח התפשט בחדר כשהאם המופתעת הרפתה מהילדה. ג'יה צפתה באמה ננזפת ואז מיהרה לצד השני של החדר. היא הרימה את קופסת סוכריות המנטה מהרצפה והחלה להסתכל עליה בסקרנות רבה.

ד"ר נאראם הצטרף אליה. "מעניין מאוד, הא?"

היא טפחה עליה, אז הוא טפח עליה.

אמה ניסתה לתפוס את ידה כדי לשלוף את הקופסה. שוב אמר ד"ר נאראם בתקיפות, "לא. אני מנסה ללמד אותך משהו. את לא מבינה אותי?"

ג'יה הביטה בד"ר נאראם ואז חזרה לבחון את הקופסה. ד"ר נאראם צחק, וחייך ואמר, "היא סקרנית."

ואז פנה לילדה הקטנה ואמר, "אני מחבב אותך, ג'יה. אני אוהב איך שאת סקרנית."

הם בחנו יחד את הקופסה. הוא פתח אותה, לקח סוכריית מנטה ונתן לה אחת. לאחר זמן קצר הוא הצליח לשים את ידיו בעדינות על ראשה ולעשות את המרמה הראשונה. עם כף ידו הימנית על מצחה, כף יד שמאל על חלקו האחורי של ראשה, ואצבעותיו מכופפות ולוחצות קלות על קצה ראשה, הוא לחץ שש לחיצות ואז אחז בידה הימנית ולחץ את קצה האצבע המורה שש פעמים. ג'יה הרימה אליו את מבטה בסקרנות. היא לא התנגדה.

הופתעתי. האם זה היה הדבר הגדול שהיה אמור לחולל שינוי? איך לכל הרוחות יכולה לעזור אחיזה בראשה של הילדה ולחיצה על נקודות על ידה?

כשד"ר נאראם פנה ללחוץ על המרמה השלישית, נקודה בין האף לשפה העליונה, ג'יה הדפה את ידו ורצה לפינת החדר. הוא הלך אליה בסבלנות והתחיל מההתחלה, עם המרמה הראשונה, ואז השנייה. הוא הרגיע אותה בקולו. כשניסה לעשות את המרמה השלישית, היא אפשרה לו בחוסר רצון.

"את ילדה טובה מאוד, ג'יה," הוא אמר.

בעודה מתבוננת בו הוא ניגש לכיסא הריק, טפח עליו בידו שש פעמים וקרא בשמה. היא הסירה את מבטה ממנו והתמקדה בקופסה שבידה. הוא ניגש שוב וחזר על שלוש המרמות ברצף מספר פעמים ודיבר אליה בצורה רכה ונעימה כל

העת.

"עכשיו, ג'יה, כשתבואי איתי לכיסא הזה, כולם בחדר יכירו בך ויעניקו לך מחיאות כפיים חזקות."

הוא אחז בידה בעדינות ואמר בנחישות, "עכשיו בואי איתי, ג'יה!"

היא הלכה אחריו לכיסא והתיישבה עליו.

כולנו התחלנו למחוא כפיים. בפעם הראשונה הביטה ג'יה סביב באנשים בחדר מבעד למשקפיים העבים שלה וחייכה אלינו חיוך ענק. גם ד"ר נאראם קרן.

הוא טפח ביד ימין על ליבה ואמר, "טוב מאוד, ג'יה!"

ד"ר נאראם טפח אז על כיסא אחר, אך היא לא זזה לעברו. במקום זאת, היא פנתה ישר חזרה לקופסה.

הוא חזר בסבלנות על נקודות המרמה ואמר: "עכשיו בואי הנה, ג'יה." הפעם היא ניגשה לכיסא החדש והתיישבה. כולם מחאו כפיים, וג'יה חייכה חיוך גדול עוד יותר.

שוב, ד"ר נאראם טפח על ליבה שש פעמים, כשהוא אומר דברי עידוד. "טוב מאוד, ג'יה! עכשיו בואי לפגוש את ד"ר ג'ובאני ואז חזרי והתיישבי על הכיסא שלך."

תוך כדי דיבורו ד"ר נאראם, הדגים בפני ג'יה מה כוונתו. הוא ניגש לד"ר ג'ובאני ולחץ את ידו ואז חזר לכיסא. היא נראתה מבולבלת. שוב, ד"ר נאראם עשה עליה את שלוש המרמות ברצף. הוא חזר על ההדגמה מספר פעמים ואז עשה את רצף המרמות פעם נוספת.

הפעם הוא אחז בידה והיא הלכה אחריו לד"ר ג'ובאני, לחצה את ידו ואז ישבה בניצחון על כיסאה מלווה במחיאות כפיים. הוא המשיך ואמר לה לעשות את אותו הדבר וללחוץ את ידו של אחד ממטופלי המרפאה, אדם בשם פול סורי שהגיע מניו ג'רזי. פול עודד מאוד את ג'יה. ואז, ד"ר נאראם הפתיע אותי.

"עכשיו בואי לפגוש את ד"ר קלינט." ד"ר נאראם הדגים הליכה אליי ולחיצה של ידי.

הדגמה אחת הספיקה לה. ג'יה ניגשה ישר, לחצה את ידי ומשהו עמוק בתוכי נמס. היא חייכה אליי חיוך כל כך גדול שלא יכולתי שלא לחייך בחזרה. הסתכלתי על אלישיה, שקרנה מרוב אושר. כולם מחאו כפיים וחייכו, למעט אמה של ג'יה. היא הייתה מוצפת בבכי. "אני... אני לא מבינה."

ד"ר נאראם אמר, "חשוב לזכור שלג'יה לא באמת חשובה ההבנה שלך, וגם לא חשובות לה הדמעות שלך. חשובה לה ההבנה שלה! מרמה היא טכנולוגיה עתיקה של טרנספורמציה. באמצעות המרמות האלה תוכלי להעביר מסרים ישירות אל

תת המודע כך שהיא תרגיש מובנת. כשמשלבים זאת עם תזונה מסוימת, תרופות צמחיות ותרופות ביתיות – דברים מדהימים יכולים לקרות. ראיתי עד כה שזה עובד על אלפי ילדים, עם תוצאות נהדרות, במשך יותר משלושים שנה. היא תקשיב לך, תציית לך ותהיה מאושרת ובריאה."

ד"ר נאראם ביקש מד"ר ג'ובאני לקחת את ג'יה ואת אמה לחדר נפרד כדי ללמד אותה את נקודות המרמה, להסביר על התזונה ולענות על כל שאלה בנוגע לפורמולות הצמחים שהוא רשם לה.

כאשר ד"ר ג'ובאני פתח את הדלת, הבחין ד"ר נאראם במשפחה מוכרת שהמתינה באולם. הוא עצר הכול כדי לקבל את פניהם ונתן לאב הצעיר חיבוק גדול. "בכל פעם שאני רואה את האיש הזה, אני מרגיש טוב יותר מלזכות בפרס נובל!" הוא קרא.

בעודו מתבונן באמה של ג'יה, סיפר ד"ר נאראם, "כשפגשתי את האיש הזה לראשונה לפני כחמש עשרה שנה, הוא היה במצב גרוע הרבה יותר מבתך. אמו איבדה כל תקווה." הוא החווה כלפי האם הקשישה, שנכנסה גם היא לחדר, ואז הניח את ידו על כתפו של הצעיר.

"הוא לא יכול היה להתלבש בעצמו או לדבר אלא למלמל כמה מילים. הוא רייר על עצמו כל הזמן. כל מה שאמו רצתה זה שהוא יהיה ילד רגיל. ואחרי שנים של עבודה את רואה שהילד הזה גדל לגבר!"

האם הקשישה דיברה: "הוא עדיין לא 100 אחוז."

ד"ר נאראם אמר, "נכון, אבל הסתכלי עכשיו. אחרי כל השנים האלה בעקבות סודות הריפוי העמוקים יותר, מוחו גדל! ותאמינו או לא, הילד הזה שפעם לא יכול היה לומר את שמו נשוי עכשיו ויש לו עבודה. הוא מקיים בית עם אשתו ובתו המבריקה." ד"ר נאראם הצביע על אשתו ובתו שעמדו לידו והוסיף: "בתו כה מצליחה בלימודיה שהיא בצמרת הכיתה שלה!"

"תראי," אמר ד"ר נאראם לאם הקשישה, "בנך נשוי באושר לאישה ויש לו בת יפה. עכשיו תסתכלי על ד"ר ג'ובאני, קשה לנו אפילו לחתן אותו." כולם צחקו, כולל ד"ר ג'ובאני.

ד"ר נאראם הביט באמה של ג'יה ואמר, "אנא דברי עם המשפחה הזו. קבלי ממנה השראה לגבי מה אפשרי, אם באמת תבחרי לפעול על פי הסודות העתיקים של ריפוי עמוק יותר. זה דורש זמן, סבלנות, מחויבות, מאמץ ועם זאת דברים מדהימים מתאפשרים."

אחר כך הוא פנה אליי. "ד"ר קלינט, אתה חייב לשוחח איתם גם כן כדי לשמוע את סיפורם המלא."

הלכתי בעקבות שתי המשפחות וד"ר ג'ובאני לחדר האחר. הרגשתי מחויב להקליט את סיפורם המדהים של האב הצעיר הזה ומשפחתו היפה.

מאוחר יותר, כשחקרתי עוד באינטרנט, נדהמתי לקרוא כי על פי המרכז האמריקני לבקרת מחלות ומניעתן (CDC), חלה עלייה של 600 אחוז בשיעורי האוטיזם בעשרים השנים האחרונות! גיליתי שאחד משבעים נערים מאובחן כחולה באוטיזם בארצות הברית בלבד. מספר זה אינו כולל מיליוני ילדים אחרים המאובחנים יותר ויותר עם הפרעות קשב (ADD/ADHD) והפרעות התפתחותיות או חברתיות אחרות. לאחר שראיתי את ג'יה למשך מספר דקות בלבד, תהיתי איך נראים החיים של כל אחת מאותן משפחות. כשבדקתי את הפתרונות העומדים לרשותם, לא הצלחתי למצוא כל אזכור לשיטות הריפוי העתיקות בהן השתמש ד"ר נאראם. למדתי שלמרות שלרפואה המערבית אין מרפא לאוטיזם, רוב הילדים האלה מקבלים צורה כלשהי של תרופות מרשם ורבות מהן בעלות תופעות לוואי מטרידות. כשעברתי על ההערות והווידאו שצילמתי, עברה בראשי המחשבה על כמות האנשים שיכולה להפיק תועלת משיטת הריפוי העתיקה בה השתמש ד"ר נאראם.*

אטרקציה עולמית

אלישיה ואני בילינו כמה שיכולנו במרפאה. מאות אנשים הגיעו מדי יום וד"ר נאראם נשאר לעתים קרובות הרבה אחרי חצות. התחלתי לשאול מטופלים ורופאים זרים על חוויותיהם כשישבתי בקפיטריה וכשהתהלכתי בחללים השונים. רציתי לשמוע מהרופאים מדוע הם הגיעו. תהיתי מדוע נסעו מטופלים כה רחוק כדי לבלות חמש עד עשר דקות עם ד"ר נאראם. בשבוע בודד ספרתי חולים משמונים וחמש מדינות!

באמצע השבוע תיעדתי יותר ויותר את השיחות שלי במצלמת וידאו, הקלטתי ראיונות עם מטופלים וצילמתי את העדויות הרפואיות שלהם כשהם אפשרו לי. ככל ששמעתי וראיתי יותר מהסיפורים הללו, הופתעתי שהם לא תועדו על ידי איש. הרגשתי שההקלטות יהוו מתנת תודה נחמדה לד"ר נאראם על שאפשר לנו להצטרף אליו. בנוסף זה אפשר לי להיות עסוק מעבר למחשבות והתקוות לגבי חיבתה של אלישיה כלפי.

---

* בונוס: לקבלת קישור נוסף על האופן שבו ד"ר נאראם עוזר לאדם עם ADD/ADHD או אוטיזם, עיינו בסרטונים באתר החינמי MyAncientSecrets.com. כמו תמיד, אנא זכרו את קיומו של כתב ויתור האחריות הרפואי.

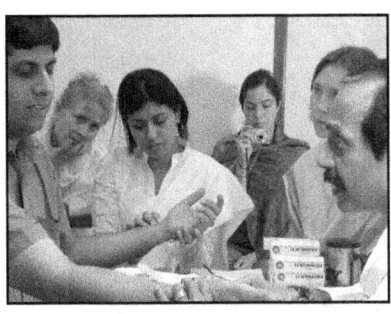

אלישיה מצלמת את הפעילות שקורית במרפאתו של ד"ר נאראם.

מגוון התחלואים שאנשים טענו שד"ר נאראם עזר להם בהם היה מדהים – החל בכאבי מפרקים, אי פוריות, מחלות עור, חוסר איזון הורמונלי, מחלות לב, הידרוצפלוס, בעיות נפשיות וכלה בסרטן. לאחר ששמעתי את עדותם, שאלה אחת המשיכה להטריד אותי. הרופאים בארצות הברית מתמקדים לרוב בתחום התמחות אחד (כמו קרדיולוג או אורולוג); כיצד אפשרי היה עבור ד"ר נאראם להשיג תוצאות כה נהדרות בתחומים כה רבים? עדיין תהיתי – האם כל זה היה אפקט פלצבו ותו לא?

גיליתי שאף שהתנאים הסביבתיים היו שונים בין אדם למשנהו, הפתרון לכל אחד כלל בדרך כלל שינוי הרגלים, החל ממשטר התזונה, ונדרש פרק זמן עד שהמטופלים הבחינו בתוצאות. רבים התוודו שניסו שיטות אחרות בחיפוש אחר תיקון מהיר לפני שהגיעו לד"ר נאראם. לעתים קרובות מדי, הפתרונות לתיקון מהיר גרמו למגוון של תופעות לוואי ארוכות טווח. הם סיפרו לי שלשיטות הריפוי העתיקות של ד"ר נאראם נדרש זמן ארוך יותר אך הן הביאו לריפוי אמיתי, ארוך טווח, עמוק יותר וללא תופעות לוואי.

ביום השלישי, זוג צעיר הגיע עם בתו בת העשר, שמעולם לא דיברה. ד"ר נאראם עבד איתה במשך כעשר דקות, ולחץ על נקודות מסוימות בגופה תוך שהוא מבקש ממנה להגיב. כשכל האנשים בחדר מתבוננים בציפייה דרוכה, הילדה הקטנה אמרה "אמא!" האנשים פרצו במחיאות כפיים והעונג נראה בברור על פניה ובעיניה של הילדה הקטנה. היא אמרה שוב "אמא". כשהבטתי אל עבר אמה ראיתי שדמעה.

יש אנשים שסיפרו לי שהם מכירים את ד"ר נאראם יותר משלושים וחמש שנים והרגישו שהם חלק ממשפחתו. אחרים הכירו אותו רק לאחרונה, ובילו איתו חמש דקות בלבד, אך עדיין היו להם תוצאות עמוקות במהלך החודשים שלאחר מכן כשהקפידו על נטילת צמחי המרפא שלו, תרופות הבית ושינוי תזונתם. נדהמתי מכך שמורים ממסורות רוחניות שונות רבות שלחו את תלמידיהם וחסידיהם לד"ר נאראם לקבלת עזרה. חלקם הגיעו לצורך ריפוי מחלות גופניות ואחרים על מנת לטהר את גופם ולכוון את תודעתם, כדי שיוכלו להעמיק את תרגול המדיטציה ואת החוויה הרוחנית שלהם.

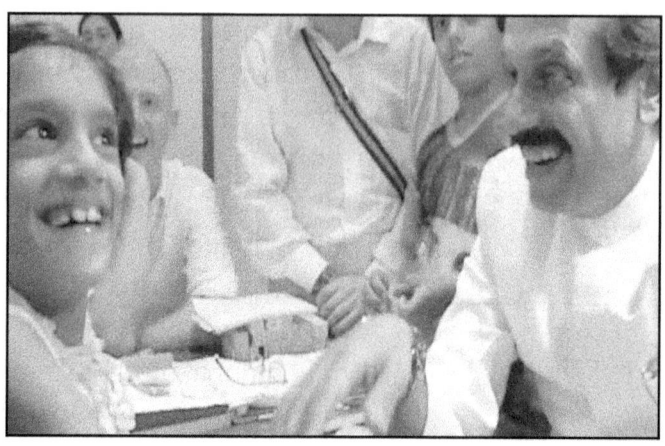

צילום מסך מתוך סרטון - הרגע מיד לאחר שהילדה הקטנה אמרה "אמא" בפעם הראשונה.

סקרנותי גדלה אבל לא היה לי מושג מה לעשות עם כל מה שפגשתי. למרות הדברים המדהימים שראיתי, נעשיתי חסר מנוחה יותר ויותר. התחדד בי הכאב כשהבנתי שהקשר בין אלישיה לביני לא יתקדם מעבר לקשרי ידידות. קיבלתי רמזים עדינים שעל אף שהייתה אסירת תודה על החוויה שהיא חוותה, היא לא הייתה מעוניינת בי. חשתי שילוב של תסכול, עצב וכניעה.

תרופה לא צפויה

ביום האחרון שלנו בקליניקה ביקש ד"ר נאראם לדבר איתי לאחר תום הביקורים. על אף שהייתי נרגש לשוחח עימו, כאב ראש פועם הקשה עליי להתמקד בפגישתנו שהחלה בשעה 1:30 בבוקר.

"אוכל לשאול אותך שאלה?" אמרתי כשסוף סוף התיישבנו. "איך אוכל להיפטר מכאב הראש הזה? אכלתי בריא, התאמנתי ואפילו קיבלתי עיסוי טיפולי היום. אין לי מושג מהיכן זה הופיע."

עיניו הכהות והסקרניות התמקדו בי. "איפה כואב לך?"

התמקדתי במקור הכאב והצבעתי על בסיס הראש והצוואר.

"אהה. זה כאב ראש של ואטה." מעולם לא ידעתי שיש סוגים שונים של כאבי ראש, שאותם ניתן לזהות על פי מיקום כאב הראש.

"הכול יכול להיות רעל או תרופה, תלוי איך אתה משתמש בזה."
- ג'יוואקה (רופא קדום של בודהה)

"עבור סוג זה של כאב ראש, התרופה שלך היא... טבעות בצל."

"מה? טבעות בצל?" האם שמעתי אותו נכון?

ד"ר נאראם חייך. "המאסטר המקורי של שושלת הסידהא-ודה שלי, ג'יוואקה, לימד כיצד הכול יכול להיות רעל או תרופה, תלוי איך משתמשים בו. לדוגמה, מים הם תרופה לתשעים ושניים מצבים ורעל לעשרים וששה. אפילו הדברים שאתה עושה, כמו עבודתך, יכולים להיות תרופה או רעל, תלוי אם הם מתואמים עם מטרת חייך או לא."

הוא הסביר בסבלנות, אך עם זאת בנחישות והתלהבות שלא הייתי מצפה לראות אצל אדם שקיבל יותר משלוש מאות חולים באותו יום.

"ישנם שלושה סוגים עיקריים של כאב ראש והרבה תת סוגים שונים. טבעות בצל לא יעבדו בכל סוג של כאב ראש. שים לב שאם תאכל אותן כל הזמן, הן ייצרו רעלים בגופך. אז, לריפוי ארוך טווח ועמוק יותר אני יכול לומר לך מה עוד עליך לעשות. אבל לכאב הראש שלך כרגע, אכילת טבעות בצל היא תרופה זמנית. נסה זאת."

ד"ר נאראם ביקש מהשף שעדיין היה שם להכין פאקודה מבצל טרי (מבוטא פאה-קוֹ-דה; מנה הודית הדומה לטבעות בצל). הראש שלי פעם. כשהכנסתי את הבצל המבוּשל הטעים לפה, הייתי סקרן לראות מה יקרה. להפתעתי ולתדהמתי, הכאב שגדל בעוצמה לאורך כל היום החל במהירות להתנקז מגופי ונעלם לחלוטין בתוך חמש דקות.

"זה מדהים!" אמרתי לד"ר נאראם. כשכאב הראש שלי נעלם ונפתח לי שוב הלב שאלתי אותו, "איך זה עבד?"

"אתה יודע קלינט, אתה מזכיר לי הרבה את עצמי כשהייתי צעיר יותר."

"באמת? במה?" הסתקרנתי לדעת במה אנו זהים.

"גם אני הייתי מפוזר ומבולבל," אמר בצחוק.

הפנים שלי היו ריקים מהבעה. ד"ר נאראם חייך והניח את ידו על זרועי. הוא תיאר כיצד המאסטר שלו עזר לו להשיג בהירות עצומה בחייו ולימד אותו סודות אבודים עתיקים לטרנספורמציה וריפוי עמוק.

"בצל הוא אחת מהתרופות הרבות החזקות בטבע. יש סודות רבים כאלה שאני יכול ללמדך. הם עשויים לזעזע אותך בהתחלה, אך הם יכולים לשנות את חייך לנצח. מה גם שברגע שאתה מכיר אותם, אתה הופך למקור להשפעה חזקה על

הפלנטה הזו לעזרה לאחרים!"

חשבתי על ביקורי בהודו כאירוע חד פעמי ושבקרוב אחזור לעבודת המחקר הטכנולוגי שלי באוניברסיטה. תהיתי מדוע הוא אומר לי את זה. חלפה בראשי המחשבה שאלישיה היא זו שצריכה להיות נוכחת בשיחה זו במקומי. כשיצאתי מפתח החדר ראיתי אותה לומדת מד"ר ג'ובאני כיצד לקרוא את הדופק. חשתי מרוצה מכך שהיא מקבלת את כל מה שהיא זקוקה לו. השעה הייתה מאוחרת ובכל זאת ביקש ד"ר נאראם לשוחח עימי פעם נוספת לפני עזיבתי את הודו. הוא הזמין את אלישיה ואותי לארוחה בביתו.

הערות היומן שלי

סודות ריפוי עתיקים לכאב ראש של וואטה*

1) קבעו מהו סוג כאב הראש: לדברי ד"ר נאראם, אם הכאב נמצא בחלק הקדמי של הראש, אזורי הסינוסים, זה ככל הנראה כאב ראש של קאפה. אם הכאב חד בחלק העליון, או בצד אחד, זה ככל הנראה כאב ראש של פיטה. אם הכאב נמצא בגב, או בבסיס הצוואר, זה ככל הנראה כאב ראש של ואטה.

2) אם זה כאב ראש של ואטה, אתם יכולים לתת את התרופות העתיקות האלה:
א) **תרופה ביתית** - אכלו כמה טבעות בצל* או פאקודה מבצל (מנה הודית של בצל מטוגן)
ב) **מרמה שאקטי** - ארבע אצבעות מטה מתנוכי האוזניים בכל צד של הצוואר, לחצו 6 פעמים.

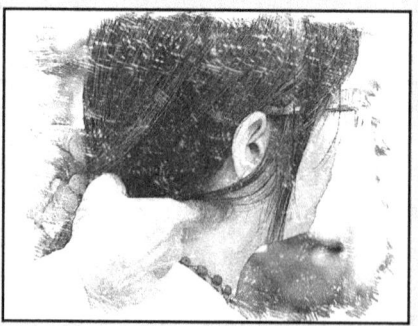

* חשוב: ד"ר נאראם המליץ על התרופה הנ"ל רק לסוג מסוים של כאב ראש, ולא המליץ לאנשים לקחת טבעות בצל מדי יום כדי 'למנוע כאבי ראש', מכיוון שזה יהיה רעיל לגופכם.

בונוס: כדי לראות כיצד ד"ר נאראם עוזר לכמה סוגים נפוצים של כאב ראש, בקרו באתר החינמי MyAncientSecrets.com.

כשהגעתי לחדר השינה הבנתי שיחד עם כאב הראש, התמוסס גם התסכול מהיום. באותו לילה נותרתי עם תחושת פליאה גדולה. כשהרהרתי בכל קורותיי, מחשבותיי נדדו לאלישיה ואז לד"ר נאראם. הייתה לו דרך לעזור לי לשכוח את ליקויי ואת מגבלותיי כפי שנתפסו בעיניי. הוא פתח בפני עולם של אפשרויות חדשות ולימד אותי על תרופה כל כך מגניבה לסוג כאב הראש שהיה לי!

למחרת החלטתי לחקור את השושלת של ד"ר נאראם. לא היה הרבה מידע זמין באנגלית על מאסטר ג'יוואקה, אבל מצאתי סיפור אחד מתועד היטב. הוא תיאר כיצד בודהה (סידהארתה גאוטאמה) זימן את כל הרופאים והמרפאים ועשה להם מבחן. הוא ביקש מהם להיכנס ליער ולחזור עם שק מלא בכל מה שמצאו שאינו מועיל לריפוי. חלקם חזרו גאים עם שקיהם הענקיים, ואמרו כי אין להם שום שימוש באף אחד מהצמחים הספציפיים הללו. אחרים חזרו עם שקים קטנים יותר ורק אחד חזר עם שק ריק. כשנחקר על ידי הבודהה, השיב ג'יוואקה כי לא היה מסוגל למצוא דבר אחד שאינו שימושי למצב בריאותי כלשהו. או אז ביקש הבודהה שג'יוואקה ישמש כרופאו האישי.

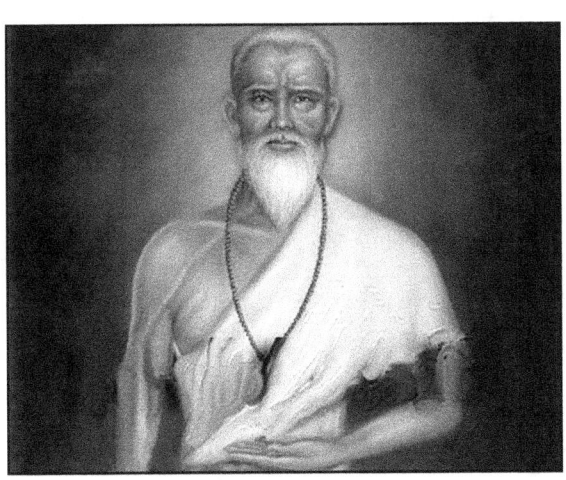

איור של המאסטר ג'יוואקה. אוחזר מתמונות גוגל.

בכל פעם שבודהה שנסע, ג'יוואקה התלווה אליו למסעותיו ועזר לטפל בפמליה ובכל אלו שבאו לחפש הארה. במסעותיו הרבים גילה ג'יוואקה צמחים חדשים ושימושים חדשים עבורם. הוא תיעד את ממצאיו בכתבי יד שנשתמרו במשך מאות שנים.

הסיפור הזה גרם לי לחייך. נראה שד"ר נאראם לקח לליבו את השיעור – הכול שימושי בריפוי – אפילו טבעות בצל.

כששכבתי במיטה, תהיתי אם ד"ר נאראם מכיר סודות ריפוי עתיקים שיכולים לעזור לי להתגבר על דחייה וכאב לב.

הערות היומן שלכם

כדי להעמיק ולהעצים את היתרונות שתחוו מקריאת הספר, הקדישו מספר דקות וענו על השאלות הבאות:

אילו מחשבות, שיחות, מאכלים ו/או פעילויות הם כמו רעל בחייכם? (מפחיתים את האנרגיה החיונית שלכם)

_____
_____
_____
_____

אילו מחשבות, שיחות, מאכלים ו/או פעילויות הם כמו תרופה בחייכם? (מגדילים את האנרגיה החיונית שלכם)

_____
_____
_____
_____

אילו תובנות, שאלות או הבנות נוספות עלו בכם מקריאת פרק זה?

_____
_____
_____
_____

פרק 4

מה הכי חשוב?

> "אתה יכול לפנות כמעט לכל אחד ובמקום לשאול "מה שלומך?"
> אתה יכול לשאול "איפה כואב לך?"
> - הנרי ב' איירינג

האם אתם זוכרים את שיחת הטלפון עם אבי שהזכרתי בהקדמה לספר? בבוקר המחרת זה קרה. לא יכולתי להתעלם מהמצוקה המאופקת אך נוכחת בקולו. "בן, אתה יכול לחזור הביתה? אני צריך לדבר איתך."

כששאלתי את אבי מה קרה, הוא לא אמר. הוא רק הדגיש שהוא צריך לדבר איתי באופן אישי.

"כמה מהר ייקח לך להגיע ליוטה?" הוא שאל.

רצה הגורל והטיסה שלנו יצאה למחרת בלילה. אלישיה חזרה לקליפורניה ואני טסתי לניו יורק ומשם המשכתי ליוטה, שם גרו הוריי. לאורך אותו יום מילאו את ראשי מחשבות על אבי.

כדי שתוכלו להבין את התמונה טוב יותר, אני רוצה לחלוק איתכם קצת פרטים על אבי ועל משפחתי. הוריי גידלו שמונה ילדים. הבית היה מלא. אני הייתי הילד השישי, אבל נהניתי לספר לאנשים שאני הילד המועדף. בבית הספר חבר שאל

אותי פעם, "מדוע יש כל כך הרבה ילדים במשפחה שלך – האם להורים שלך לא הייתה טלוויזיה?"

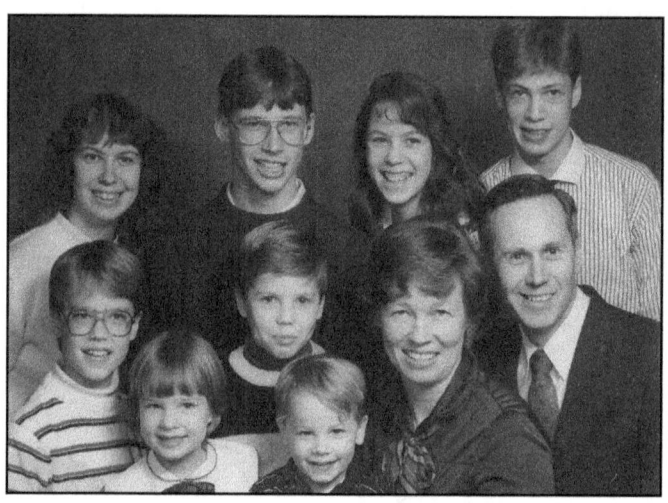

המשפחה שלי כשהייתי כבן 6; אני במרכז, אבי ואמי בחלק הקדמי הימני ואחותי דניס בפינה השמאלית העליונה.

רוב הזמן אהבתי לבלות עם כל כך הרבה אחים ואחיות. כמובן שרבנו על דברים מטופשים, אבל גם צחקנו הרבה וידענו לשחק וליצור. אני זוכר שאחד האחים הגדולים שלי הביא יום אחד הביתה מצלמת וידאו והתמכרנו להכנת סרטונים מצחיקים. האובדן של דניס, אחותי הבכורה שהתאבדה, קירב בין כולנו. דבר אחד שלא עשינו מספיק היה לדבר על הרגשות שלנו, אבל בפנים ידענו שאנחנו דואגים זה לזה מבלי לומר זאת.

הוריי שמרו אמונים זה לזו והיו נשואים יותר מארבעים שנה, בטוב וברע. כשאבי הציע לאמי להינשא לו, הוא אמר: "כשאת יודעת מה שאת יודעת עליי, האם עדיין תהיי מוכנה להיות אם ילדיי?" תמיד חשבתי שזו דרך מצחיקה להציע נישואים.

אף על פי שמעולם לא היה להם כסף רב, הם הסתדרו. אהבתי לקבל קופסה מלאה בבגדים שהועברה אליי משכן או משפחה מהכנסייה. אני עדיין זוכר את הרגע בו גיליתי שרוב האנשים הלכו לחנות ושילמו הרבה כסף עבור בגדים. כמה מוזר זה נראה לי. הוריי לימדו אותנו ערכים של חיסכון, עבודה קשה, תפילה, כנות ומחויבות.

אמא ואבא היו מאוד שונים. אמא שלי אהבה להוציא דברים לפועל בעזרת

כישרונה להניע אנשים לפעולה. נדהמתי מהיעילות שלה ומכמות הדברים שהגשימה בכל יום. אני מניח שכדי לגדל שמונה ילדים, היה עליה לפתח מיומנות זו. לעומתה, לאבי היה חשוב יותר איך כולם הרגישו מאשר מה הם עשו.

התשוקה של אבי הייתה לסייע להורים ולמורים להבין את מה שהוא מכנה "החתיכה החסרה בחינוך". הוא חש שהחתיכה החסרה היא שאנחנו לא מלמדים את הילדים בבית הספר איך לחשוב, אלא מה לחשוב. המוטו שלו היה "רעיון בודד יכול לשנות לילד את כל חייו." בהשראתו של בנג'מין פרנקלין, הוא אהב לשלב את האתיקה בחינוך, ללמד ילדים לפתח אופי ובמקביל לעזור להם ללמוד כל נושא טוב יותר. חלומו היה לאגד את שלושים ומשהו שנות חייו לספר שייקרא החתיכה החסרה בחינוך, כמורשת לנכדיו. לשם כך, הייתה לאבא ערימת ניירות על שולחנו דרך קבע, שכללה שאלות, פעילויות וסיפורים מרתקים שסייעו בהנחיית הילדים כיצד לחשוב וכיצד לעשות בחירות טובות. ברגעיי הכנים ביותר, הייתי רוצה להיות מיומן יותר בדיוק בזה.

"רעיון בודד יכול לשנות לילד את כל חייו."
- ג'ורג' ל. רוג'רס

לאבא היה הומור עצמי משעשע. כשהייתי קטן ולמדתי לקשור את שרוכי נעליי שאלתי אותו: "אבא, אתה יכול לנעול את נעליי?" הוא השיב בחיוך, "כן, אני יכול לנסות, אבל אני לא בטוח שהן יתאימו לי." ואז הוא לימד אותי בעדינות איך לקשור את השרוכים שלי. כשאחד מאיתנו ניגש מאחוריו ועשה לו עיסוי בכתפיו, הוא היה אומר, "אני נותן לך בדיוק שעתיים להפסיק עם זה."

צחקנו כל כך הרבה! לדוגמה, פעם אחת בלילה אבי נשא את התפילה המשפחתית ונרדם באמצע. ישבנו שם והמתנו מבולבלים. החלק הכי טוב היה כשהוא היה מספר את הסיפור ולא יכול היה שלא להתפרץ מצחוק על עצמו. הוא צחק עד דמעות ואנחנו נקרענו מצחוק יחד איתו. הוא לימד אותי שצחוק הוא אחת התרופות החזקות ביותר עבור כל אדם ומשפחה. ככל שאהב לצחוק, מעולם לא צחק על חשבון אחרים ועצר מבעדנו כשאנחנו עשינו כך. הוא לימד אותי באמצעות דוגמה אישית שאם נוכל לצחוק על עצמנו ועל הטעויות שלנו, יהיה קל יותר להתעלות מעליהן.אנשים אהבו להיות סביבו. כנער, חבריי סיפרו לי שהם חשים את האכפתיות שלו כלפיהם. כשהייתי בן שש-עשרה, חבר הפתיע אותי כשאמר, "כל כך קל להיות בחברת אביך. אני מתבונן בעיניו ואני פשוט מרגיש אהוב."

"צחוק הוא אחת התרופות החזקות ביותר עבור כל אדם ומשפחה."
- ג'ורג' ל. רוג'רס

הוא היה אדיב אך חזק. הוא לא היה מתפשר כשמדובר בעקרון שהאמין בו. כשהייתי בערך בן שתים-עשרה, הוא גילה שאני מתכוון להעתיק מוזיקה וסרטי וידאו באופן לא חוקי כדי לתת עותקים לאמי ולסבתי כמתנות לחג המולד. זה היה הגיוני בעיניי על מנת לחסוך כסף! יכולתי להרגיש עד כמה הוא הסתייג מכך משנודע לו. הוא אמר לי שהאנשים שיצרו את המוזיקה והסרטים צריכים לקבל תשלום. הוא אמר לי, "לעולם אל תעשה דבר שהיית מתבייש בו אילו היה מתפרסם." ואז, כשהבין שאין לי הרבה כסף, הוא לקח אותי לחנות והוסיף לי כסף כדי שאוכל לשלם עבור סרטי הווידאו והמוזיקה שרציתי. הוא חינך אותי, אבל באופן שגרם לי להרגיש טוב עם עצמי.

ההערכה לאמא שלי והבנתי אותה היו קשות ומורכבות עבורי יותר, לפחות עד לשלב מאוחר יותר בחיי. מכיוון שהייתי ילד רגיש, שמתי לב שלעתים קרובות היו דברים שהטרידו אותה, מתחת לפני השטח. לא ידעתי מה הם ואם חלקם באשמתי, כי מעולם לא דיברה עליהם, לפחות לא איתי. במקום זאת, היא ברחה לעבודה אינסופית ולרשימות "מטלות" כדרך לשמר על תחושות של שליטה והישגיות ואיכשהו לשמר את תפקוד המשפחה בת שמונת הילדים.

"לעולם אל תעשה דבר שהיית מתבייש בו אילו היה מתפרסם."
- ג'ורג' ל. רוג'רס

מלבד היותי רגיש, הייתי ביישן ולקחתי דברים ללב בקלות. כשהייתי בן תשע כעסתי כל כך על אמי כששמעתי אותה משוחחת בטלפון עם אחת מחברותיה וצוחקת תוך כדי שהיא חולקת סיפור מביך עליי. ילדים אחרים היו מתעלמים אולי או מצטרפים למעגל הצחוק, אבל אני חשתי כאוב ופגוע. אמי אמורה הייתה לאהוב אותי ולא לצחוק עליי עם אחרים. האשמתי אותה בכאבי ורציתי שגם היא תיפגע. אני מתבייש להודות בכך, אבל זה נכון. בתחילה רציתי לברוח, אך החלטתי להישאר בבית ולהשיב לה בשתיקה רועמת. זה נמשך בערך יום וחצי, עד למחרת בערב כשהיא נכנסה לחדרי.

"קלינט, מה קורה?" שאלה. "אני לא יכולה לעזור לך אם אני לא יודעת מה לא בסדר."

ניסיתי כמיטב יכולתי לא לדבר. בסופו של דבר פרצתי בבכי. היא הושיטה את ידיה ושפשפה בעדינות את גבי והפגינה כל כך הרבה חמלה כלפיי שלא יכולתי לראות אותה יותר כמפלצת במוחי. סיפרתי לה מדוע נפגעתי. היא מיד התנצלה וחיבקה אותי בחוזקה.

שלא תבינו אותי לא נכון. היו לי רגעים מתסכלים גם עם אבי. התעצבנתי כשהוא התעמת איתי על משהו שעשיתי לא בסדר, כמו הפעם שבה הכיתי את

אחותי והיא בכתה. הוא משך אותי בחוזקה, הושיב אותי על המדרגות ושאל: "למה הרבצת לאחותך?"

"אף אחד לא יכול לגרום לך לכעוס. התגובה שלך תמיד מגיעה מבפנים."
- ג'ורג' ל. רוג'רס

הרגשתי צודק לחלוטין כשהסברתי למה הגיע לה, "כי היא הכעיסה אותי."

הוא השתהה רגע ואמר משהו ששינה את חיי. "בן, אף אחד לא יכול לגרום לך לכעוס או להרגיש משהו אחר. התגובה שלך תמיד מגיעה מבפנים. אנשים יכולים לשלוט ברגשות שלך רק אם אתה מאפשר להם."

על אף שהעניש אותי על כך שפגעתי באחותי, האמת שבחוכמתו חלחלה פנימה עמוק יותר. זה היה רגע של בהירות שהמיס את הכעס שחשתי. הוא צדק: אף אחד לא יכול לגרום לי לכעוס. אני אחראי לרגשות שלי. זו הייתה תגלית מדהימה.

חסד יקר מפז

בזמן שהייתי בהודו, שיחת הטלפון של אבי עוררה בי זיכרונות רבים דומים. מאוחר יותר באותו יום פגשתי את ויניאיי, העוזר האדמיניסטרטיבי של ד"ר נאראם.

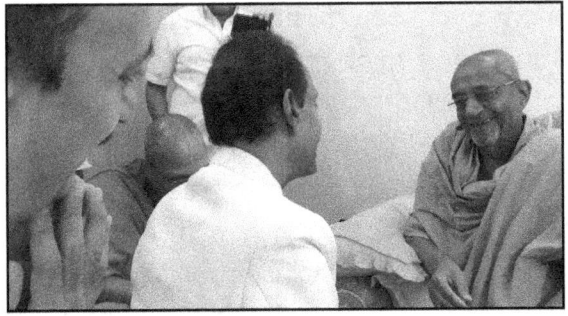

ד"ר נאראם לאחר שחש את הדופק של הריפרסאד סוואמיג'י, מאסטר רוחני עבור מיליונים המקדם את המושג אטמיאטה. ויניאיי מסתכל על שניהם באהבה ובמסירות.

כשראה את המבט המרוחק על פניי, שאל, "אתה בסדר?"

"לא ממש," אמרתי. "אני מודאג לגבי אבא שלי."

סיפרתי לו על השיחה ושיתפתי בכמה מהסיפורים על אבי. ויניאיי אמר, "אני נדהם. אביך ממלא אחר עיקרון שלמדתי מהמאסטר הרוחני שלי, הריפרסד

סוואמיג'י, שנקרא אטמיאטה" (מבוטא אט-מי-יה-טה).

"מה זה?"

"בעיקרו של דבר, הרעיון של אטמיאטה הוא ההתייחסות לאנשים באהבה ובכבוד, ולא משנה איך הם מתייחסים אליך. אני שמח לגלות שאנשים כמו אביך מקפידים על עיקרון כזה. זה שונה ממה שאנחנו רואים בטלוויזיה ובסרטים על התרבות האמריקאית."

הסכמתי שלאבי יש מצפון חזק ונקי והערצתי אותו על כך. תמיד הרגשתי שיש לי הרבה לאן לשאוף. יחד עם זאת, הרגשתי בתוכי שאני לא מצליח לעמוד בסטנדרטים שלו.

מה שלא אמרתי לווינאיי היה שלעתים קרובות הרגשתי את משקלן של הבחירות הגרועות שעשיתי ובהן התביישתי. מעולם לא סיפרתי להוריי על כמה מהן וקיוויתי שהם לעולם לא יגלו. לא רציתי לאכזב אותם.

במקום זאת, בתקווה להפוך למקור גאווה עבור הוריי ומשפחתי הגשמתי דברים רבים בחיי. סיימתי כמצטיין את לימודיי בבית ספר התיכון, נאמתי בטקס הסיום וקיבלתי מלגה לאוניברסיטה נהדרת. עשיתי עבודות שירות רבות למען אפריקה ואזורים אחרים בעולם, דחיתי חלק משנותיי באוניברסיטה כדי לעשות שנתיים של עבודות מיסיונריות, והמשכתי לתואר דוקטור, הראשון במשפחתי. עבודת הדוקטורט שלי זכתה בפרסים. קיבלתי כמה פרסים והכרה כחוקר צעיר ואפילו נבחרתי להיות אחד משנים-עשר חוקרים צעירים מרחבי העולם שהוטסו לבריסל ל"מפגש מוחות צעירים" הדן בפתרונות פוטנציאליים לבעיות עולמיות. באותה תקופה התגוררתי בפינלנד והייתי המתאם של פרויקט במימון האיחוד האירופי. לימדתי קורסים חדשניים על שימוש בטכנולוגיה ובמדיה החדשה לצורך שיפור התקשורת הבין-דתית/בין-תרבותית, למטרות פיתוח בינלאומי ומאמצים לביסוס שלום. למרות כל אלה, הטעויות שעשיתי גברו, בתוך מחשבותיי, על כל דבר טוב שעשיתי.

"אטמיאטה הוא ההתייחסות לאנשים באהבה ובכבוד, ולא משנה איך הם מתייחסים אליך."
- האריפרסאד סוואמיג'י

כשאבי התקשר באותו בוקר ואמר שהוא צריך לראות אותי, לרגע תהיתי אם גילה משהו לא טוב שעשיתי.

יחד עם התמיכה בי, ידעתי שהוריי דואגים לי, כפי שהורים נוהגים, ושהם התפללו למעני לא מעט. טיילתי בארצות שונות ואף גרתי בהן, אולם לא הייתי

קרוב לחתונה. חקרתי את יחסיי עם רוחניות ומדע. ביליתי זמן רב רחוק מהבית ומכל מה שהוריי הכירו. פעם התוודיתי בפני אבי שהרגשתי עצוב ובודד. מאז הוא נהג לשאול תמיד לשלומי ואם הדברים השתפרו. אני חושב שהוא היה זהיר במיוחד לאור מה שקרה עם אחותי. השתדלתי להישאר איתם בקשר קרוב, אבל השיחה הזו עם אבי ובקשתו שניפגש הפתיעו אותי.

הבקשה לקבוע איתי פגישה הייתה יוצאת דופן. אני הבן שלו והוא יכול היה לשוחח עימי בכל עת. כל אותו היום הייתי מבולבל. מאוחר יותר באותו ערב גם אמי התקשרה וזה כבר גרם לי להיות מודאג ביותר.

"בבקשה אל תשכח את הפגישה עם אביך," אמרה בטון שלא הכרתי. "אני לא יודעת במה מדובר, אבל אני מרגישה שזה חשוב."

נאלצתי להמתין בסבלנות לגילוי התעלומה שכן היה לי יום נוסף להעביר במומבאי, ואחריו עצירה בניו יורק.

בטרם עזבתי את הודו, ביקש ד"ר נאראם להיפגש עימי פעם נוספת כדי לשתף אותי במשהו שישנה את חיי, כך אמר.

הערות היומן שלכם

כדי להעמיק ולהגדיל את היתרונות שתחווו מקריאת הספר, הקדישו מספר דקות וענו בעצמכם על השאלות הבאות:

אילו מאבקים נסתרים פנימיים מנהלים אלה שאתם אוהבים ומה תוכלו לעשות כדי לסייע להם?

איזו חוכמה למדתם מהוריכם או מאחרים, שמסייעת לכם בחיים?

באיזה תחום בחייכם תוכלו לתרגל את אמנות הריפוי של אטמיאטה?

אילו תובנות, שאלות או הבנות נוספות עלו בכם מקריאת פרק זה?

פרק 5

סוד גדול להצלחה בכול

כשאיננו יודעים עוד מה לעשות, אנחנו מתחילים את העבודה האמיתית שלנו וכשאיננו יודעים עוד באיזו דרך ללכת, אנחנו מתחילים את המסע האמיתי שלנו.

- וונדל ברי

בערב הבא, לפני שהיה עלינו לעלות על טיסה מתישה לארצות הברית אלישיה ואני התארחנו אצל ד"ר נאראם לארוחת פרידה. על אף שהאוכל היה טעים, אכלתי במהירות בתקווה שיהיה לי יותר זמן לשוחח איתו. לבסוף הוא אמר, "האם תוכל לפגוש אותי לבד בחדר העבודה שלי? אני רוצה להראות לך משהו מיוחד מאוד."

ברגע שסגרתי את דלת חדר העבודה מאחוריי, הוציא ד"ר נאראם כמה חבילות עטופות בבד כתום. כשהתיר את החוט סביבן, ראיתי שהן מכילות דפים ישנים ובלויים שעליהם תווים בכתב יד שלא זיהיתי. ד"ר נאראם אמר בטון שקט, "אלה כמה עמודים מהכתבים העתיקים שנתן לי המאסטר שלי." הוא נהג בזהירות בכל עמוד ושיתף עד כמה היו כתבי היד יקרים עבורו וכיצד הנחו אותו לעקרונות, לנוסחאות ולשיטות העתיקות שבהן השתמש כדי לעזור לאנשים.

64 | סודות קדומים של מאסטר הילר

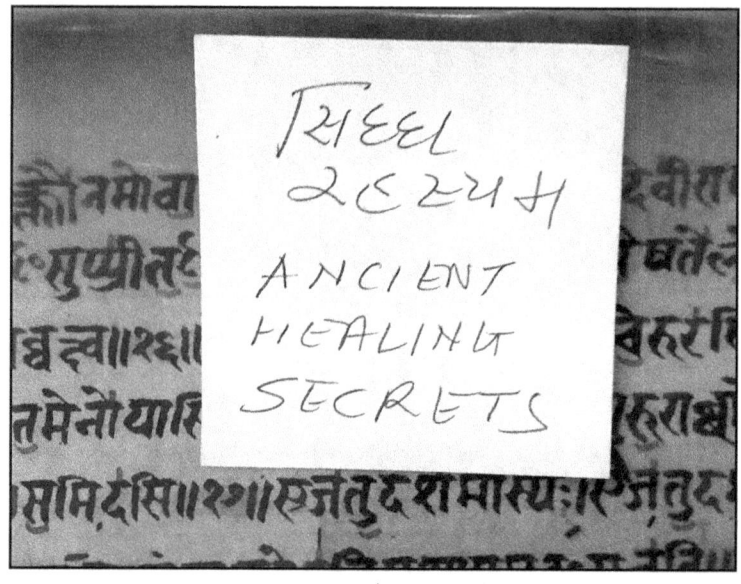

כתבי יד עתיקים המכילים סודות ריפוי עתיקים.

פיסת נייר צהובה בתחילת כל טקסט, כתובה באנגלית, סיפקה תיאור קצר של התוכן. הם נכתבו בכמה שפות: סנסקריט, טיבטי, נרלי, נפאלי וארדהמגאדהי או מגאדהי פרקריט. היו שם תרופות ביתיות ונוסחאות צמחים נגד סוכרת, סוגים שונים של סרטן, בעיות שיער, עור, מנטרות קדומות ומרמות להשגת אושר, שלווה ושפע. היו אפילו נוסחאות סודיות לנעורים ששימשו גברת בשם אמרפאלי, שד"ר נאראם הסביר כי כשהייתה בת מעל לשישים, נראתה שלושים שנה צעירה יותר. היא הייתה כה מושכת, שמלך בן שלושים וחמש התאהב בה למרות שהייתה לו כבר אישה צעירה ויפה. היה לי רצון עז לגעת בכתבים העתיקים האלה, אבל לא רציתי להסתכן בפגיעה בנייר השברירי.

"כל חיי התנהלו סביב מילוי הוראות המאסטר שלי", אמר ד"ר נאראם, "כדי שאוכל לפענח את העקרונות מהדפים העתיקים האלה ולהביא אותם למציאות של העולם המודרני באופן שישנה ואף יציל חיי אדם."

הייתה הפסקה ארוכה כשהנחתי למילים האלו להיכנס פנימה. שברתי את השתיקה בשאלה שבערה בתוכי זמן מה: "היכן התחיל כל זה עבורך?"

בעת שעטף בעדינות את הדפים העתיקים בבד הכתום, סיפר לי ד"ר נאראם את סיפורו.

"לפני שלושים שנה סיימתי את לימודי הרפואה באוניברסיטה."

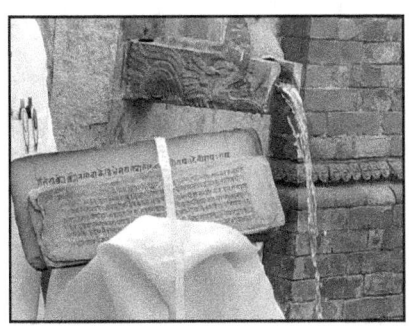 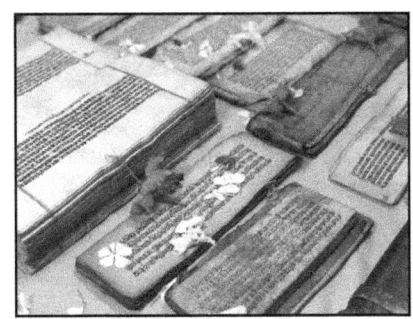

משמאל: ד"ר נאראם אוחז באחד הטקסטים העתיקים המכילים את סודות השושלת שלו לריפוי עמוק יותר ויותר. מימין: כתבי יד נוספים על השולחן.

"מה?! לפני שהיית הילר, הוכשרת כרופא?"

"כן. סיימתי תואר ראשון בשנת 1978 באוניברסיטת בומביי, והתקדמתי לתארים רפואיים באיורוודה ב-1982 וב-1984. אולם עדיין הייתי הרופא שהגיע משום מקום. היה לי חלום גדול לרצות לשנות את העולם. רציתי לעזור לאנשים להשיג בריאות מלאה בחיות, שקט נפשי ואנרגיה בלתי מוגבלת. אך לא הייתה לי אנרגיה, בריאות או שלווה בעצמי. יתרה מזאת, על אף כל השכלתי, עדיין עבדתי רק עם 'תיאוריית האולי'. אתה יודע מהי 'תיאוריית האולי'?"

משכתי בכתפיי ונענעתי בראשי.

"נניח שחולה בא ואמר שיש לו כאבי בטן. הייתי אומר, אולי גז, אולי חומציות, אולי גידול ואולי בעיה עם אשתו. הייתי נותן מגוון רחב של תרופות המבוססות על ניחושי 'אולי', והוא היה עוזב. כעבור חודש הוא היה שב עם אותה בעיה והייתי אומר, אולי זה פסיכוסומטי. הייתי מבלה שעות בהתייעצות עם מטופליי, ללא תוצאות. הייתי מתוסכל, מדוכא, עצבני וחרד. הרגשתי כמו כישלון. אכלתי אוכל רע כדי להרגיע את החרדה ועליתי מאוד במשקל. שקלתי מעל ל-100 קילו והתחלתי לתהות אם התרופות שבהן השתמשתי היו יעילות. אולי הבעיה הייתה שלא הבנתי אנשים. אולי לא הבנתי את האתגרים, החששות, הפחדים והדאגות האמיתיים שלהם. אולי זו לא הייתה העבודה הנכונה עבורי."

כשד"ר נאראם דיבר על כך שהוא לא היה מאושר, הרהרתי בעצב שלי. זה לא היה שם תמיד, אבל זה הגיע לעתים קרובות מספיק כדי לגרום לי להטיל ספק בדברים רבים בחיי. לפעמים זה נראה כמו דיכאון; לפעמים כחוסר סבלנות, או נרגנות כלפי עצמי ואחרים.

"לא הרווחתי כסף ולא היה לי סיפוק מהעבודה – לא הייתה לי שמחה פנימית," המשיך ד"ר נאראם, "ואז, יום אחד, נס שינה את חיי לנצח. טיפלתי בחולה בשם

שנקר (מבוטא שאן-קר). הוא הגיע בכל שבוע וישבנו יחד שעתיים לדון בבעיה שלו. ניסינו תרופות חדשות, אולם דבר לא עבד. לאחר שנתיים של פגישות ובהפתעה גמורה שנקר הפסיק להגיע. חשבתי לעצמי, ייתכן שסוף סוף ריפאתי מישהו. כמה חודשים לאחר מכן ראיתי אותו ברחוב והוא נראה מאושר. תהיתי, האם אני עזרתי לו? תשובתו טלטלה אותי עד היסוד.

"שנקר אמר לי, 'לא ד"ר נאראם. לא עזרת לי. לא משנה כמה זמן הקדשת, מעולם לא הבנת אותי. רק בלבלת אותי יותר ויותר.' השבתי לו, 'אני יודע שהבעיה שלי היא שאני לא מבין אנשים! אז איך מצבך השתפר?'"

שנקר סיפר שהוא הלך למאסטר גדול שהיה בן 115. האיש חש את הדופק שלו ותוך שתי דקות בלבד אמר לו בדיוק מה קורה בגופו, בנפשו וברגשותיו. הוא ייעץ לו מה עליו לעשות על מנת להירפא. ד"ר נאראם לא האמין שזה אפשרי, אבל לא ניתן היה להכחיש ששנקר נראה הרבה יותר טוב. הדו"חות הרפואיים שלו הראו שיפורים דרמטיים ברמת הסוכרת, בדלקת פרקים, בלחץ דם, באוסטאופורוזיס ובתפקוד הכליות. ד"ר נאראם שאל אותו כיצד יוכל לפגוש את המאסטר הזה ולהיווכח בעצמו.

"שנקר נתן לי את המיקום," המשיך ד"ר נאראם, "אבל לפני שהלכתי הכנתי רשימה של כל הבעיות שלי: דיכאון, חרדה, עצבנות, סוכרת, נשירת שיער והשמנת יתר. ואז נסעתי למאסטר הגדול הזה. המתנתי זמן רב לתורי ובזמן הזה תהיתי איך ייתכן שהאיש בן 115 ועדיין רואה תשעים לקוחות ביום. כשסוף סוף הגיע תורי, ההילר שם את אצבעותיו על דופק פרק כף היד שלי ואמר: 'הסוכר בדם גבוה. כמו כן, אתה רוצה לגדל שיער, לרדת במשקל, ואתה רוצה להחליף את העבודה. בנוסף אתה מדוכא, עצבני ומבולבל לגבי העתיד.'"

ד"ר נאראם עצר לרגע. "הוא הבין אותי, ואני לא יכול לומר לך כמה טוב היה לחוש מובן ככה, לעומק. מאוחר יותר אמר לי המאסטר שלי שבששת אלפי השנים האחרונות של ההיסטוריה האנושית הצורך הגדול ביותר שיש לאנשים הוא לא אהבה, אלא הבנה."

כאשר ד"ר נאראם שיתף את סיפורו, תהיתי האם בנוסף לאותה עזרה לאנשים עם בעיות כמו לחץ דם גבוה, סוכרת, דלקת מפרקים וכו', היו לאותו מאסטר גם סודות עתיקים שיכולים להפוך עצב לאושר?

ד"ר נאראם המשיך, "באבא רמדאס הבין אותי, והמפגש היחיד הזה שינה את חיי. קיבלתי מרשם למספר צמחי מרפא ושינויים בתזונה. התבקשתי לשוב לאחר חצי שנה. המאסטר אמר לי שאין לו עבורי תיקון מהיר. אם זה היה רצוני, היה עליי ללכת למקום אחר. הוא הציע ריפוי עמוק יותר שדרש התמדה וסבלנות. עשיתי

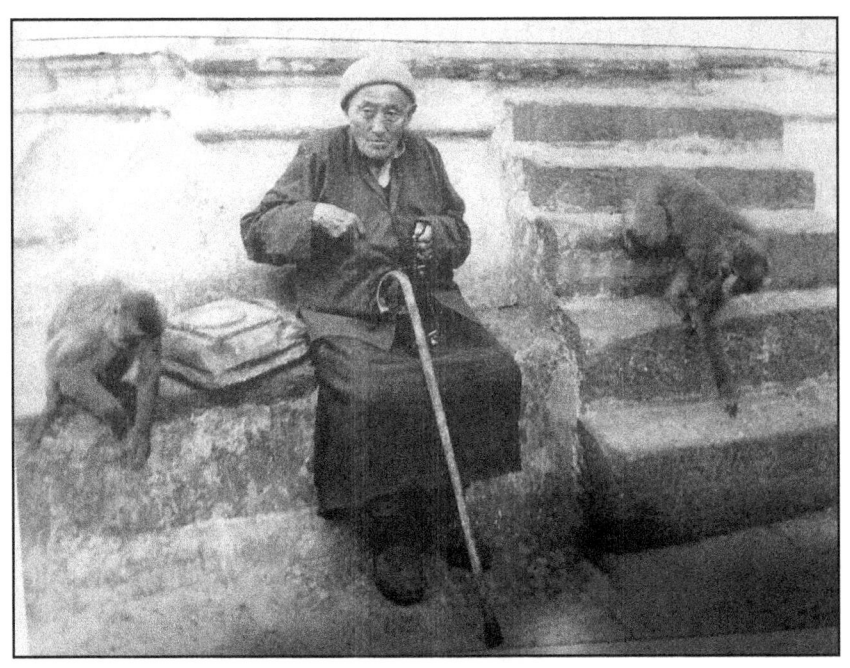

המאסטר של ד"ר נאראם, באבא רמדאס, בגיל 115.

בדיוק כפי שהוא אמר לי. זה ארך זמן אבל הסבלנות והמחויבות שלי השתלמו. המרשם פעל כמו קסם. ירדתי במשקל, מ–100 ק"ג למשקל העכשווי של 57 ק"ג. רמת הסוכר בדם ירדה משמעותית, מ–475 בזמן צום לרמה נוכחית של 96–105 בזמן צום. ושיערי צמח מחדש. כשהתחלתי את דרכי היה לי הרבה זמן אבל לא היה שיער. עכשיו יש לי הרבה שיער אבל אין לי זמן."

חייכנו שנינו. לאחר שהאזנתי לסיפור שלו אמרתי, "וואו... איזו מתנה."

"כן. אבל האם אתה יודע מה הייתה המתנה הגדולה ביותר שהוא נתן לי?"

"מהי?"

"הוא לימד אותי, באופן שלעולם לא אשכח, את הסוד הגדול ביותר להבנת עצמנו ואחרים. והוא גם לימד אותי את הסוד להצלחה בכל דבר."

"בששת אלפי השנים האחרונות של ההיסטוריה האנושית, הצורך הגדול ביותר שיש לאנשים הוא לא באהבה, אלא בהבנה."

- באבא רמדאס (המאסטר של ד"ר נאראם)

להבין את עצמנו על מנת להבין אחרים

ד"ר נאראם הסביר כיצד המפגש עם המאסטר כונן בו רצון ללמוד הכול על סודות הריפוי העתיקים. הוא חשב שלימוד שלהם הוא דרך להוכיח לאביו וחבריו שהוא לא כישלון עלוב. הוא יכול היה להראות להם שהוא עושה דבר ראוי ואינו מבזבז את חייו.

"אז הלכתי למאסטר הגדול הזה ואמרתי לו שאני רוצה ללמוד את האמנות הסודית והמדע של ריפוי דופק. באבא רמדאס השיב לי שטוב מאוד ושאחזור למחרת. למחרת שבתי וביקשתי שוב ללמוד את האמנות הסודית והמדע של ריפוי דופק. ושוב הוא אמר לי לחזור למחרת. הוא המשיך לומר לי שילמד אותי למחרת ואני המשכתי להגיע... וכך במשך מאה ימים!"

ד"ר נאראם סיפר שזה בלבל אותו לגמרי. ביום המאה הוא החליט שדי והתחייב שאם הוא לא ילמד אותו באותו יום, הוא יישאר ניצב מולו כסלע. הוא היה מוכן למות ובלבד שלא לזוז.

הוא ניצב מול באבא רמדאס ואמר, "באתי ללמוד ולא אעזוב עד שתסכים ללמד אותי."

באבא רמדאס שאל, "מי מחליט?"

"אני מחליט," אמר ד"ר נאראם.

"זו הבעיה שלך," ענה באבא רמדאס.

ד"ר נאראם עמד מול המאסטר בן ה-115 כמו סלע במשך שעות. "זה היה מדהים איך בזמן שהוא פגש מטופלים הוא גם צפה בי. כשעמדתי שם ראיתי אותו חש בדופק שלהם ואז קורא אותם כמו ספר פתוח בזה אחר זה. לאחר ארבע שעות הייתי צריך ללכת לשירותים. הוא ראה אותי מנענע את גופי ומצמיד את ירכיי בניסיון להתאפק. הוא אמר לי, 'ד"ר נאראם אני חושב שאתה רוצה ללכת לשירותים.' השבתי בחיוב והוא אמר, 'אז לך לשירותים.' השבתי לו שאני רוצה ללמוד ממנו והוא שוב השיב לי לבוא למחרת.'"

האופן שבו ד"ר נאראם סיפר את הסיפור, עם המחוות והבעות הפנים שלו, הצחיק אותי.

הוא הביט בי ואמר, "אתה יכול לצחוק, אבל התחלתי לבכות. באותו רגע, כנראה שמשהו קרה למאסטר. הוא אמר, 'בסדר, תפסיק לבכות.' שאלתי מה עליי לעשות והוא ענה, 'בוא, האימונים שלך מתחילים היום.' הייתי מופתע ומלא תקווה ושאלתי איך מתחילים. הוא אמר לי קודם כול ללכת לשירותים. הלכתי מיד לשירותים. כשחזרתי שאלתי אותו מה עליי לעשות כדי להתחיל באימונים

שלי. המאסטר הגדול שאל אותי כמה אנשים השתמשו בשירותים היום עד כה. ניחשתי שאולי שלושים או ארבעים והוא השיב שטוב מאוד ושאלך עכשיו לנקות את השירותים."

זה בלבל לגמרי את ד"ר נאראם. אחרי הכול הוא היה רופא וזה היה מתחת לכבודו. ד"ר נאראם אמר לבאבא רמדאס, "אדוני, אני חושב שבוודאי הבנת לא נכון. באתי ללמוד ריפוי בעזרת הדופק ולא ניקיון שירותים."

באבא רמדאס ענה במהירות, "אה, אתה רוצה ללמוד ריפוי בעזרת הדופק. אין בעיה, תבוא מחר."

וכך ד"ר נאראם הצעיר הלך מיד לנקות את השירותים.

"רק אחר כך הבנתי שהיה על באבא רמדאס לשבור את האגו שלי ולעזור לי להתמודד עם הפחדים שלי. זו הייתה המתנה הגדולה ביותר שהוא יכול היה לתת לי אי פעם. זה סוד אחד. שני המכשולים הגדולים ביותר בחיים שלנו (על מנת שנוכל לראות את עצמנו או אחרים בצלילות) הם אגו ופחד. אם יש לנו אגו גדול או פחדים, איננו יכולים לראות מה קורה בגוף, בתודעה וברגשותיו של המטופל. אגו ופחדים מונעים מאיתנו לראות את עצמנו בצורה צלולה. כיצד אם כן נוכל לראות את המתרחש אצל מטופל שמגיע אלינו?! איננו יכולים להרגיש את מה שהם מרגישים או להבין את מה שהם חווים. איננו יכולים להבין באמת את עצמנו או כל אדם אחר עד שנצליח להתמודד עם האגו והפחדים שלנו. עד אז, יכולת הראייה שלנו מעוננת ומטושטשת. באבא רמדאס אמר לי שהמרפא צריך לרפא תחילה את עצמו ועבורי החל הריפוי בניקוי השירותים."

למשמע סיפורו עלו בי השאלות הבאות:

כיצד משפיע עליי האגו שלי?

כיצד משפיעים פחדיי על חיי?

איך מעוררים אותי שני אלה כך שלא יתאפשר לי לראות את עצמי או אחרים בבירור?

כיצד הם משפיעים על האופן שבו אני מתנהל בתוך מערכות יחסים, עם משפחתי, במקום העבודה או בחיי הרוחניים?

נזכרתי בחוויה שחוויתי כמה חודשים לפני הנסיעה להודו. ניהלתי פרויקט של האיחוד האירופי באוניברסיטה בפינלנד והייתי גאה בכך. הייתי האמריקאי היחיד והחוקר הצעיר ביותר שמסר דיווחים בפגישות שנערכו בבריסל. עם זאת, לא כולם העריכו אותי. סטודנט לתואר שני מהולנד כתב לי דוא"ל מריר כדי לספר לי

עד כמה הוא לא אוהב את הדרך בה ניהלתי את תפקידי.

הרגשתי שלא מבינים אותי וכעסתי. שאר העמיתים החמיאו לי. מה לא בסדר עם הבחור הזה? שאלתי את עצמי. במקום להיות קשוב ולשאול שאלות נוספות שיעזרו לי לראות את נקודת מבטו, תקפתי אותו בהצביעי על כל המאפיינים בטיעוניו שהעידו על קוצר ראייתו וניסיתי להטיל בו פסול. אמרתי לו שאנשים מסוימים בפרויקט אינם מרוצים מהתמורה שסיפק שעבורה שולם לו שכר.

לא זו בלבד שהחמצתי הזדמנות ללמוד משהו על עצמי ולשפר את מצב הפרויקט, אלא שלא הצלחתי לראותו בצלילות. מאוחר יותר גיליתי שהוא היה שרוי בדיכאון וחווה קריסה בחייו האישיים. במקום להיות חלק מהפתרון בחייו, העצמתי את מרחב הבעיה.

"שני המכשולים הגדולים ביותר שלנו בחיים (לראות את עצמנו או אחרים בצלילות) הם אגו ופחד."

- ד"ר נאראם

כשהקשבתי לד"ר נאראם, הרהרתי בכמות הפעמים בחיי שלא הצלחתי לראות את הדברים בצורה ברורה עקב הפחדים והאגו שלי. במבט לאחור הבנתי עד כמה הרגשתי מבולבל וחסר ביטחון לעיתים קרובות, רציתי שאנשים יאהבו אותי, רציתי להיראות מצליח יותר ממה שהייתי. הייתי משקר אפילו על דברים טיפשיים כדי לנסות ולהשפיע על האופן שבו האחרים תפסו אותי. נהגתי להסתיר טעויות שעשיתי. כל הדברים הללו היו תוצרי לוואי של הנושאים העמוקים יותר, הפחד והאגו.

שאלתי את עצמי:

באיזה אופן היו חיי שונים לולא הייתי מושפע מהפחד והאגו שלי?

באיזה אופנים הייתי משתנה לטובה?

"כל כך הרבה אנשים מרחבי העולם מעריצים אותך," אמרתי לד"ר נאראם. "איך אתה מונע מהאגו שלך להעיב על שיקול דעתך עם כל השבחים הללו? איך אינך פוחד במצבים בהם המוניטין שלך מונח על כף המאזניים?"

"גם כיום הפחד והאגו עדיין באים והולכים. הייתי משקר לך אם הייתי אומר אחרת," ענה ד"ר נאראם. "כשג'יה הילדה עם האוטיזם הקשה, שרטה אותי והתחלתי לדמם בזמן שכולם צפו, הייתי עצבני לרגע. לא הייתי בטוח שהסודות העתיקים שלי יעבדו עליה והרגשתי צורך להוכיח את עצמי מול כל אותם אנשים."

"כך הרגשת?" שאלתי והרגשתי כמה נגעה בי הכנות והפגיעות שלו.

"כן," אמר ד"ר נאראם, "אבל זה נמשך רק לרגע ואז עשיתי שני דברים

שהמאסטר שלי לימד אותי והם החזירו אותי לאיזון."

"למה אתה מתכוון? מה עשית?"

"ראשית, המאסטר שלי לימד אותי כיצד להביא את תודעתי למקום של שקט, שלווה והתבודדות. זה מחזיר אותי לנקודת האיזון שלי. כשאני פועל מהמקום הזה, התוצאות הרבה יותר טובות. במקום הזה אין לי ממה לפחד ואין לי מה להוכיח לאיש. אני שם לב שאני איני העניין כלל. העניין הוא להיות בשירות האל כפי שהוא מתגלם באדם שנמצא לפניי. בכל פעם שאני מרגיש מחוץ לנקודת האיזון שלי או שאיני יודע מה עליי לעשות, אני שב לנקודת האיזון שלי, לשקט, לשלווה ולהתבודדות."

> "מהו הסוד לחזרה אל נקודת האיזון שלך? שקט, שלווה והתבודדות."
> - ד"ר נאראם

לא הבנתי. זה היה כאילו הוא דיבר אליי בשפה זרה. יעברו שנים עד שאבין למה הוא מתכוון, מתוך ניסיון חיי. באותו רגע, רק קיוויתי שהמשך דבריו יהיה הגיוני יותר עבורי.

"מה היה הדבר השני שהמאסטר שלך לימד אותך לעשות?"

הסוד להצלחה בכל דבר

ד"ר נאראם המשיך, "ניקיתי את חדר האמבטיה בחיפזון, להוט להתחיל ללמוד ריפוי באמצעות הדופק. כשחזרתי להודיע לו שסיימתי, נראה באבא רמדאס מופתע. הוא ביקש שאתן לו לבדוק. כששאלתי מה בדיוק ברצונו לבדוק, הוא השיב שהוא רוצה לבדוק את טיב העבודה שלי."

ד"ר נאראם חש חסר ביטחון כשהמאסטר בדק את חדר השירותים. "עבודה גרועה מאוד, ד"ר נאראם," אמר באבא רמדאס. "אם אינך יודע כיצד לנקות את השירותים, כיצד אתה מתכוון לנקות רעלים וחסימות בגופם, בתודעתם, ברגשותיהם ובנפשם של אנשים?"

ד"ר נאראם עצר לרגע, הביט בי ואמר, "מתוך החוויה הזו לימד אותי המאסטר את הסוד הגדול הבא: כל מה שאתה עושה בחייך – בין שזה ניקוי השירותים ובין שהכנת אוכל או בדיקת מטופל – תן מעצמך 100 אחוז!"

שאלתי, "אבל האם ישנם אנשים שנותנים 100 אחוזים מעצמם ועדיין לא מצליחים?"

"זה אולי נכון, אבל רוב האנשים לא נותנים בפועל 100 אחוזים מעצמם, כי הם

עצלנים או חוששים להיכשל. כשאתה מתחיל לתת בפועל 100 אחוזים מעצמך בכל הדברים שאתה עושה, איכות אחרת של הנאה נכנסת לחייך. הפחד פוחת ואתה מתחיל לראות תוצאות שונות מאוד."

כשד"ר נאראם דיבר, שוב נדדו מחשבותי.

> אם הייתי כן עם עצמי, האם נתתי מעצמי את מאת האחוזים בכל מה שעשיתי?
>
> האם בכלל נתתי מעצמי 100 אחוזים אי פעם בדבר שעשיתי?
>
> האם נתתי את כל כולי ללא קשר לציפיות שהיו לסובבים או לדרגת החשיבות שהתלוותה לתוצאה?

למרבה הצער יכולתי לחשוב על דוגמאות רבות שבהן התשובה הייתה – לא. אולי משום שלא הערכתי מספיק דבר מה ואולי מכיוון שהתרחשו דברים רבים מדי בו זמנית. לעתים קרובות התחבאתי מאחורי מחשב או טלפון שהסיחו בקלות את דעתי ולא הצלחתי להישאר נוכח עם אנשים שהיו איתי באותו החלל.

ד"ר נאראם המשיך, "לדברי המאסטר שלי, איננו יכולים לשלוט בבחירות של אנשים אחרים ואפילו לא בתוצאות הבחירות שלנו. אנחנו יכולים רק לאפשר להן להתגלות."

> סוד להצלחה מס' 1:
> "בכל מעשיך בחיים, תן מעצמך את מאת האחוזים" (גם אם מדובר בניקוי השירותים).
>
> - ד"ר נאראם

"אבל אנחנו יכולים לשלוט בבחירות שלנו," הוספתי וניסיתי להשלים את מילותיו, "ולתת 100 אחוז מעצמנו בכל מה שאנחנו עושים."

"הבנת!" הוא אמר בהנאה כשהבנתי את הסוד הראשון של התורות הקדומות.

בזמן שד"ר נאראם דיבר הבנתי שהוא פונה אליי באותה התלהבות ואינטנסיביות כאילו דיבר מול קהל של אלף איש. הוא נתן 100 אחוז מעצמו בעת ששיתף את הסיפור הזה איתי. הדוגמה האישית שנתן הרשימה אותי עמוקות אף יותר מהדברים שאמר.

"אבל איך אוכל לעשות זאת כשתשומת ליבי מתפזרת בין כל כך הרבה דברים?"

"האם תרצה שאראה לך נקודת מרמה כדי לעזור לך להיות שליו, נוכח וממוקד יותר?"

"כן בבקשה."

הוא הדגים זאת בלחיצה על הנקודה שסייעה לו להרגיש יותר רגוע ונוכח, כך שיכול היה לתת 100 אחוז מעצמו לכל אדם ובכל רגע.

הערות היומן שלי

סוד מרמה שאקטי ליותר שלווה, נוכחות ומיקוד

לאורך היום, לחצו באמצעות האצבע המורה של יד ימין על הנקודה בין הגבות ומעט מעל לקו גובה הגבות, 6 פעמים.

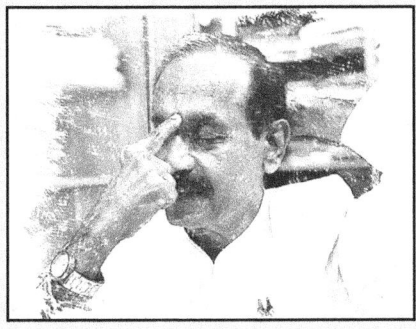

ד"ר נאראם אמר, "שאלת בהתחלה, כיצד למדתי את הסודות האלה לריפוי עמוק יותר? ובכן, התשובה הפשוטה היא שמילאתי אחר דברי המאסטר שלי לפני למעלה משלושים שנה. המאסטר שלי אמר לי לתת 100 אחוזים מעצמי בכל מה שאני עושה, אז חזרתי מיד וניקיתי את השירותים במאת האחוזים שלי. כשיצאתי אמרתי לו שזה בסדר ושעכשיו אני רוצה להתחיל ללמוד. המאסטר ענה לי שהאימון שלי למעשה החל."

להישאר צעיר בכל גיל

ד"ר נאראם למד את האומנות והמדע של הסידהא–ודה עם המאסטר שלו במשך אלף יום. הוא למד סודות שאבדו מן העולם אך נשתמרו על ידי שושלת מאסטרים איתנה ורציפה. ד"ר נאראם החליט להקדיש את שארית חייו לשלושה נושאים:

1) אבחון וריפוי בעזרת הדופק וששת המפתחות לריפוי עמוק יותר;
2) הסודות לחיים של למעלה ממאה שנה בבריאות ובחיות;
3) ו"מערכת ההישגים העתיקה" שמסייעת לאנשים לגלות ולהשיג את מה שהם מאוד רוצים לחייהם, וליהנות מזה.

מעל לכל, ביקש ד"ר נאראם להבין כיצד ייתכן שבאבא רמדאס היה נראה צעיר כל כך.

"תאמין או לא, במדינה שלי כשאתה בן חמישים וחמש או שישים, אתה מתחיל לחשוב על פרישה," אמר. "כשאתה בן שישים אתה פורש לגמלאות ויש לך התלהבות מעטה לחיים. כשאתה בן שישים וחמש אתה מוצא את עצמך עומד בתור ומחכה למוות. האיש הזה היה שונה כל כך. הוא היה בן 115 והיה מלא שמחת חיים. מעולם לא ראיתי דבר כזה!"

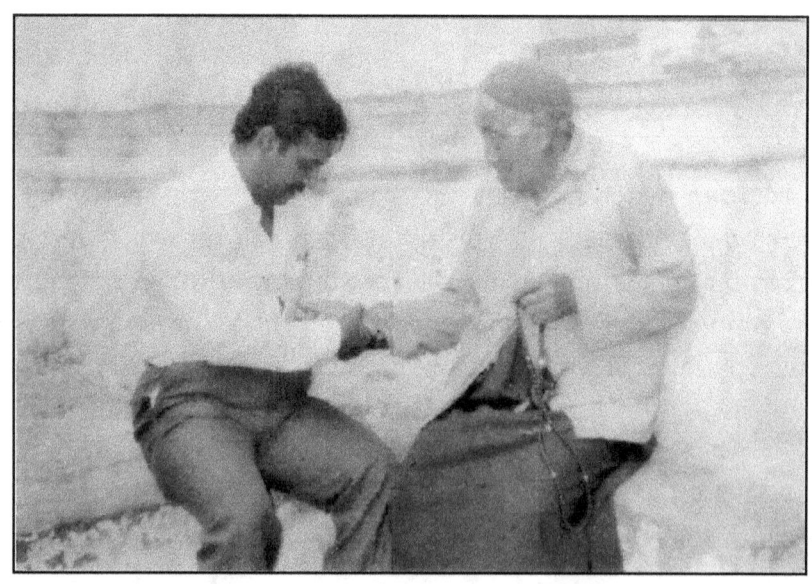

ד"ר נאראם הצעיר נבחן על ריפוי בעזרת הדופק על ידי המאסטר האהוב באבא רמדאס.

האופן שבו ד"ר נאראם תיאר את הדברים הצחיק אותי – אנשים שחיכו לתורם למוות. אולם הצהרתו הדהדה בתוכי. רבים מהאנשים שהכרתי פיתחו בעיות בריאותיות חמורות בשנות החמישים, השישים והשבעים לחייהם. הנחתי שאלה הם החיים, אדם מזדקן, הגוף מתחיל לכאוב, להתפרק ואז מתים.

ד"ר נאראם המשיך, "כשאנשים שאלו את המאסטר שלי בן כמה הוא, הוא היה משיב שהוא בן 115 שנים ועוד הרבה שנים לפניו. באותו זמן, הוא היה בריא, עירני, ועדיין עבד קשה."

כשנתתי לדברים לשקוע, תהיתי כיצד השתנתה תפיסתו של ד"ר נאראם את החיים כשראה את המאסטר שלו חש כה "צעיר" בגיל 115.

"האם אוכל לחלוק איתך סוד נוסף של מיליון דולר?"

"כן."

"בעוד שבמדינות רבות אנשים מנסים לפרוש מהעבודה, בשושלת שלי אנחנו חובבי עבודה. עבורנו העבודה היא כמו תפילה. עמל בעבודה שאתה אוהב גורם לך להרגיש צעיר, לא משנה מה גילך."

סוד להצלחה מס' 2: "עשה את עבודתך כמו תפילה. לעסוק בעבודה שאתה אוהב גורם לך להרגיש צעיר, לא משנה מהו גילך."
- ד"ר נאראם

"איך המאסטר שלך עשה זאת?" שאלתי. "מה היה הסוד שלו להישאר צעיר בכל גיל?"

"עכשיו אתה שואל שאלה של מיליארד דולר. רק תהיה מוכן, אם אלמד אותך את זה, חייך ישתנו לנצח."

"בסדר", השבתי. חשתי ערני יותר ופתחתי במחברתי דף חדש.

"מעצם שיתוף חלקים של הסוד הזה עם אלפים רבים של אנשים מכל רחבי העולם, ב-108 מדינות שונות, אנחנו עדים לתוצאות שהם מכנים ניסים. כאשר הם מנסים אפילו חלק מהסוד הזה, לאחר שניסו כל כך הרבה דרכים אחרות שלא הניבו תוצאות, הם חווים ריפוי עמוק יותר לעיתים קרובות – הסוכרת שלהם פוחתת או נעלמת; כאבי דלקות המפרקים שוככים והם מתחילים ללכת שוב; הכתף הקפואה שלהם משתחררת; מצבם של הילדים עם בעיות קשב וריכוז משתפר; שיער ראש צומח מחדש לאנשים קירחים; חל שיפור אצל אנשים עם בעיות שינה; יש ירידה במשקל; הפחתה בדיכאון; היעלמות אלרגיות אסטמה; שיפור נראות העור; עלייה ברמות האנרגיה והסיבולת; ועוד כל כך הרבה דברים אחרים.

"לסידהא-ודה יש שישה מפתחות סודיים של ריפוי עמוק יותר, שיכולים לשנות את הגוף, הנפש והרגשות של כל אחד."

- ד"ר נאראם

"הסוד הזה אפשר למאסטר שלי לחיות עד לגיל מופלג שכזה ובנוסף סייע לו להיות בעל גמישות רבה, תעצומות נפש גדולות, שמחת חיים ובריאות תוססת."

"מה הוא עשה?" שאלתי. "אתה יכול לחלוק את זה איתי?"

ד"ר נאראם היסס לרגע, ואז רכן לעברי ואמר בקול שקט אך החלטי, "לסידהא-ודה יש שישה מפתחות סודיים לריפוי עמוק יותר, שיכולים לשנות את גופו, נפשו ורגשותיו של כל אחד - ששת המפתחות שבאמצעותם ראית כעת סיטואציות בלתי אפשריות הופכות לאפשריות."

לפתע נשמע צופר של מכונית. הוא עצר לרגע והביט מהחלון. זו הייתה המונית שבאה לאסוף את אלישיה ואותי לשדה התעופה. שאלתי במהירות, "מה הם? מה הם ששת המפתחות לריפוי עמוק יותר? כיצד אוכל ללמוד אותם?"

"תבוא מחר," הוא השיב עם קריצה קטנה.

"אבל אני לא יכול. אני נוסע לניו יורק ואז ליוטה."

הוא חייך, השתהה שוב ואז אמר לאט, "משום מה אלוהים הביא אותך אליי ואותי אליך. אתה לא חושב?"

הנהנתי והוא המשיך, "בפעם הבאה שניפגש, אם ניפגש שוב, אולי אשתף אותך בששת המפתחות החזקים האלה שהמאסטר שלי שיתף איתי, בסוד העתיק האבוד להישאר צעירים בכל גיל."

יצאנו החוצה, אל המקום בו המתינה כבר אלישיה ליד המונית.

כשפתחתי את הדלת להיכנס פנימה, קרא לי ד"ר נאראם ואמר: "זה יהיה טוב מאוד אם תוכל להיפגש עם מריאנג'י בניו יורק."

הערות היומן שלכם

כדי להעמיק ולהגדיל את היתרונות שתחוו מקריאת ספר זה, הקדישו מספר דקות וענו בעצמכם על השאלות הבאות:

כיצד האגו והפחד משפיעים על חייכם?

_____
_____
_____

כיצד עשויים להשתנות לטובה חייכם לו הייתם מושפעים פחות מפחד ואגו?

_____
_____
_____

אילו תובנות, שאלות או הבנות נוספות עלו בכם מקריאת פרק זה?

_____
_____
_____

פרק 6

האם גהי מחלב פרה ונקודות סודיות על גופכם יכולים לגרום ללחץ הדם שלכם להיות תקין בתוך דקות?

ההיגיון הוא חסר אונים בביטוי האהבה.
המשימה שלכם אינה לחפש אחר אהבה, כי אם לחפש ולמצוא את כל המחסומים בתוככם שבניתם כנגדה.
- רומי

העיר ניו יורק

הפרידה מאלישיה בשדה התעופה במומביי הייתה מתוקה–מרירה. למרות שהתאכזבתי מכך שלא נכנסנו למערכת יחסים, שמחתי שהייתה מרוצה מחוויותיה בהודו והיה לה חזון ברור יותר לגבי המשך חייה.

אף שהייתי בלחץ להגיע לאבי, שמחתי על כך שהייתה לי עצירה של שמונה–עשרה שעות בניו יורק. זה אפשר לי די זמן לראות קצת מהעיר ולפגוש את מריאנג׳י שהייתה עם ד״ר נאראם בפעם הראשונה שפגשתי אותו בלוס אנג׳לס. אולי תוכל לסייע עם תשובות לכמה מהשאלות שלי.

לפני שנחתי בשדה התעופה JFK ראיתי את העיר ניו יורק רק בתוכניות טלוויזיה

וסרטים. מזג האוויר היה בהיר וקריר – ההפך ממומביי. שמחתי שלקחתי איתי מעיל וכפפות. לקחתי את הרכבת התחתית לטיימס סקוור וזיהיתי מהטלוויזיה את המקום שבו הכדור יורד בערב ראש השנה, מוקף באורות המהבהבים של מסכי ענק המפרסמים מוצרים ומופעי ברודווי. חלפתי על פני אלפי אנשים ברחובות, מדברים בעשרות שפות שונות, כולם מביטים על המסכים ובחלונות הראווה.

כשצעדתי ברחובות הרגשתי כמו נמלה זעירה, לעומת חומת גורדי השחקים האינסופית. אנשים, מראות, צלילים וריחות מילאו את הרחובות. רק כשהגעתי לסנטרל פארק פינו הבניינים את מקומם לטבע ירוק. קניתי קצת בוטנים חמים ממוכר ברחוב. אהבתי את המבטא הניו יורקי שלו.

הלכתי לחנות מייסי'ז. זיהיתי אותה מהטלוויזיה מהתקופה שבה צפיתי כילד במצעד של חג ההודיה. משפחתי אף נהגה לצפות שוב ושוב בסרט נס ברחוב 34. נכנסתי לחנות הספרים בורדרס שהייתה צמודה למדיסון סקוור גארדן, התחממתי עם כוס משקה חם ושוטטתי בין המדפים והשולחנות שעליהם הוצגו לראווה מאות ספרים. ספר שנקרא האלכימאי שמעולם לא שמעתי עליו ואת שמו לא הבנתי משך את עיני. קניתי אותו מבלי להבין מדוע.

עד לשעות אחר הצהריים המוקדמות ראיתי את בניין האמפייר סטייט, השדרה החמישית, בניין קרייזלר, מרכז רוקפלר, גשר ברוקלין, מטה האו"ם, מוזיאון המטרופוליטן לאמנות ואת וול סטריט שוקק החיים. נדהמתי מכמות המקומות שראיתי בעיר ניו יורק בתוך יום אחד בלבד ומאידך מכמות המקומות שעוד נותרו לי לראות.

בעת שקרבתי לאתר מגדלי התאומים שנפלו בפיגוע של ה-11 בספטמבר 2001, תחושה מוזרה התגברה בתוכי והשתהיתי לרגע. כשהבטתי מבעד לגדר, ראיתי בורות פעורים באדמה במקום שבו עמדו פעם הבניינים. למרות שההריסות פונו ובאתר נבנתה אנדרטה יכולתי לחוש את הדי החורבן. כל אלה שהכרתי ושהיו בחיים באותו רגע נוראי זכרו היטב היכן היו כששמעו על המטוסים שהתנגשו במגדלי התאומים. כולנו ראינו בחדשות את המגדלים עולים בלהבות וקורסים בעת שאנשים ניסו להימלט מהם, מכוסים באבק. הייתי אז בדירתה של אחותי הצעירה כשאמרה לי, "שמעת? ניו יורק מותקפת!" צפינו בעשן שעלה מהמגדל הראשון וראינו את המטוס שהתנגש במגדל השני. נחרדתי. תהיתי מי תוקף אותנו, מדוע וכיצד אוכל להגן על משפחתי ועל עצמי.

באותו יום מתו שם 2,977 איש מ-115 מדינות שונות, כולל 441 עובדי הצלה שנענו לקריאת החירום, ביניהם צוותי כיבוי אש, שוטרים, חובשים וצוותי רפואת חירום. הייתי המום כשגיליתי שרבים נוספים מתו עקב שאיפת רעלים שאליהם

נחשפו בזמן הבעירה.

ביציאה מאתר ההנצחה הקודר, פסעתי אל עבר באטרי פארק ואז הבחנתי במשהו מאוד מוכר, אף על פי שמעולם לא ראיתיו בעבר – פסל החירות. כשהסתכלתי על הגברת האייקונית אוחזת בספר ולפיד, חשבתי על הדברים הרבים והשונים שייצגה ארצות הברית עבור אנשים ברחבי העולם כולו. מה היא סימלה עבור חבריי באירופה, עבור ההודים שפגשתי זה עתה, עבור השבטים של הילידים האמריקאים שהיו כאן הרבה לפני המהגרים, וגם עבור המחבלים שריסקו את המטוסים לתוך מגדלי התאומים?

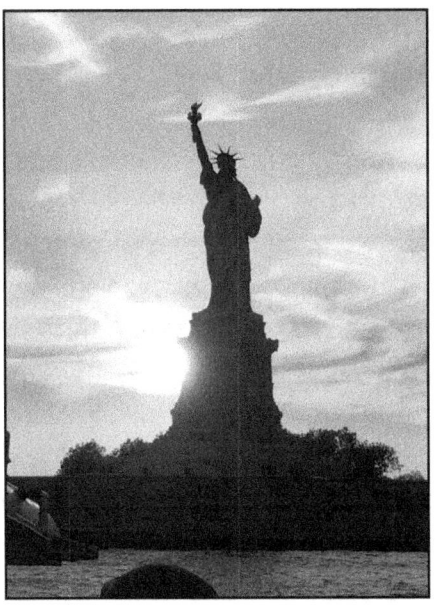

פסל החירות באי החירות בניו יורק.

הייתי שקוע עמוק במחשבות וחוויתי הצפה כשהגעתי לתחנת גרנד סנטרל. עליתי על רכבת המאסף למחוז ווסטצ׳סטר שעצרה בכל תחנה. ראיתי חלקים מניו יורק שלעיתים רחוקות ניתן היה לראות בסרטים. ברגע שהרכבת התרחקה מגורדי השחקים והותירה אותם מאחור, הפך הנוף לירוק אינסופי שהקיף אגמים ונהרות יפהפיים ושובץ בעיירות וישובים קטנים. לבסוף, ברגע של שלווה והתכנסות, התפנו מחשבותיי לעסוק בפגישה הקרובה עם מריאנג׳י.

הוא הציל את חיי

מריאנג'י נולדה באיראן לאב רוסי ואם פרסית. עתה היא התגוררה בניו יורק וסייעה לד"ר נאראם מזה מספר שנים. הייתי נרגש לקראת הפגישה איתה בביתה. הייתה לה אישיות חזקה וישירה. למרות שנפגשנו פעם אחת בלבד, התגנבה דאגה לליבי שמא לא אהבה אותי.

> "זה יהיה מאוד קטנוני אם אעזור רק לאלה שאני אוהבת או שאוהבים אותי."
> - מריאנג'י

כאילו שקראה את מחשבותי הכמוסות, אמרה לי מריאנג'י במפתיע כשהגעתי, שזו לא הייתה בעיה שלה אם אנשים אהבו אותה או לא. "זה יהיה מאוד קטנוני אם אעזור רק לאלה שאני אוהבת או שאוהבים אותי," אמרה.

כדי להפחית את אי הנוחות שחשתי התחלתי לשאול שאלות. בזמן שאכלנו מרק שעועית מאש (מונג), היא סיפרה לי על חייה. מריאנג'י זקפה לזכותו של ד"ר נאראם את הצלת חייה יותר מפעם אחת, כולל בעת טיול מעבר לים.

"במהלך הטיול שאל אותי ד"ר נאראם, אם לחץ הדם שלי גבוה. עניתי שלא. שהוא תמיד נמוך."

"כשהייתי ילדה," סיפרה לי, "אמי לקתה בשבץ מוחי קשה. היא הייתה משותקת לחלוטין ואפילו לא הצליחה לסגור את העפעפיים על מנת לישון. היה צורך לכסות אותן בפיסת בד כהה כדי שהיא תוכל לנוח. חשבתי שהיא בלתי מנוצחת ושיש לה את כל התשובות. כעת ראיתי אותה שוכבת שם כל כך פגיעה, הרגשתי כל כך עצובה, קטנה וחסרת אונים."

בזמן שמריאנג'י דיברה חשבתי על אמי. למרות האתגרים שלנו, היא תמיד נראתה לי כל כך חזקה, כמעט בלתי ניתנת לעצירה. איך יהיה זה אם יום אחד אמצא את אמי משותקת וחסרת אונים? מה אעשה? שמחתי שמריאנג'י המשיכה לדבר – רציתי לנער את המחשבה הזו מראשי.

"לא רציתי שאנשים יראו אותי בוכה," אמרה מריאנג'י, "אז התחבאתי מאחורי הווילונות. הייתי כל כך מבולבלת. הסתובבתי והסתובבתי מאחורי הווילונות עד שהתלפפו בשערי והוא נמשך. תחושת הכאב בשערי הנמשך בחוזקה הייתה התחושה היחידה שיכולתי להרגיש באותו רגע נורא והיא השיבה אותי למציאות והביאה עימה את המודעות לחוויית ההלם שחוויתי. אמי הייתה רק בת שלושים ותשע. היא הייתה נכה ומשותקת בצד ימין של גופה למשך שארית חייה. מאותו

רגע זכרתי לעד שהדבר שפגע באמי היה לחץ דמה הגבוה."

מכיוון שלחץ דם גבוה הוביל לשבץ של אמה, חששה מריאנג'י מיתר לחץ דם ולכן מדדה לעתים קרובות את לחץ הדם שלה.

ארבע שעות לפני שטסה הביתה, שאל אותה ד"ר נאראם שוב אם יש לה לחץ דם גבוה. מריאנג'י הייתה כל כך בטוחה שלחץ הדם שלה בסדר עד שביקשה ממנו למדוד אותו רק כדי להסיר את דאגתו. היא הייתה המומה לגלות שלחץ הדם שלה היה גבוה במיוחד – 220/118! זה יכול היה בקלות לגרום לה לשבץ מוחי או גרוע מכך, ולכן לעלות על טיסה של 17 שעות לא היה בא בחשבון.

"ד"ר נאראם הביט בי ברצינות ושאל אם אתן לו לעזור לי. הפחד שלי וזיכרונות המאבק והסבל של אמי הציפו אותי. הייתי המומה וחרדה כל כך. לא יכולתי להירגע."

ד"ר נאראם אמר לה לשכב עם הראש על הכרית. הוא הניח כף גהי על החלק העליון של ראשה, הקיש קלות, ואפשר לגהי לחדור לגולגולת שלה. ואז הוא הניח כף גהי על על כל אחת מהרקות בו זמנית, והניע את אצבעותיו בתנועה מעגלית בכיוון השעון. לאחר מכן הוא הניח כף גהי על טבורה, ואז על הקשת של כל כף רגל. הוא עשה את כל התהליך פעמיים.

"בשלב זה, בדק ד"ר נאראם את לחץ הדם שלי מחדש," אמרה מריאנג'י. "הוא צנח כמעט בארבעים נקודות, והיה כעת 182/104. ד"ר נאראם חזר על התהליך פעם נוספת ולחץ הדם שלי ירד שוב ל-168/94. הוא עדיין לא חש בנוח עם התוצאות, בידיעה שעליי לעבור מסע ארוך חזרה לניו יורק. הוא חזר על התהליך פעם נוספת ורק לאחר מכן הייתי קרובה ללחץ הדם הרגיל שלי, 120/75."

"וואו, זה מדהים," אמרתי.

"אני יודעת שזה יכול להיראות פשוט או אפילו פרימיטיבי לחלק מהאנשים," אמרה, "אבל ריפוי עתיק יכול להיות יעיל ביותר והוא לא נועד רק למקרי חירום. מרמה, בנוסף למפתחות האחרים של סידהא-ודה, ניתן לעשות באופן קבוע לקבלת תוצאות ארוכות טווח. בזכות הסודות הללו שמרתי על לחץ דם תקין כמעט שבע שנים ללא עזרת תרופה כלשהי."

הערות היומן שלי

סודות ריפוי קדומים לשמירה על לחץ דם תקין*

1) **מרמה שאקטי** - שימו כף גהי על קצה הראש, בטבור ובתחתית כפות הרגליים. כמו כן שפשפו גהי בתנועה מעגלית על הרקות, תוך כדי לחיצה כלפי מטה בתנועה האחרונה. נשמו כמה נשימות עמוקות, נוחו חמש עד עשר דקות, ואז החלו שוב בתהליך.

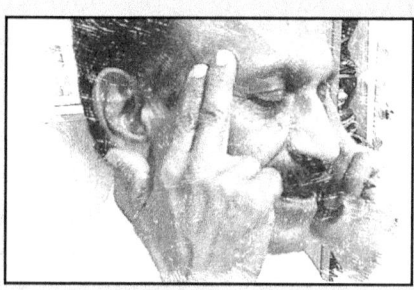

2) **תרופות צמחיות** - היא לקחה פורמולת צמחים שנוצרה לתמיכה בלחץ דם תקין, שכללה רכיבים כמו קליפת ארג'ונה ופניורט, ונוסחת צמחים אחת להרגעת הנפש, שכללה רכיבים כמו מי הייסוף, גוטו קולה, ליקוריץ ואשווגנדה.*

*מידע (כולל רכיבי מפתח) לנוסחאות הצמחים המוזכרים בספר מופיע בנספח. בונוס: כדי לראות את המרמה שהודגמה, אנא עיינו באתר החינמי

"תוכלי לספר לי עוד מהיכן הגיעה הסידהא–ודה?"

"אמנות הריפוי העתיקה והמדע של סידהא–ודה היא בין צורות הרפואה הוותיקות והמורכבות ביותר. הטקסטים העתיקים המכילים טכניקות והוראות ריפוי הועברו מהמאסטר הילרים לתלמידים נבחרים במשך דורות. אורח חיי הנוודות של המאסטרים מילא תפקיד חשוב באיסוף מידע. רופאים מטיילים נחשפים לסביבות, מחלות ותרבויות שונות. הם גם לומדים מהמקומיים על שיטות הריפוי שלהם ועל צמחי מרפא אזוריים.

"כתבי היד העתיקים הועברו לד"ר נאראם על ידי המאסטר שלו, באבא רמדאס, שבאותה תקופה היה ראש השושלת. הוא חי 125 שנה ולפני שעבר מן העולם הזה

הוא העניק את מעמד ראש השושלת לד"ר נאראם. יחד עם כתבי היד, קיבל ד"ר נאראם את התואר סידהא נאדי ויידיה, שמשמעותו 'מאסטר של ריפוי דופק'.

"האופן שבו ד"ר נאראם הוריד את לחץ הדם שלי תוך פחות משעה ללא תרופות, הוא דבר שרוב הרופאים המודרניים אינם מבינים, אך מי שרוצה ללמוד את השיטה הזו יכול לעשות זאת בקלות ולהפיק מכך תועלת."

משרתים את אלה שמשרתים

שני מבקרים הגיעו לביתה של מריאנג'י באותו זמן שביקרתי אצלה: מרשל סטקמן וחוזה מסטרה. הם היו המייסדים השותפים (יחד עם רוזמרי נולטי ונחמיה בר-יהודה) של ארגון ללא מטרות רווח בשם "משרתים את אלה שמשרתים" (STWS). יחד הם הובילו את המאמץ לסייע לכבאים, שוטרים ואנשי שירותי הצלה אחרים שנפגעו ב-11 בספטמבר. הייתה זו אחת מאותן פגישות שהייתי רוצה שיימשכו זמן רב יותר.

"לאחר שהאבק שקע, רוב האנשים חזרו לחייהם," הסביר מרשל. "אך יותר משלושים אלף אנשי שירותי הצלה שאפו אדים רעילים או ספגו אותם בעורם ואלה השפיעו על ריאותיהם, העיכול שלהם, השינה והנפש שלהם והפכו את חייהם לקשים יותר."

חוזה אמר, "הקשר שלי עם ד"ר נאראם הוא שנתן לי את הרעיון שאולי ריפוי עתיק יכול לעזור במקומות בהם שיטות אחרות אינן מספיקות. קודם לכן השתתפתי בסדנא של ד"ר נאראם, שנתנה לי בהירות לגבי הייעוד שלי בחיי. ידעתי שאני רוצה לעזור לכבאים ולאנשי שירותי ההצלה." הוא סיפר כיצד האנשים האמיצים האלה סבלו ממגוון עניינים בריאותיים, כמו דיכאון, בעיות במערכת הנשימה, פוסט טראומה, כתמים שחורים בריאות ואובדן זיכרון – אם לציין כמה מהם. מרשל וחוזה היו גאים בערימת המכתבים שהציגו בפני, מאותם כבאים וצוותים אחרים שנהנו מתוספי הצמחים של ד"ר נאראם שסופקו להם ללא עלות.

הם סיפרו לי על וירג'יניה בראון, קצינת משטרה לשעבר שעבדה שמונה חודשים ב"גראונד זירו" בזמן פינוי הפסולת. היא סייעה ליחידת הטראומה ותמכה בשמירה על הביטחון. למרות שחבשה מסכה רוב הזמן, היא פיתחה שיעול

כרוני. תפקוד הריאות שלה ירד, הרעלים השפיעו על עצמותיה ומפרקיה והיא לא הצליחה לישון טוב. אחד העובדים הרפואיים סיפר לה על תוכנית "משרתים את אלה שמשרתים" והיא לא היססה. לאחר שנטלה את תמציות הצמחים במשך שנתיים, התוצאות הותירו את הרופא שלה בהלם.

הם הראו לי את המכתב שכתבה: "יש הרבה שוטרים ועובדים אחרים מ"גראונד זירו" עם בעיות דומות לשלי שהחמירו. רבים מתו. אני מכירה כמה שחלו בסרטן, אמפיזמה ומחלות ריאה שונות שלא נעלמו. לעומתם תפקוד הריאות שלי השתפר. הרופא שלי נדהם. גם מצב העצמות שלי השתפר! אני באמת מאמינה שזה מאוד קשור לנוסחאות הצמחים של ד"ר נאראם, כי מצבם של האנשים שאני מכירה ולא נטלו אותן החמיר. גם אחרי שפרשתי, אני עדיין נוטלת את תמציות הצמחים ובסך הכול אני מרגישה שהן תורמות בצורה חיובית לבריאותי. אני ישנה הרבה יותר טוב וכל הגוף מווסת טוב יותר. תודה רבה על כל זה."

תוך כדי האזנה חשבתי כמה יפה הסיפור הזה. בעקבות הדברים שכבר ראיתי, חלק ממני ביקש להאמין שכל זה נכון. עם זאת, הבנתי שסיפורים כמו זה הם רק אנקדוטות והיה לי צורך בראיות נוספות. ישנה עדיין האפשרות שמצבה השתפר מסיבות אחרות. שאלתי, "האם יש ראיות מוצקות שמוכיחות כי תמציות הצמחים הן שעזרו לה? הרי ודאי שהממשלה העניקה את הטיפול הרפואי הטוב ביותר האפשרי לגיבורי ה–9/11. האם יכול להיות שמה שעזר לה הוא למעשה משהו אחר שנטלה?"

"לא היה חוסר בטיפול או בעזרה לאנשים אלה," אמר חוזה. "רופאים הופיעו מכל מקום כדי להעניק תמיכה. הם עשו ככל יכולתם, אך אנשים נותרו בסבלם. בעוד שהשיטות האחרות לא הצליחו לסייע למטופלים, צמחי המרפא של ד"ר נאראם עשו פלאים עבורם."

"אבל אל תאמין לנו," אמר מרשל. הוא העביר לי מאמר שנכתב על ידי עמיתים ופורסם בכתב עת רפואי (Alternative Therapies in Health and Medicine) שתיעד מחקר על אנשי שירותי ההצלה ב–9/11 שהשתתפו בתוכנית הפיילוט בחסות STWS. "המחקר נערך על ידי שני רופאים מכובדים, שתיעדו את חוויותיהם של הכבאים ואנשי שירותי הצלה אחרים שהשתמשו בתכשירים הצמחיים של ד"ר נאראם לעומת טיפולים רפואיים קונבנציונליים."

לדברי החוקרים, אלה שנטלו את תמציות הצמחים חוו "שיפורים משמעותיים". לדבריהם, בתוצאות שנראו באוכלוסייה הזו "החשופה לרעלים בסיכון גבוה" בלטו במיוחד "תסמינים ספציפיים שדווח כי לא השתפרו תחת טיפול רפואי קונבנציונלי ובכללם שיעול, קשיי נשימה, עייפות, תשישות, הרגשה

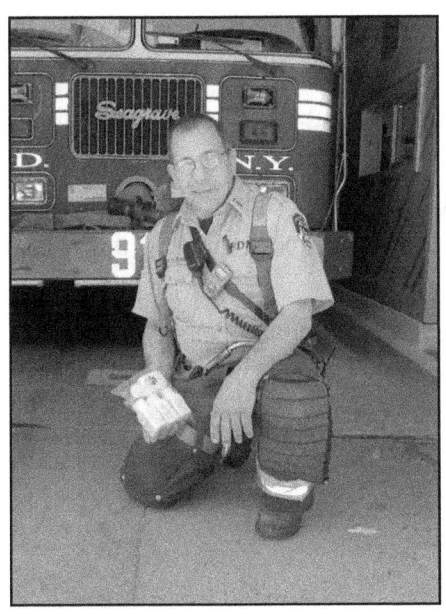

כבאי FDNY שנהנה מנוסחאות הצמחים.

לא טובה, קשיי שינה ותופעות אחרות." הדו"ח תיאר היעדר תופעות לוואי שליליות מהשימוש בצמחי המרפא, מלבד אחוז קטן שסבל מחוסר נוחות בקיבה במשך מספר ימים בעת תחילת הטיפול. המשתתפים במחקר חוו שיפור משמעותי בתסמינים רפואיים שלא נעלמו לפני כן. הם לא נזקקו עוד למשאפים, שנתם השתפרה מאוד, מערכת החיסון השתפרה, השיעול פסק, ציסטות נעלמו, כתמים שחורים בריאות נעלמו, הזיכרון השתפר, הדיכאון והעייפות פחתו, האנרגיה עלתה, והייתה להם שוב תקווה.

"יש לנו כל כך הרבה סיפורים כאלה שאני יכול לחלוק איתך," אמר מרשל. "98 אחוז מהמשתתפים במחקר אמרו שהם ימליצו על תוכנית הצמחים לחבר עם תסמינים דומים והם אכן עשו זאת. לכן התוכנית הולכת וגדלה ולכן באנו לדבר עם מריאנג'י. עלינו להבין כיצד להשיג עוד תמציות צמחים ולקבל אותן באופן קבוע."

"בדרך כלל יש משברים במדינות מתפתחות", הוסיף חוזה, "כמו רעבים בהודו או באפריקה. ארצות הברית או אירופה עוזרות במקרים הללו. והנה זו אחת הדוגמאות הראשונות שאני פוגש שבה מישהו ממדינה מתפתחת כביכול מגיע למעצמה עולמית כמו ארצות הברית ועושה בה עבודה הומניטרית כה גדולה. ד"ר נאראם עזר וממשיך לעזור לאנשים בארצות הברית במהלך המשבר שלנו. אנחנו זקוקים לו מאוד, והוא עושה זאת על חשבוננו!"

"יש לי הרגשה שיש סיבה שהובילה אותך לכאן."
- מריאנג'י

הייתי צמא לשמוע עוד, אבל בחוץ נשמע צופר רכב. שוב המתינה לי מונית שתוביל אותי לשדה תעופה.

מריאנג'י ליוותה אותי אל הדלת. היא הביטה אל תוך עיניי ואמרה, "יש לי הרגשה שיש סיבה שהובילה אותך לכאן. אולי ישנו קשר שנוצר עוד לפני לידתך. מי יודע, אולי הובלנו אליך בגלל משהו שאתה אמור לעשות בחייך וגם

בחיים שלנו."

לא הייתי בטוח כיצד נכון להגיב והודיתי לה על זמנה. כשהתיישבתי במונית והבטתי מהשמשה האחורית אל עבר ביתה, הבחנתי בהבדל בהרגשתי באותו רגע, לעומת האופן שבו חשתי לפני הביקור. היה לי הרבה על מה לחשוב. הדרך שבה מריאנג'י, מרשל וחוזה דיברו על ד"ר נאראם ועבודתו, בנחישות כה רבה, גרמה לי להטיל ספק בספקנותי. המפגש שלי איתם גרם לי להרהר באמונותיי לגבי דברים כמו מאכלים שהיו טובים עבורי, כמה זמן אפשרי שאדם יחיה ומדוע אני בחיים עכשיו. אולי האמונות שלי היו מוגבלות ונשענו על בסיס מידע מוטעה וייתכן שהן עיכבו אותי ממפגש עם משהו טוב יותר.

ההיווכחות בכך ששיטות אלה פעלו על אנשים הדהימה אותי, אולם עדיין היו לי הסתייגויות. חשבתי שהצלחת הטיפול של ד"ר נאראם נבעה מאפקט הפלצבו או אולי נבעה מתוך איזה תרגיל שהיה זמין רק לד"ר נאראם. רציתי ללמוד עוד.

הערות היומן שלכם

כדי להעמיק ולהגדיל את היתרונות שתחווו מקריאת ספר זה, הקדישו מספר דקות וענו בעצמכם על השאלות הבאות:

מהו האירוע שבו נחשפתם לאנרגיה רעילה - פיזית, נפשית ו/או רגשית?

____

____

____

____

מדוע לדעתכם הובלתם לקרוא בספר זה על ריפוי עתיק?

____

____

____

____

אילו תובנות, שאלות או הבנות נוספות עלו בכם מקריאת פרק זה?

____

____

____

____

פרק 7

הרגע ששינה את חיי

המקום שבו אתה נמצא כעת, אלוהים סימנו במפה עבורך.
- חפיז

יוטה

כשהגעתי לבית הוריי במידווייל, יוטה, אבי קיבל את פני בדלת. שאפתי את ניחוחות הלחם הביתי שאמי הוציאה זה עתה מהתנור. היא בירכה אותי בחום מהמטבח לפני ששבה למשימות הרבות שברשימת המטלות שלה. יכולתי להבחין שאמי ואבי חשו הקלה מעצם נוכחותי שם. כשהבטתי בעיני אבי יכולתי לראות שמתחת לחיוך העדין הסתתרה דאגה עמוקה. כשפנינו לעבר משרדו ראיתי אי נוחות פיזית באופן הליכתו.

כשהוא סגר את הדלת מאחורינו, התיישבתי בכיסא מול שולחנו והוא התיישב בכיסא נוסף לצידי. השתררה שתיקה ארוכה בחדר ועיניו היו נעוצות ברצפה. נראה היה שהוא שקל מהיכן להתחיל.

עיניו נעו מעלה אט אט כדי לפגוש את מבטי המבולבל.

"לא סיפרתי לאמך," אמר, "ועדיין לא סיפרתי לאחיך ולאחיותיך." שוב

הייתה הפסקה ארוכה ומבטו חזר והופנה אל הרצפה. מצחו ופניו היו מכווצים בריכוז עמוק. עיניי נפערו בדאגה עקב אי הוודאות שאחזה בי. הוא הרים את מבטו מהרצפה ויצר איתי קשר עין לשבריר שנייה לפני שהסיט שוב במהירות את מבטו לחלל הריק שלצידי. הוא הרים את ידו הימנית אל מצחו ושפשף אותו באיטיות באצבעותיו. אף על פי שידו הסתירה את פניו באופן חלקי ראיתי את עיניו מתמלאות בדמעות. הוא נאבק במילים עד שלבסוף אמר, "אני אפילו לא יודע אם אשאר בחיים עד סוף השבוע הזה."

פי נפער בתדהמה. לא היו לי מילים. התבוננתי בו כשניגב את הדמעות מעיניו. האם שמעתי אותו נכון? זה הפתיע אותי לחלוטין. הרגשתי כאילו מישהו נתן לי אגרוף בבטן. ראשי הסתובב. כל מה שהיה בראשי לפני כן התפוגג באחת והיה חסר משמעות לחלוטין. ליבי הלם. לא יכולתי לדמיין שאאבד את אבי. לא הייתי מוכן לכך, בטח לא באופן מיידי כל כך. לא בצורה הזו. הייתי חייב להבין עוד.

"מה קורה, אבא?"

"אני לא יודע איך לומר לך את זה." הוא התקשה לספר לי ובאותה מידה לי היה קשה לשמור על ריכוז. "יש לי כל כך הרבה כאב בכל הגוף. אני מרגיש כאילו הטיחו אותי אל הקיר. בלילה אני שוכב ער במיטה ומתייסר כל כך עד ש..." שוב מצחו התכווץ ופניו התהדקו ומבטו צנח אל הרצפה.

"מה, אבא?"

כשעיניו עדיין נעוצות ברצפה, הוא נענע את ראשו מצד לצד באיטיות ואמר, "אין בן בעולם שאמור לשמוע בשורות כאלה מאביו, אבל בכנות אומר לך, הכאב העצום בו אני שרוי מביא אותי למחשבות שאולי עדיף כבר שאמות מאשר שאמתין לבוקר המחרת."

דבריו שקעו בתוך ליבי כסלעים כבדים. אבי תמיד היה אדם חיובי. לעתים רחוקות דיבר על אתגריו ואם אי פעם עשה זאת, תמיד הוסיף נימה של אופטימיות וש"הדברים משתפרים" או ש"יש אנשים טובים שעוזרים". מעולם לא שמעתיו אומר משפט עגום שכזה. חשתי שאיני יכול לשלוט ברגשותיי.

אבי הרים את עיניו וראה אותי מנגב את הדמעות הטריות שזלגו על לחיי. הוא הושיט את ידו הימנית והניח אותה על כתפי.

לאובדן של אחותי שחוויתי בילדותי הייתה השפעה כזאת, שלא יכולתי להתמודד גם עם האפשרות לאבד את אבי. תמיד הנחתי שהוא יהיה בחתונה שלי ויקריא סיפורים לילדים שיוולדו לי. היו לי כל כך הרבה שאלות שמעולם לא שאלתיו ודברים שמעולם לא עשינו יחד כי הנחתי שיהיה די זמן. הייתכן שכעת נותרו לי רק כמה ימים יקרים במחיצתו?

מוחי השתולל. נאבקתי להשיב את המיקוד שלי לדבר החשוב ביותר באותו רגע. הצלחתי לאסוף את עצמי מספיק על מנת לשאול, "איך אוכל לעזור לך, אבא?"

"אני אכן זקוק לעזרתך, בן," הוא אמר. "תמיד היית אחראי. עליי למסור לך מידע לגבי מקום הימצאם של הרשומות, החשבונות והסיסמאות שלי. במידה שלא אהיה כבר בחיים ביום שיבוא, איני רוצה להשאיר אחרי בלבול או קצוות רופפים, שיהא על אמך להתמודד עימם."

הוא דיבר בבהירות ושמר על קור רוחו, אך היה ברור שהוא מותש ומדוכא. כשפתח את מגירת שולחנו כדי לשלוף את התיקייה עם סיסמאותיו, הבחנתי במשהו נוסף תחתיה. בדרך כלל על שולחנו הייתה ערימת ניירות. הוא איגד אותה למען הספר שהוא חלם לכתוב על מפעל חייו. עכשיו היא פינתה את מקומה על השולחן ונתחבה עמוק במגירה. במקומה עמדה כעת קופסת נעליים מלאה בבקבוקי תרופות שונים.

"בן, בשלב זה אתה היחיד שאני מספר לו על כך כי איני רוצה שהאחרים ידאגו. צריך לסדר את הכול."

היה בי חוסר רצון להאזין למידע שסימל את האות לסיום חייו, אולם ידעתי שיהיה לו שקט נפשי לכשיעביר לידיי את הסיסמאות שלו ולכן גייסתי את מלוא הקשבתי.

אחר כך התחלתי לחקור אותו שוב. "אילו טיפולים אתה מקבל? חייב להיות משהו נוסף שנוכל לעשות כדי לעזור!"

"אני מטופל אצל ארבעה רופאים בעלי הכשרה רבה. הם מנסים כל מה שהם יכולים לחשוב עליו. אולם כבר החודש אמרו לי שניים מארבעת המומחים שאינם יודעים מה עוד יוכלו לעשות עבורי. הם אמרו שניסו כל מה שהם יודעים ונגמרו להם הרעיונות. גם לשניים האחרים לא נותרה הרבה תקווה."

אבי סבל במשך שנים, אך מכיוון שמעולם לא התלונן, לא היה לנו מושג שמצבו רע כל כך. הוא היה בן 71 ובגיל 25 אובחן כחולה בדלקת מפרקים שגרונית שעבורה קיבל תרופות חזקות. תופעות הלוואי גרמו לבעיות חמורות אחרות. הוא נשלח לראות רופאים נוספים וקיבל עוד תרופות. כעת נטל 12 תרופות עבור מגוון תופעות הכוללות כולסטרול גבוה, לחץ דם גבוה, כאבים בחזה, כאבים ברגליים, סוכרת, בעיות שינה, בעיות במערכת העיכול, כאבי מפרקים בלתי נסבלים, אנרגיה נמוכה, דיכאון מתגבר וזיכרון שנחלש עקב הופעת דמנציה מוקדמת. אמו חלתה באלצהיימר באופן חמור והוא חשש שגם הוא ילקה במחלה בצורה חריפה. בנוסף לכל אלה, הושתלו שני סטנטים בליבו וניתוח מעקפים היה אף הוא אפשרות

שהונחה על השולחן.

בהיעדר פתרון נראה לעין כלשהו ומתוך תחושת ייאוש אמרתי: "אבא, לא סיפרתי לך הרבה על המסע שלי להודו. האם תרצה שאשתף אותך בדברים שראיתי שם?"

קודם לכן לא סיפרתי הרבה כי לא לחלוטין הבנתי בעצמי את מה שחוויתי. אולם לאור המצב סיפרתי לאבי את כל הסיפורים שזכרתי, על כל מה שהיה עשוי להביא תקווה שריפוי אפשרי.

"כמו כן אבא, ליום האב אני רוצה לתת לך משהו," אמרתי תוך כדי נשימה עמוקה. "אני רוצה לקנות לך כרטיס טיסה כדי שתפגוש את ד"ר נאראם ולא משנה היכן הוא כעת בנסיעותיו."

חשבתי שהאפשרות שיפגוש את ד"ר נאראם תביא לאבי תקווה, אך במקום זאת הוא נראה מותש יותר. גופו היה שרוי בכל כך הרבה כאב שרק המחשבה על טיסה רוקנה אותו מאנרגיה. מעבר לכך הוא לא יכול היה לדמיין שפשוט על ידי אבחון הדופק שלו, יכול מישהו לעזור לו. במיוחד לאחר שעבר בדיקות רפואיות מקיפות וקיבל טיפול מטובי הרופאים שלא צלח.

"כבר ניסיתי טיפולים אלטרנטיביים," אמר. "ניסיתי הומאופתיה, רפלקסולוגיה, דיקור סיני, רפואה סינית ועוד. כולם הבטיחו תוצאות נהדרות, אך במקרה שלי מעולם לא סיפקו הקלה רבה. באמת בן, אני רק רוצה שתזכור היכן הסיסמאות שלי."

"אבא, בבקשה תסמוך עליי בזה. נוכל לפחות לנסות?" המתח שחשתי ניכר היה בוודאי בתחינתי.

"בשלב זה," אמר בחיוך מעושה, "החדשות הטובות הן שלפחות אין לי מה להפסיד."

קליפורניה

חזרה לעיר המלאכים

האמת שלא ידעתי אם ד"ר נאראם מסוגל לעזור לאבי, אבל לא היה לי עוד למי לפנות. נכנסתי לאינטרנט, מצאתי את לוח הזמנים של נסיעותיו, התקשרתי למספר הטלפון שהופיע שם והזמנתי פגישה לאבי עם ד"ר נאראם בלוס אנג'לס. לא היה זמן לבזבז.

כשהגענו לשם כבר המתינו המוני אנשים. כמה עשרות מילאו טפסים או חיכו

לקריאת שמם. אבי נראה עייף וחיוור מהנסיעה ומהכאבים בגופו. נאמר לי שזמן ההמתנה היה בין שלוש לשש שעות.

היו אפילו יותר אנשים מהרגיל בגלל אירוע שד"ר נאראם דיבר בו, יום קודם לכן. הופתעתי לשמוע מאנשים שהוא זכה לתשואות של שש דקות שלמות בעת שהיה על הבמה. בזמן שאבי ואני המתנו, הגיחו מדי פעם אנשים מחדר ההתייעצות של ד"ר נאראם וניגשו אלי.

"אתה ד"ר קלינט?" הם שאלו.

"כן, אבל איני ד"ר לרפואה, אני חוקר אוניברסיטה," הבהרתי.

"ד"ר נאראם ביקש לחלוק איתך את הסיפור שלי," אמרו.

שאלתי לשמם ושוחחנו על מה שהביא אותם אל ד"ר נאראם. שוב הופתעתי לשמע המרחקים שאותם אנשים גמאו על מנת לפגוש אותו. הם הגיעו מכל רחבי העולם. שמתי לב שמגוון האנשים היה רחב להפליא, כמעט מכל גזע, מוצא אתני, דת ומעמד סוציו-אקונומי.

אבי נראה עייף מכדי לקחת חלק בשיחות, אז הלכתי איתם לקצה החדר או למסדרון כדי לשוחח. בין השיחות שבתי אל אבי וחלקתי איתו את הדברים שלמדתי.

מטופלת ראשונה חשפה כיצד ד"ר נאראם תיאר את כל מה שלא תקין אצלה מבלי שאמרה מילה, כולל בעיות שזיהה בשתי חוליות בגבה. היא הראתה לי דוחות רפואיים וסריקות שאישרו את מה שהוא זיהה באמצעות הדופק שלה. אדם אחר נדהם כיצד ד"ר נאראם ידע על הסוכרת שלו ועל חסימה בלב רק מאבחון הדופק שלו. ד"ר נאראם אמד במדויק, ברמת דיוק של עשירית הנקודה, את רמת הסוכר בדם ותיאר בפירוט את החסימה בעורק. בעלים של מלון קרוב סיפר שלקה במחלת צליאק חריפה. לפני שפגש את ד"ר נאראם חווה כאבים בלתי נסבלים כשאכל מזון עם גלוטן. "עכשיו אני יכול לאכול פיצה שלמה ולשתות בירה בלי שום בעיה."

הייתי סקרן להבין מה גרם לכל האנשים האלה ובפרט האמריקאים, להיות פתוחים לשיטת הריפוי האלטרנטיבית הזו. שאלתי את ד"ר ג'ובאני שהיה שם גם כן ושידעתי שהוכשר אצל ד"ר נאראם בהודו במשך תקופה. הוא ביקש לחלוק על הניסוח שלי ואמר, "מדוע לקרוא לגישתו של ד"ר נאראם 'אלטרנטיבית', שהרי היא עתיקה יותר מהרפואה המערבית באלפי שנים. אם בכלל משתמשים בהגדרה זו, השיטה של ד"ר נאראם ומרפאים מסורתיים אחרים היא המקור ואילו הרפואה המערבית צריכה להיחשב כאלטרנטיבית. אני מעדיף להשתמש במונח 'רפואה משלימה' מכיוון שהגישות אינן אמורות להתנגש זו בזו."

"מדוע לקרוא לגישתו של ד"ר נאראם 'אלטרנטיבית', שהרי היא עתיקה יותר מהרפואה המערבית באלפי שנים. אם בכלל משתמשים בהגדרה זו, השיטה של ד"ר נאראם ומרפאים מסורתיים אחרים היא המקור ואילו הרפואה המערבית צריכה להיחשב כאלטרנטיבית. אני מעדיף להשתמש במונח 'רפואה משלימה' מכיוון שהגישות אינן אמורות להתנגש זו בזו."

- ד"ר ג'ובאני

כששוחחתי עם ד"ר ג'ובאני, ראיתי את אבי מתנועע בכיסאו באי נוחות ברורה.

משחשתי את דבקותו של ד"ר ג'ובאני בשיטתו של ד"ר נאראם, העזתי להתוודות בפניו על עניין שהטריד אותי. "אני יודע שעבור רוב האנשים, ד"ר נאראם מתאר במדויק את מה שהם מרגישים מאבחון הדופק שלהם, אולם שוחחתי גם עם אחרים שסיפרו שהחמיץ פרט חשוב כשחש את הדופק שלהם. הם הרגישו אכזבה."

"עם כמה אנשים דיברת בסך הכול?" הוא שאל.

"עד כה, גם כאן וגם בהודו כנראה כמאה."

"ומבין כל האנשים הללו, כמה אמרו שהוא פספס משהו?"

לאחר שהרהרתי בסיפורים עניתי, "אולי שניים או שלושה."

"ראשית, האין זה מדהים שאחוזי הדיוק כה גבוהים? על פי המדגם שלך, זה דיוק של 97 אחוז, פרק זמן קצר ועם מגוון נושאים מאוד רחב. האם אתה יודע שברפואה המערבית, גם לאחר בדיקות מקיפות אנו הרופאים לעיתים קרובות לא יכולים לזהות את מקור הבעיה? לדוגמה, אנו יכולים לראות שיש לחץ דם גבוה על ידי מדידה, אך רק בכ–20 אחוז מהזמן אנו מצליחים לזהות את הסיבה. פירוש הדבר שב–80 אחוז מהמקרים אנו רק מנחשים כמיטב יכולתנו ורושמים תרופות לוויסות. אם התרופות גורמות לתופעות לוואי רבות מידי, אנו בודקים שימוש בתרופה אחרת על מנת לבחון אם היא עובדת טוב יותר. אני לא אומר שד"ר נאראם מושלם או שהוא לא עושה טעויות. מוכשר להפליא כפי שהוא, הוא עדיין אנושי. אני רק מכיר בכך שאחוז הפעמים שהוא מצליח לזהות נכון את בעיית הליבה ולעזור לאנשים להירפא ממנה כאשר הם ממלאים אחר עצתו הוא גבוה ביותר.

"ועוד דבר שאתה צריך לדעת הוא שד"ר נאראם משתמש בתבניות ובאוצר מילים אחר לתיאור בעיות רפואיות לעומת הרפואה המערבית. יש לו שיטה עתיקה להבנה ולסיווג מחלות. הוא מכנה מחלה כ'אי נוחות'. היו מספר אנשים לאורך השנים ששאלו אותי איך הוא פספס משהו באבחון הדופק שלהם

וכשחזרתי להסתכל בהערותיו של ד"ר נאראם ראיתי שהוא אכן זיהה את בעיית הליבה בצורה נכונה על פי צורת ההסתכלות של מדע הריפוי העתיק שלו, גם אם לא הגדיר את המחלה על פי הנהוג בלקסיקון המערבי. לדוגמה, על פי שושלתו אין מחלה שנקראת סרטן. הם לא רואים בסרטן את מקור הבעיה. מה שאנחנו מכנים כסרטן, נראה עבורם כתסמין של חוסר איזון עמוק יותר המכונה טרידושאר. המאסטר הילרים הללו עושים שימוש בשיטות מתוחכמות שצלחו את מבחן הזמן על מנת לתת מענה לחוסר האיזון. יחד עם ניסיונם העשיר ניתן להיווכח כי חוסר האיזון והתסמינים הנלווים אליו מתפוגגים לאיטם."

לא לגמרי הבנתי את דבריו, אז שאלתי עוד שאלות. אבל מעבר לתשובותיו היה זה הביטחון שהקרין אשר הקל חלק מדאגותיי. חיפשתי כמה שיותר אישורים לכך שאני לא משוגע שהבאתי את אבי לכאן. בכל פעם שחזרתי לשבת לצד אבי הוא כפה על עצמו חיוך לפני שחזר לנוע באי נוחות בכיסאו. הבאתי לו מעט מים. הוא אחז בכוס בשתי ידיו וגמע אותם בהודיה.

כמה חולים נוספים פנו אליי. הם נולדו במדינות כמו הודו, פקיסטן ובנגלדש, אולם כיום התגוררו בארצות הברית. למדתי עוד על חייהם לצד חוויותיהם עם ד"ר נאראם. אחת האמהות סיפרה לי, "בעלי ואני הגענו לאמריקה בתקווה שזה יועיל לילדינו. אלא שאז ליבי נשבר כשילדיי איבדו עניין בתרבות, באמונה ובמסורת ההודית שלנו. במקום זאת הם התמכרו לטלפונים ולמחשבים שלהם והתעניינו יותר בחבריהם מאשר בלימודים." היא דאגה שמא ילדיה לא יקיימו את מסורתם ולא יטפלו בה ובבעלה בעת זקנה.

הייתה גם קבוצה של צעירים מהודו ופקיסטן שלמדו ועבדו כעת בקליפורניה ועניין כזה או אחר הוביל אותם בסופו של דבר לבקש עזרה מד"ר נאראם.

"בחורים כמונו נאבקים לעיתים קרובות עם הזהות שלנו", אמר לי אחד מהם, "איננו חשים שייכות לאף אחת מהתרבויות." גם כשהתקבלו לאוניברסיטאות הטובות ביותר בארצות הברית, נמשכו חלקם לסמים, אלכוהול ומין. הם ניהלו מערכות יחסים עם בני זוג שלא אושרו על ידי הוריהם. כל אלה גרמו להם להרגיש מרוחקים ממשפחותיהם. "לעתים קרובות אנחנו מתקשים למצוא עבודה הגונה. אנחנו נותרים בתפקידים זוטרים ומצפים מאיתנו לעבוד קשה יותר עבור שכר נמוך ומעט כבוד, בגלל מעמדנו החוקי במדינה." היה לי עצוב לשמוע שנשים צעירות התבקשו לעיתים לתת שירותי מין למעסיקיהן כדי לשמור על עבודתן שאיפשרה להן להישאר בארצות הברית.

סטודנטית אחת סיפרה לי, "אני לחוצה בגלל הלימודים ומערכות היחסים שלי. אני אוכלת אוכל שאינו בריא עבורי. אובחנתי עם חוסר איזון הורמונלי והוספתי

למשקלי קילוגרמים רבים. בנוסף אני סובלת מאקנה ובעיות עור אחרות. לפני מספר שנים הייתי דוגמנית עבור מגזינים ואילו עכשיו אני לא רוצה לצאת מהבית. אני לא מרגישה טוב עם עצמי ואני דואגת שלעולם לא אתחתן במצבי. בתסכולי התחלתי להתרעם על הוריי, על המורשת שלהם ועל הלחץ שאהיה מושלמת כשאני לא." דבריה השפיעו עליי. גם אני חשתי את הלחץ להיות מושלם כשידעתי שאני לא.

ואז סיפורו של עורך דין צעיר אחד עורר בי השראה. הוריו היו מהודו. הם עברו לארצות הברית כשהיה צעיר, כך שהוא לא חש קשר חזק להודו. במובנים מסוימים, הוא ממש זלזל בתרבות של הוריו. "ואז, בזמן שהייתי בבית הספר למשפטים," הוא אמר, "פיתחתי בעיה בשם ויטיליגו, שגורמת לטלאים לבנים להופיע על העור. היא התפשטה תחילה בזרועותיי ואז לידיי ולפניי. צעירים רבים הסובלים מבעיה זו נאבקים בדימוי העצמי ובדאגה שהוא ישפיע על היכולת שלהם להינשא. לא היו טיפולים מערביים שהציעו ריפוי. כך שנראה לי בלתי סביר שד"ר נאראם יוכל לעזור."

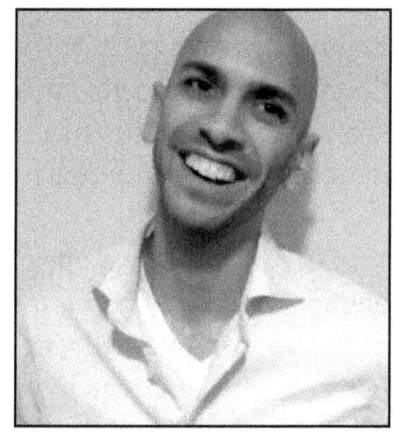

סמיר, עורך דין צעיר מבוסטון שהתגבר על ויטיליגו.

אבל סמיר ניסה בכל מקרה. "בתחילה לאט לאט הצבע התחיל לחזור, וכעבור שנתיים כל הכתמים הלבנים נעלמו! יש אמריקאים הודים רבים כמוני שגדלו בעיקר באמריקה ואין להם כבוד רב לתרבות ההודית שלנו. השיטות של ד"ר נאראם שינו אותי באופנים רבים. אילולא פיניתי לי את הזמן לחוות זאת בעצמי, לא הייתי יכול להאמין בריפוי עתיק," אמר. כשראה שהפתרון לבעיה הזו לא קיים ברפואה המערבית ומאידך כן קיים בידיו של מומחה הודי למדע ריפוי עתיק, הוא סיפר ש"החוויה איפשרה לי להעניק שוב כבוד לתרבות שלי, למורשת שלי ולמקום ממנו הגעתי, יותר מכל חוויה אחרת."

"אילולא פיניתי לי את הזמן לחוות זאת בעצמי, לא הייתי יכול להאמין בריפוי עתיק. אולם החוויה איפשרה לי להעניק שוב כבוד לתרבות שלי, למורשת שלי ולמקום ממנו הגעתי, יותר מכל חוויה אחרת."

- סמיר

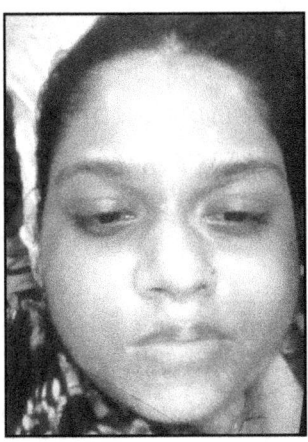
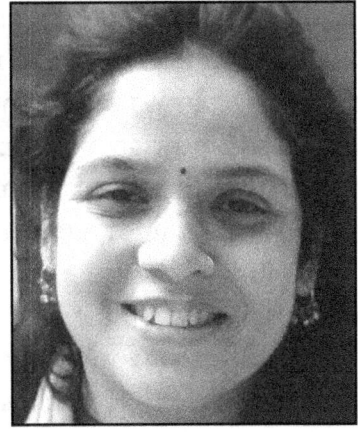

משמאל: אישה עם ויטיליגו במשך 10 שנים. מימין: חודשים לאחר משטר תזונה וצמחי מרפא של ד"ר נאראם.

הערות היומן שלי

שלושה סודות ריפוי קדומים לעור נהדר*

1) **מרמה שאקטי** - משני צידי המפרק העליון של הקמיצה הימנית, לחצו ושחררו 6 פעמים. חזרו על כך פעמים רבות ביום.

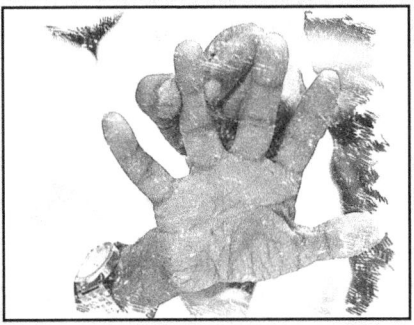

2) **תרופות צמחיות** - סמיר השתמש בקרם ונטל כמה טבליות צמחים לעור, שכללו מרכיבים כמו אזדרכת הודית (נים), כורכום, שמן קוקוס, ריחן הודי ופלפל שחור. *

3) **סודות דיאטה** - אכלו רק מאכלים ללא גלוטן, ללא חלב ונטולי סוכר.

*מידע (כולל מרכיבי מפתח) לנוסחאות צמחים המוזכרים בספר זה מופיע בנספח.
בונוס: כדי לגלות סודות נוספים לעור נהדר, בקרו באתר החינמי
MyAncientSecrets.com.

בהמשך ניגש אליי זוג צעירים מוסלמים יפיפה. "עזבנו את מדינתנו כדי לחיות באמריקה, בתקווה לשלווה והזדמנויות רבות יותר," אמר לי הבעל, "ואז הגענו לכאן רק כדי לגלות שאנשים רבים מתייחסים אלינו בצורה גרועה מחשש שאנחנו טרוריסטים. השקענו מאמצים רבים כדי להכיר חברים חדשים ולהראות להם שהאסלאם האמיתי עוסק בשלום. הגענו לאמריקה בתקווה להקים משפחה ולגדל ילדים, אבל החלום התנפץ." הרופאים אבחנו את הצעיר כחסר זרע. ספירת הזרע שלו הייתה אפס.

"ניסינו במשך שש שנים," אמר לי. "הלכנו לכל כך הרבה מומחים והוצאנו כמעט שמונים אלף דולר על כל מיני אפשרויות להוליד תינוק, אבל לרפואה המערבית לא היה פתרון עבורי. זה רוקן אותנו כלכלית ורגשית. היינו הרוסים. ואז פגשנו את ד"ר נאראם. מילאנו אחר כל ההוראות בדיוק כפי שאמר לנו למען ריפוי עמוק יותר. בתוך שנה ניגשתי שוב להיבדק וספירת הזרע שלי הייתה חמישה מיליון. הרופאים אמרו שזה נס ותהו אם תוצאות הבדיקה הראשונה היו נכונות." הוא הראה לי את הדו"חות הרפואיים עם הממצאים לפני ואחרי הטיפול. "בתוך שנתיים אשתי נכנסה להריון," קולו נשבר ונמלא רגש בעת שדיבר, "והיום הגענו רק כדי להראות לד"ר נאראם את התינוק שלנו ולומר תודה." כשהבחין בדמעות שזלגו על לחייה של אשתו, הוא הושיט את זרועו לחבק אותה, ליטף את גבה בעדינות ושניהם התבוננו יחד בתינוק שהיה הנס הפרטי שלהם.

סיקי בשם גורצ'אראן סינג, חבוש טורבן ובעל זקן ארוך הצטרף אליי. הוא סיפר שהיה מעורב בפוליטיקה בבקרספילד, קליפורניה. למדתי כי הסיקים הם מהאנשים הפחות מובנים באמריקה. האיש הזה חש שד"ר נאראם אכן מבין אותם. "ד"ר נאראם עזר לי, למשפחתי ולחבריי להתמודד עם כל כך הרבה אתגרים כמו כולסטרול גבוה, דלקת מפרקים, סוכרת, לחץ דם גבוה וחוסר איזון הורמונלי," סיפר. כאות להכרת תודה הוא סידר שראש עיריית בייקרספילד, קליפורניה, יעניק לד"ר נאראם פרס על תמיכתו בקהילה הסיקית ותרומתו לרווחתה. "האם ידעת שאחד ממטופליו של ד"ר נאראם היה יוגי בהג'אן סינג – אולי הסיקי הידוע ביותר בעולם?" שאל.

מאוד עניין אותי מה שסיפרו גורצ'אראן והאחרים כי רציתי לדעת אם ד"ר נאראם באמת יכול לעזור לאבי. כשנסעתי לראשונה להודו, הספקנות שלי עמדה על כ–80 אחוז ואילו סקרנותי כ–20 אחוז. כעת, היו לי די ראיות לכך שמצבם של רוב האנשים השתפר, אבל לא ידעתי מהו השיעור של שינוי ארוך טווח עקב הטיפול. גם לא ידעתי אם הריפוי מיוחס לאפשרות שד"ר נאראם פשוט שכנע את המטופלים שמצבם עמד להשתפר ואכן כך היה. לאחר שנחשפתי למספר

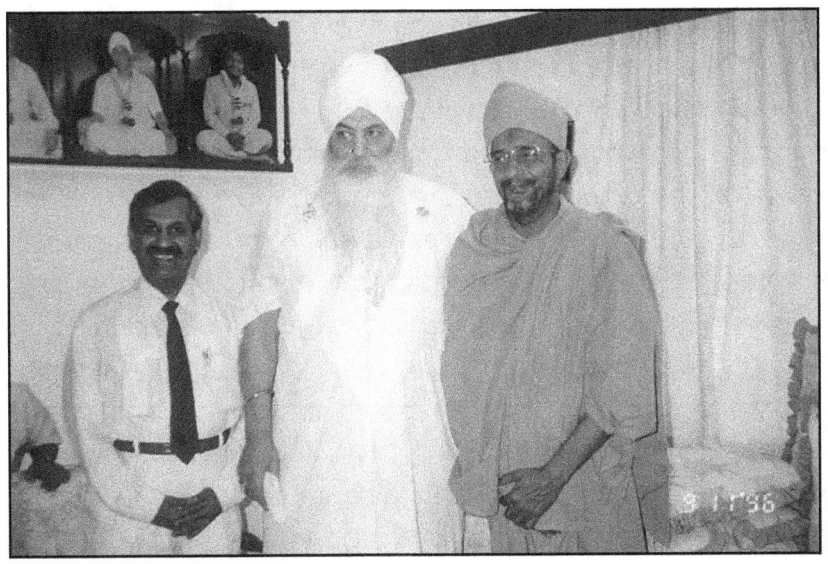

ד"ר נאראם עם יוגי בהג'אן סינג וה.ה. האריפראסאד סוואמיג'י

רב של מקרים יוצאי דופן, הערכתי שספקנותי התכווצה לכ–50 אחוז. על אף שעדיין חשתי ספקן, 50 האחוזים האחרים היו תערובת של סקרנות שגברה ושל תקווה פרועה שד"ר נאראם יכול היה לשחזר שוב ושוב את הצלחת שיטתו בריפוי החולים ולכל הפחות לסייע לאבי. עם זאת, בעוד שתקוותיי גברו עם כל חוויה שלה הייתי עד, הכאב בגופו של אבי הלך והחמיר. הזמנתי חדר במלון ולקחתי את אבי לנוח שם עד שקרב תורו.

מרפא הזקוק לריפוי

כשחזרתי לחדר ההמתנה, ניגש אליי אדון מזוקן, מבוגר, אם כי שמור. הוא לחץ את ידי בחום ובעוצמה והציג את עצמו כרב סטיבן רובינס. מלבד היותו רב ומקובל – העוסק במסורת רוחנית יהודית קדומה – הוא היה גם פסיכולוג קליני. הוא היה מייסד שותף של האקדמיה ליהדות בקליפורניה, הסמינר העל-דתי הראשון בחוף המערבי.

מספר שנים קודם לכן חווה סטיבן כמה חוויות סף מוות עקב מספר מחלות. לפני שחלה היה בריא ואתלטי ומסוגל להניף כ–130 קילוגרמים. אולם אז ניוון

שרירים החל לדלל את מסת השריר שלו. הרופאים נתנו לו מנות אדירות של קורטיזון, שגרמו לאוסטיאופורוזיס איום. נוסף על כך חלה בשפעת וריאותיו קרסו פעמיים. הוא מת פעמיים לפני שהונשם. המשברים הבריאותיים שחווה שיבשו את תפקוד ההיפותלמוס, בלוטת יותרת המוח והמערכת האנדוקרינית כולה עד כדי כך שהוא לא ייצר לבדו טסטוסטרון או הורמון גדילה (HGH). ללא הורמונים אלה לא יכולים היו התאים שבגופו להתחדש.

"עשיתי כל מה שיכולתי, אבל שום דבר לא עבד," הסביר סטיבן. "התרופות והטיפולים בקושי החזיקו אותי בחיים. בשנת 2005 נפגעתי מזיהום ריאתי נוסף, ושוב קרסו ריאותיי."

סטיבן בילה שבועות בבית החולים לפני שהצליח לנשום באופן עצמאי. בדיוק כשהתכונן לחזור הביתה, הוא לקה בשלבקת חוגרת חמורה, שהשפיעה על החוליות בגבו. השלבקת החוגרת השפיעה על העצבים בצד ימין של פלג גופו בצורה כה קשה עד שהוא חי בכאבי תופת כל הזמן. "חוויתי כאבים בעצבים שלתחושתי דמו למכות ברק מלפנים לאחור ומאחור לכיוון לפנים. בנוסף היו לי כאבים על פני העור שהיו כמו חומצה על העור. ובנוסף לכל אלה חשתי גם כאבי שרירים שגרמו לעוויתות שהקשו עליי לתפקד ולנשום."

"לאחר שנטלתי מתדון ומשככי כאבים במשך שבעה חודשים, נשמעתי כמו אידיוט והרגשתי שאני עלול להיות צמח למשך שארית חיי. הרופאים לא ידעו מה לעשות."

המצב המשיך להתדרדר עד שחבר של סטיבן עודד אותו לפגוש את ד"ר נאראם.

"הרעיון של אבחון אדם בתוך רגעים ספורים לא נראה הגיוני למוח המערבי שמחייב אותנו לפרדיגמה המערבית של בדיקות דם, בדיקות MRI והמון רופאים. מודל הריפוי של ד"ר נאראם לעומת זאת, אינו מבוסס על היות האדם חולה אלא על היותו בריא. זו גישה שונה לגמרי שבה הגוף, הנפש והרוח שלך מסוגלים להשתתף איתך בריפוי עמוק יותר," אמר.

הוא הסתכל לי בעיניים והוסיף, "הייתי רב ומרפא מאז היותי בן שש-עשרה שנים. עכשיו בגיל שישים ואחת הפגישה עם ד"ר נאראם הייתה הפעם הראשונה בחיי בה יכולתי פשוט להרפות ולמסור את עצמי לידיים אחרות שירפאו אותי. זה היה רגע מכונן."

הקשבתי קשב רב ותהיתי כיצד החוויה שלו עשויה להיות קשורה לזו של אבי. סטיבן הגיע להודו למרפאה של ד"ר נאראם בכיסא גלגלים, חלש ומיואש. הוא הביא עימו הורמון גדילה סינתטי על מנת שיוכל להישאר בחיים וביקש ממארחו

לשמור עליו בקירור. אם המצב לא היה חמור דיו, השמיד המארח בטעות את המלאי כולו מכיוון שהכניס אותו למקפיא ולא למקרר. סטיבן היה גמור מהבשורה הזו. הוא התקשר לרופאיו האמריקאים שיסייעו לו למצוא פתרון, אך לא היה דבר שהם יכולים היו לעשות. הוא פנה לד"ר נאראם בבקשה לעזרה.

ד"ר נאראם הכין עבורו תערובת מיוחדת של צמחי מרפא, המבוססת על ידע מהשושלת העתיקה שלו, כדי ליצור מחדש את הורמון הגדילה ולהשיב לסטיבן את רמות הטסטוסטרון.

"לא הייתה לי ברירה אחרת אז פעלתי במדויק על פי הוראותיו. בסוף השבוע הראשון קמתי מכיסא הגלגלים והרגשתי חזק יותר בכל יום. בשבוע השלישי עשיתי בדיקת דם כדי לראות מה מצבי וראיתי את מה שאני מחשיב כנס הניסים. אחרי כל הטראומה הזו, בדיקות הדם החדשות הראו דבר מדהים. לראשונה מזה שנים, גופי ייצר הורמון גדילה משלו וברמות דומות לאלה שישנן אצל צעירים ממני בשנים רבות! לפני כן נהגתי לצרוך טסטוסטרון סינתטי בנוסף, אך כעת גופי ייצר שוב טסטוסטרון בעצמו. בלוטת התריס שלי חזרה פחות או יותר למצבה הנורמלי. הלבלב שלי היה תקין, ברוך השם. התימוס והמערכת החיסונית שלי נתמכו על ידי צמחי המרפא ותפקדו היטב. הריפוי נמשך ומצבי השתפר עוד. כשירדתי מהמטוס אשתי לא זיהתה אותי. השלתי 30 קילוגרמים ממשקלי והייתי

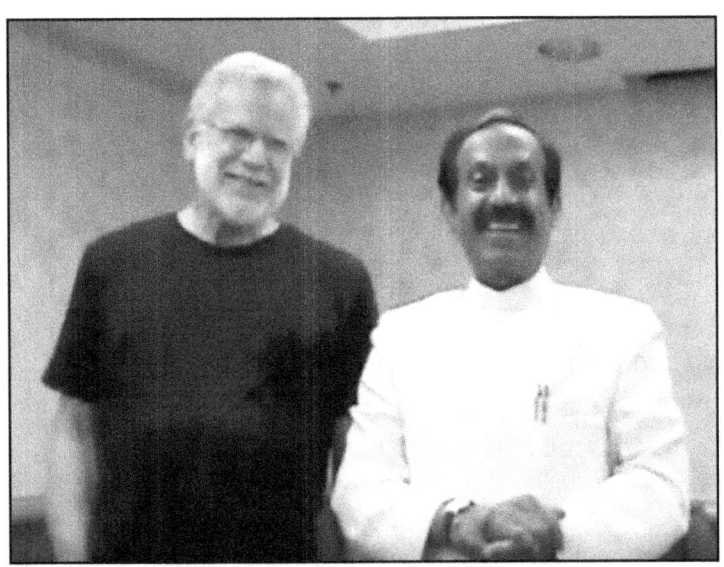

הרב סטיבן רובינס עם ד"ר נאראם.

חזק יותר. היא אמרה שנראיתי כפי שנראיתי כשנפגשנו לראשונה, לפני שלושים שנה. גם השיער שלי היה כהה ועבה יותר. זה היה מדהים."

מאז חזר הרב לחדר הכושר. כדי להוכיח את טענתו, הוא הפשיל את שרוול החולצה עד לכתפו והראה לי את שריר הזרוע המוצק שלו. לא יכולתי שלא לחייך ביחד איתו. דמותו של רב מלא סיפוק שהראה לי את שריר הזרוע שלו ובעיניו שמחה של ילד, לעולם לא תעזוב אותי.

תהיתי כיצד אוכל לתאר לאבי את חוויית הריפוי שלו, אז שאלתי את סטיבן, "איך אתה מסביר את זה לאנשים שלא מבינים את זה ועלולים לחשוב שהחוויה שלך נשמעת בלתי אפשרית?"

"יש מספר דרכים למפגש עם האמת," הוא ענה. "אין דבר כזה 'רפואה רעה', אבל יש רפואה לא נכונה – כזו שהוצגה בזמן הלא נכון ויושמה בצורה לא נכונה. ד"ר נאראם מספק תמיכה בריפוי באופן המסייע לגוף, לנפש ולרוח להחלמה עמוקה יותר. רבות מהפורמולות של ד"ר נאראם הן פורמולות 'נגד-הזדקנות', על אף שאיני אוהב להשתמש במונח הזה ומעדיף להתייחס אליהן כפורמולות לשימור הנעורים. מניסיוני, צמחי המרפא מסייעים לגוף לייצר ולשרוף אנרגיה בצורה בריאה ולא הרסנית. המרץ והאנרגיה שאני חש בגופי כתוצאה מהשימוש בהם מדהימים."

"ישנה חוכמה עמוקה בסידהא-ודה שמבינה את המבנה השלם של האדם. אלה לא הדברים שאנחנו מבינים כעת במונחים מערביים מדעיים, אלא כאלה שמובנים על פי המדע העתיק."

- רבי רובינס

הוא סיים במילים נוקבות אלה: "חוכמת הסידהא-ודה עמוקה ולא רק משום שהיא עתיקה. רק בגלל שמשהו עתיק לא מעיד עליו שהוא נכון או חכם. אני מכיר כמה אנשים זקנים מאוד טיפשים וישנן אמונות דתיות ישנות מסוימות שהינן מאוד הרסניות. אבל ישנה חוכמה עמוקה בסידהא-ודה שמבינה את המבנה השלם של האדם. אלה לא הדברים שאנחנו מבינים כעת במונחים מערביים מדעיים, אלא כאלה שמובנים על פי המדע העתיק. העקרונות הללו באמת יעילים בריפוי עמוק יותר והם תוצאה של אלפי שנות ניסיון ותרגול."

הערות היומן שלי

שלושה סודות ריפוי קדומים התומכים ברמות הורמונליות בריאות אצל גברים (למשל, הורמון גדילה וטסטוסטרון) *

1) תרופות צמחיות - סטיבן לקח כמה טבליות צמחיות שנוצרו כדי לתמוך בפעילות הורמונלית בריאה, וכללו רכיבים כמו זרעי שומשום, טריבולוס, טינוספורה הודית, שורשי אשוואגנדה, קנה שורש של קודזו הודי, וזרעי שעועית קטיפה.*

2) מרמה שאקטי - על הזרוע השמאלית, ארבע אצבעות למטה ממפרק כף היד בצד הוורוד, לחצו על הנקודה 6 פעמים. עשו זאת פעמים רבות ביום.

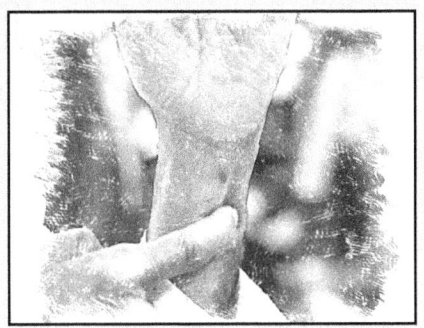

3) תרופה ביתית - תרופת מהראג'ה הסודית שהיא תרופת הבית של ד"ר נאראם: מערבבים ולוקחים דבר ראשון על הבוקר 3 שקדים (שהושרו בלילה, וללא קליפות), 3 תמרים, 3 תרמילי הל (שהושרו לילה שלם, ואז שיחררו את הזרעים הפנימיים), 3 כפיות שומר, 1/4 כפית אבקת ברהמי, 1/4 כפית אבקת אשוואגנדה, 1/2 כפית אבקת קאוצ'ה, 1/2 כפית אבקת שטאוורי, 1 כפית גהי של פרה.

4) דיאטה - ד"ר נאראם ממליץ להימנע ממאכלים חמוצים ותוססים.

* מידע (כולל מרכיבי מפתח) לנוסחאות צמחים המוזכרות בספר זה מופיע בנספח.

בונוס: כדי לגלות סודות נוספים בנושא בריאותם וגבריותם של גברים, אנא בקרו באתר החינמי MyAncientSecrets.com.

לא כולם היו מאושרים

לאחר שהודיתי לרב רובינס, חזרתי לחדר ההמתנה לבדוק אם קרב תורו של אבי. הייתה שם המולה. גבר צעק: "אני לא רוצה לחכות!" המתח בחדר עלה עם צעקתו. "אתה יודע מי אני?" הוא שאל. "אני אחד ההודים הראשונים שהוכר על ידי מגזין פורבס. נתתי מיליונים לבית הספר לרפואה של UCLA. אני לא רוצה לחכות."

שאר האנשים שהמתינו לא רצו לתת לו להיכנס לפניהם רק בגלל שהיה עשיר ורועש. אך כדי להימנע ממתח נוסף הכניסו אותו העוזרים בסתר כדי שיראה את ד"ר נאראם בהקדם. לימים סיפר לי ד"ר נאראם מה קרה.

באמצעות מישוש הדופק שלו, סיפר ד"ר נאראם לאיש על בעיות הבריאות שלו. המתסכלת מכולן הייתה כתף קפואה שגרמה לו לכאב עז. האיש ניסה כל סוג של טיפול ותרופה, אולם ללא תוצאות. לא משנה כמה כסף תרם לבית הספר היוקרתי לרפואה, הרופאים לא הצליחו לעזור לו. הוא החל לאבד תקווה שזרועו תשוב אי פעם למלוא תנועתה.

> "מה המחיר שאתה מוכן לשלם?"
> - ד"ר נאראם

ד"ר נאראם הבטיח לו שיש תרופה ואז שאל אותו בצורה ישירה מאוד, "השאלה היא מה המחיר שאתה מוכן לשלם?"

האיש לא הופתע. בעזרת זרועו הבריאה הוא שלף את פנקס הצ'קים שלו וחתם על צ'ק ריק. "כבר הוצאתי כל כך הרבה כסף על הטיפול הרפואי הטוב ביותר ללא תוצאות. אם תתקן את הבעיה, תוכל לנקוב במחיר שלך. כמה אתה רוצה? עשרת אלפים, עשרים אלף, חמישים אלף?"

ד"ר נאראם חייך ואמר בשלווה, "לכל דבר יש מחיר. לפעמים אנחנו משלמים בכסף ולפעמים אנחנו משלמים בזמן או מאמץ. עבור טיפול זה אינך יכול לשלם את המחיר בכסף. השאלה שלי אליך היא מה המחיר שאתה מוכן לשלם?"

האיש נראה מבולבל. "כבר אמרתי לך. אם תתקן, אשלם לך הכול – כל מה שצריך. אני אשלם כל מחיר!"

ד"ר נאראם הביט בו במבט נוקב ואמר, "טוב. אם אתה מוכן לעשות כל מה שנדרש, אז... האם תמתין?"

"למה אתה מתכוון?"

"זה המחיר שעליך לשלם היום," הסביר ד"ר נאראם. "אמרת שתעשה הכול, שתשלם כל מחיר. עכשיו אני שואל אותך – האם תמתין?"

בהיסוס גדול הוא הסכים, אולם בכל זאת ביקש הסבר נוסף. ד"ר נאראם אמר,

"היום אני רוצה שתמתין..." הוא עצר לרגע לחשוב ואז המשיך, "שש שעות."

"האם אני יכול ללכת לחדר שלי לישון ואז לחזור לכאן?" הוא שאל.

"בטח, לך לחכות שש שעות ואז שוב לכאן. רק אז אראה אם אוכל לעזור לך."

האיש הגיח ממשרדו של ד"ר נאראם הרבה יותר רגוע אבל די מבולבל.

כעבור כמה רגעים קראו בשמו של אבי. הם אמרו שכמעט הגיע תורו. הלכתי להביא אותו במהירות.

שש דקות ארוכות

אבי הלך איתי אט אט מחדר המלון דרך המסדרון ולאזור הכנסים – לעבר חדרו של ד"ר נאראם. בזמן שחיכינו בחוץ, הוא הודה שאינו יודע להסביר לד"ר נאראם את כל מה שהוא חווה. כל היום הוא צפה באנשים נכנסים ויוצאים ממשרדו של ד"ר נאראם ומבלים בפנים חמש-שש דקות בסך הכול. אבא הראה לי את דף הנייר עם רשימת התרופות שלו ואמר, "אני אפילו לא יכול לקרוא את כל הרשימה הזו בזמן כה קצר."

כששלחתי הודעה לד"ר נאראם שאני אגיע עם אבי, לא אמרתי דבר על מצבו. אני מניח שרציתי לבחון אותו. על אף שכבר שמעתי וראיתי מקרים מדהימים רבים, עדיין היה בי חלק שתהה אם זו הייתה מתיחה.

הסתכלתי על אבי נכנס באיטיות לחדר. הוא היה כפוף מעט וכאבו היה ניכר. ד"ר נאראם קיבל אותו בחיוך גדול בזמן שחיכיתי בדאגה בחוץ.

למרות שזה נראה כמו נצח, שש דקות אחר כך נפתחה שוב הדלת. מה שראיתי הפתיע אותי לגמרי. אבי נראה אחרת והלך אחרת. ראשו היה מתוח יותר, הוא עמד זקוף יותר ובעיניו מבט של פליאה.

"איך הוא ידע?" שאל אבי. "זה היה מדהים, באמת."

"מה קרה? מה הוא ידע?" שאלתי.

"לא הייתי צריך לומר לו כלום. ד"ר נאראם שם את אצבעותיו על פרק כף ידי ובתוך כמה דקות תיאר את מצבי בצורה תמציתית ומדויקת יותר משאי פעם הייתי יכול. גם אם היו לרשותי את ארבעת הרופאים באותו חדר כדי לספר על המקרה שלי, מה שלא קרה מעולם, הם לא היו יכולים לתאר את מה שאני חווה בתוך גופי, כפי שד"ר נאראם הצליח."

הקשבתי לו ולא ידעתי מה לומר או איך לעבד את מה שהרגשתי.

אבי הוסיף ואמר, "הוא שאל גם על המקצוע שלי. הוא נראה מעוניין באמת להקשיב ואמר לי שזו עבודה חשובה שאני חייב להמשיך ולעשות ושעליי לחיות למענה. כל העניין היה מעודד מאוד! אני עדיין לא יודע מה לעשות עם זה, אבל עכשיו אני מניח שדברים יתבהרו, נכון?!" הוא הסתכל סביבו ושאל: "מה עליי לעשות הלאה?"

נדהמתי למראה ההשפעה החיובית שהייתה על אבי רק מעצם היותו מובן ומוכל. היה לו מצב רוח טוב יותר והוא אפילו החל להאמין שהוא יכול להחלים. נשימתי נעתקה כשחוויתי את אבי במצב זה של ציפייה לבאות. ניסיתי להסתיר את זה. בתוך רגעים ספורים חוויתי מטוטלת רגשית מעצבנות לאושר ובחזרה לעצבנות.

למרבה האירוניה, בדיוק כשאבי התמלא בתקווה, כרסם בי ההיסוס. האם הטעיתי את אבי וסיפקתי לו תקוות שווא? האם באמת היה לד"ר נאראם פתרון עבורו? האם עשיתי את הדבר הטוב ביותר עבור אבי, או שבזבזתי את הימים האחרונים בחייו במרדף אחר תרופה של קיימת?

הערות היומן שלכם

כדי להעמיק ולהגדיל את היתרונות שתחוו מקריאת ספר זה, הקדישו מספר דקות וענו בעצמכם על השאלות הבאות:

איזה מחיר אתם מוכנים לשלם עבור מה שאתם רוצים (מבחינת זמן, אנרגיה, מאמצים, כסף, משמעת וכו')?
_____
_____
_____

מדוע כדאי לשלם את המחיר הזה?
_____
_____
_____

אילו תובנות, שאלות או הבנות נוספות עלו בכם מקריאת פרק זה?
_____
_____
_____

פרק 8

מעיין הנעורים

ישנו מעיין נעורים: זו התודעה שלכם, הכישרונות שלכם, היצירתיות שאתם מביאים לחייכם ולחיי האנשים שאתם אוהבים. כשתלמדו להתחבר אל המקור הזה, באמת תנצחו את הגיל.

- סופיה לורן

לוס אנג'לס, קליפורניה

לאחר שאבי עלה לחדר המלון לנוח, אחד מאנשי הצוות של ד"ר נאראם בא אליי ואמר, "ד"ר נאראם היה רוצה לדבר איתך. האם יש לך כמה דקות?"

ד"ר נאראם בירך אותי בחיוך גדול. "ובכן מה שלומך?" הוא שאל. לפניו הונחה קערת מרק שעועית מאש.

הודיתי לו על ההבנה הגדולה שגילה כלפי אבי ועל התקווה שהדבר נתן לו. רציתי גם להביע את חששותיי, אך ד"ר נאראם התערב בדבריי עוד לפני שהצלחתי לבטא אותם, "אביך מדהים, הא? הוא איש טוב מאוד. זה עוזר לי להבין מהיכן קיבלת את את האיכות הזו. יש לו משימה חשובה עם ילדים ואני חושב שנוכל לעזור לו. יש לו עדיין עבודה בחיים האלה שעליו להשלים."

שאלתי אותו ישירות, "אתה חושב שיש תקווה עבורו? תגיד לי את האמת."

"האמת כפי שאני רואה אותה היא שלאביך יש שתי אפשרויות. הוא יכול להמשיך לעשות את מה שהוא עושה ולחיות עוד כמה חודשים בכאב לפני שהוא

ימות או שהוא יכול לשנות את מסלול חייו באמצעות ששת מפתחות הריפוי העמוקים יותר של סידהא-ודה. כך הוא יוכל לחיות עוד שנים רבות בגמישות, אנרגיה וצלילות מוחית. איזו מהן אתה מעדיף?"

"כמובן שאת האפשרות השנייה. אבל כיצד?" שאלתי, מופתע מהביטחון של ד"ר נאראם לגבי התחזית שלו.

"אתה זוכר איך פגשתי את המאסטר שלי?" שאל ד"ר נאראם.

"כמובן, איך אוכל לשכוח?!"

"במשך כמה ימים אמר לי המאסטר לבוא מחר?"

"מאה ימים."

"כן, במשך מאה ימים שהם כשלושה חודשים. בשלושת החודשים הללו לא סתם ישבתי שם מחוץ לחדרו. עשיתי מחקר, כפי שאתה עושה עכשיו. שוחחתי עם מטופלים על הבעיות שלהם. ראיתי אנשים שסבלו מסוכרת כרונית, דלקות מפרקים, בעיות לב, בעיות בכליות, אוסטאופורוזיס, סוגים שונים של סרטן, בעיות בכבד ודברים רבים אחרים. דיברתי עם אנשים שחזרו לאחר חודשים או שנים שעשו את מה שבאבא רמדאס אמר להם לעשות. ראיתי בהם שינויים גדולים כתוצאה ישירה של ריפוי עמוק יותר. האם אתה זוכר בן כמה היה המאסטר שלי?"

לפני שהספקתי לענות הוא אמר, "115 שנה! הייתי סקרן מאוד להבין מה הוא עושה שונה מאחרים ולכן ביליתי את 36 השנים האחרונות בלימוד סודות המאסטר כדי שאוכל לעזור לאנשים. אתה רוצה לדעת מהו סוד מעיין הנעורים על פי באבא רמדאס?"

הנהנתי כמובן. מי לא ירצה לדעת?

הוא המשיך בזהירות, "אני לא בדיוק יודע למה אני משתף אותך בזה קלינט, אבל יש לי תחושה שאולי תהיה אתה הכלי שיעזור לרבים אחרים."

לא ידעתי איך להגיב לזה, הרי הייתי ממש על שוליה של האמונה בדרכו ובכל מה שאמר. במוחי דלקה נורת אזהרה של דאגה שמא בסופו של דבר אגלה שהוא נוכל העושה שימוש ציני בתקוותם של אנשים נואשים. ככל שקרבתי אליו עוד וככל שהאכפתיות כלפיו מצאה מקום בליבי, מבחינות מסוימות נשמרתי ממנו יותר. אם הוא אכן היה נוכל, האם עליי בסופו של דבר לחשוף את "המרפאה" שלו אחת ולתמיד? האם עליי להיות כלי להגנתם של אחרים מפניו, במקום לסייע לו לקדם את שיטת הריפוי העתיקה שלו?

הסוד העתיק להישאר צעיר

פניו של ד"ר נאראם שיקפו שלווה פנימית עמוקה וביטחון כשהוא הביט עמוק בעיניי. הוא אמר לי שעם הסודות האלה כל אחד יכול לחוות בריאות תוססת, אנרגיה בלתי מוגבלת ושקט נפשי בכל גיל. לדבריו, "ראשית, צריך להיות לך מושג ברור מה הם 'נעורים' ורק אז תוכל לדעת מה הסוד להישאר צעיר."

כאשר ד"ר נאראם המשיך, הוא הוציא תמונות כדי להראות לי.

"הנה תמונה של באבאג'י היקר, אחד מאחיי המאסטרים. הוא חי בהימלאיה – והוא צעיר בן 139 שנים."

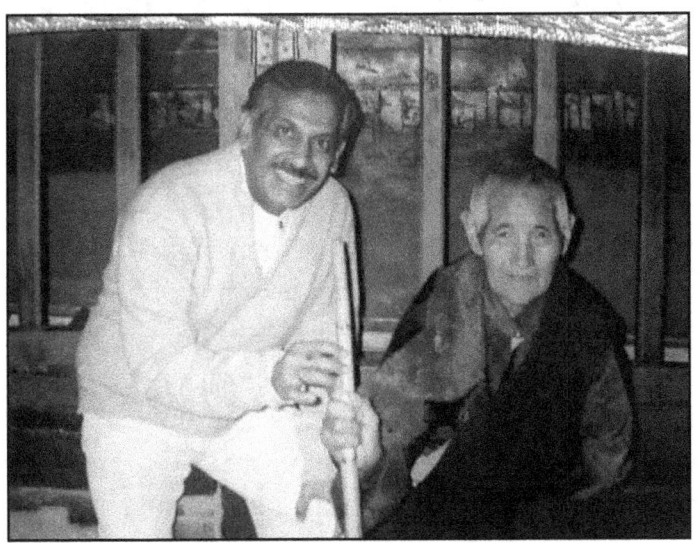

ד"ר נאראם עם מאסטר צעיר ואהוב בן 139 שנים בהרי ההימלאיה.

הוא שלף תמונה נוספת, "הנה סדאנאנד גוגוי שהיה מר הודו כשהיה צעיר בן 57! זה גופו כעת, בגיל 70."

בהיתי בגוף השרירי שנראה כאילו הוא שייך למישהו בשנות הארבעים לחייו.

114 | סודות קדומים של מאסטר הילר

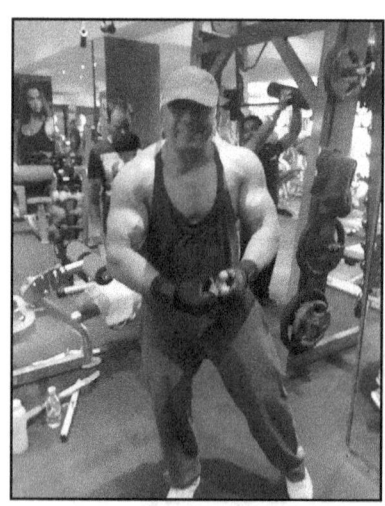 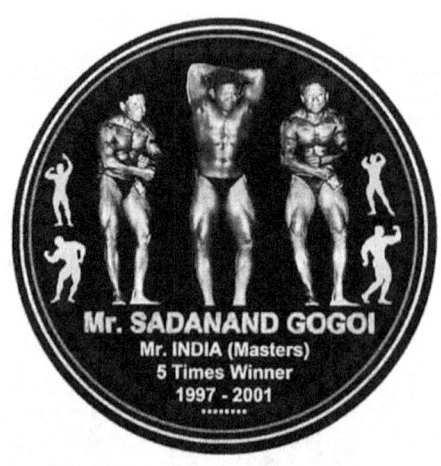

סדאנאנד גוגוי בגיל 70, זוכה מר הודו חמש פעמים.

ד"ר נאראם אמר, "הוא משתמש בסודות העתיקים לבניית שרירי גופו ונפשו מבלי לפגוע בכליות. החלום של האיש הזה לאחר שזכה במר הודו, הוא להתחרות במר עולם!"

אחר כך התבוננו בתמונה של קוסום אטיט והוא סיפר לי שהייתה "צעירה" בת 86 שנים. היא אחת המטופלות הראשונות שלו. כשהגיעה אליו הייתה בת 56 ולא יכלה ללכת. היה לה לחץ דם גבוה, אוסטאופורוזיס ודלקת מפרקים. בנוסף על כל אלה תכננה לעבור ניתוח להחלפת מפרק הירך. "מה לדעתך קרה לה כשהחלה להשתמש בסודות הנעורים?"

משכתי בכתפי.

"האישה שלא הצליחה כלל ללכת קודם לכן זכתה בפרס הראשון בתחרות ריקודים במומביי!" אמר בניצחון ועוד הוסיף, "הייתי בהלם. הרגשתי שמחה כה גדולה שאינך יכול אפילו לתפוס!"

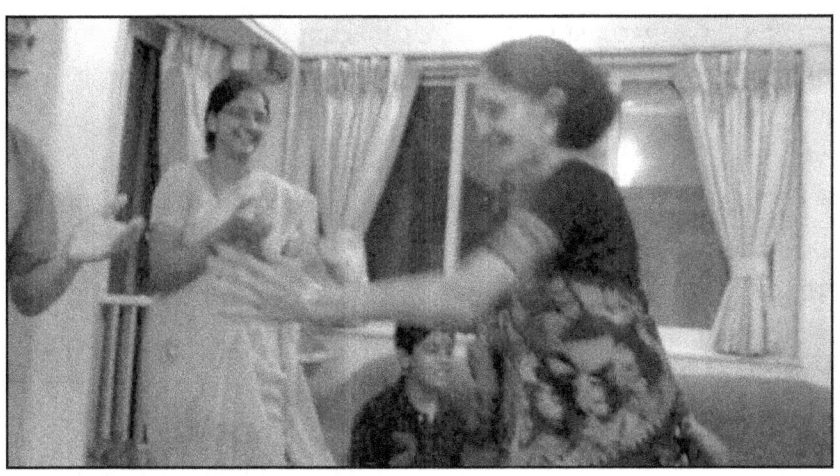

קוסום, 86, רוקדת משמחה לאחר שהחלימה מדלקת המפרקים שלה.

הוא הראה לי תמונה נוספת של המאסטר שלו. "כאן היה צעיר בן 115. התברכתי שהיו לי עשר שנים במחיצתו לפני שעזב את גופו. הוא נפטר בגיל 125. לאורך כל הכשרתי קיבלתי ממנו סודות, חוכמה רבה, תובנות עוצמתיות ואמיתות. עכשיו תן לי לחלוק את כל אלה עימך."

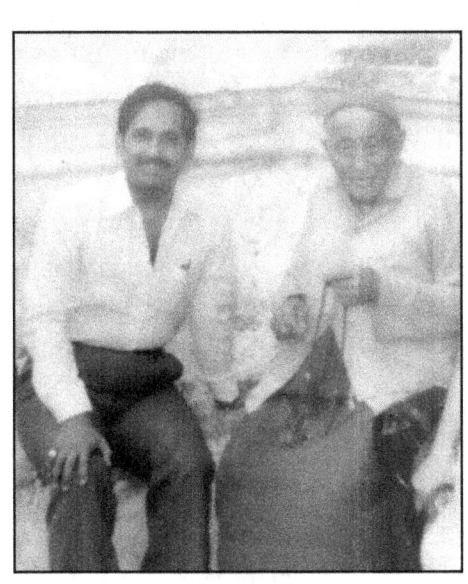

ד"ר נאראם עם המורה והמאסטר האהוב שלו, באבא רמדאס.

הוא שאל אותי, "מה המשמעות של 'נעורים' עבורך, קלינט? איך אתה יודע אם אדם צעיר או זקן?"

הצעתי כמה רעיונות: "אולי איך שהוא נראה? אולי מצבו הנפשי? ואולי איכות עורו או שיערו?"

ד"ר נאראם חייך. "המאסטר שלי אמר שאדם יכול להיות זקן בן עשרים, או צעיר בן מאה. איך יכול אדם אחד להיות זקן בגיל עשרים ואילו אחר צעיר בגיל מאה?"

"איך?"

"הכול תלוי בגמישות," אמר. "אדם, יכול להיות זקן בן עשרים אם הוא נוקשה פיזית, עקשן נפשית ויבש רגשית. לחלופין, אדם יכול להיות צעיר בן מאה אם הוא גמיש פיזית, נפשו ערה ונכונה ללמוד ומבחינה רגשית הוא מלא באהבה. זה מעניין, אתה לא חושב?!"

השתהיתי על מנת לעכל את כל זה. "אז 'נעורים' עוסקים בגמישות – של התודעה, של הגוף ושל הרגשות?" שאלתי.

"כן, קליינט, בדיוק! ככה השושלת שלי מבינה את הנעורים," הוא השיב.

הייתי זקוק להבהרות. "אז הסוד להיות צעיר בכל גיל הוא ללמוד איך להיות גמישים?" ניסיתי שוב.

> "נעורים הם עניין בר השגה בכל גיל כשאדם גמיש פיזית, נפשו ערה ונכונה ללמוד ומבחינה רגשית הוא מלא באהבה."
> – באבא רמדאס (המאסטר של ד"ר נאראם)

הוא הנהן והוסיף כי נעורים אפשריים בכל גיל אם אורח החיים של אדם תואם את הטבע הפנימי שלו. "אנשים צעירים הם מלאי תקווה. אנשים 'זקנים' מאבדים תקווה. אם אתה צופה בחדשות, הכול נוגע לפחד, לאסונות, ל'זמנים קשים לפנינו'. אנשים רבים צופים שיקרו דברים איומים בעתיד וזה גורם להם לדאגה. חוויות חייהם משאירות אותם לעיתים קרובות פגועים, מפוחדים, שבורי לב וסגורים. להיות צעיר בכל גיל זה להישאר מלא תקווה לעתיד, תקווה עבור עצמך, תקווה לאנושות. אתה יכול להיות 'צעיר' באופן הזה גם בגיל 115."

ד"ר נאראם הוסיף, "כעת, המטרה הסופית של סודות הריפוי העתיקים שהמאסטר שלי לימד אותי היא זו: ראשית, מדובר בעזרה לאנשים בשימור או שיפור הבריאות והגמישות בגופם, בנפשם, ברגשותיהם וברוחם. הכלים העתיקים מספקים הזדמנות לחוות ריפוי ברבדים עמוקים יותר ורוח נעורים בכל גיל. שנית, השינוי הזה נותן לאנשים את האנרגיה לגלות מה הם הכי רוצים בחייהם. הם לומדים כיצד לכוונן את עצמם עם טבעם הפנימי ותכלית חייהם."

"אם זו ההגדרה שלך לנעורים, עדיין לא ברור לי איך יכול אדם לחיות עד גיל כה מתקדם," שאלתי.

"כל אחד יכול לחיות למעלה ממאה שנים אם ירצה. כל שיצטרך הם ששת המפתחות לריפוי עמוק יותר של סידהא-וֵדה."

"מה הם ששת המפתחות הללו?" שאלתי.

"למעשה כבר ראית כמה מהמפתחות. בוא נראה כמה מהם תוכל לזהות," השיב.

"אני חושב שאחד חייב להיות תרופות ביתיות, כמו טבעות הבצל שהקלו על כאבי הראש. הסוד הוא שכל דבר יכול להיות תרופה או רעל אם אנחנו יודעים איך להשתמש בו."

"נכון. טוב מאוד קלינט! אתה זוכר את התרופה הביתית הסודית לאנרגיה בלתי מוגבלת בכל גיל שנתתי לך במהלך הראיון שלנו?"

"לא," השבתי.

ד"ר נאראם נתן לי שוב את המתכון לתרופה הביתית "משקה אנרגיית על" שהמאסטר שלו עשה בה שימוש על מנת להרגיש צעיר בגיל 115. כעת כבר הייתי רציני יותר לגבי המידע שקיבלתי.

הערות היומן שלי

המתכון הסודי של ד"ר נאראם לאנרגיית על *

- תרופה ביתית

1) השרו את החומרים הללו למשך הלילה במים:

3 שקדים גולמיים

3 תרמילי הל (או כ-30 זרעים)

3 כפיות זרעי שומר.

2) בבוקר הוסיפו:

3 תמרים (ואם תרצו, 3 משמשים, 3 תאנים)

1/4 כפית קינמון

1/4 כפית אבקת ברהמי

1/4 כפית אבקת אשווגנדה

1 כפית גהי

2 חוטי זעפרן

3) קלפו והשליכו את קליפות השקדים וההל (שחררו את הזרעים).

4) ערבבו או טחנו את כל המרכיבים יחד עם מים חמים ותהנו.

* בונוס: לצפייה בהכנת התרופה, עיינו בסרטונים באתר החינמי MyAncientSecrets.com.

"האם הכלי השני קשור לפורמולות הצמחים?" שאלתי.

"כן," ענה. "המאסטר שלי לימד אותי את הסודות של גידול ואיסוף הצמחים והכנת התמציות על פי תהליכים עתיקים לריפוי עמוק יותר וכך הצמחים הופכים לצמחי מרפא."

כשדיבר על צמחי מרפא, חשבתי על הכמוסות שצוברות אבק במגירה בביתי. תחבתי אותן למגירה לאחר יומיים בלבד של שימוש. כתבתי לעצמי ללמוד עליהן עוד.

"מרמה היא הכלי השלישי של הסידהא-ודה," אמר. הוספתי זאת לרישומיי, אם כי עדיין לא הבנתי בדיוק מה זה או איך זה עובד.

"מה הם שלושת האחרים?" שאלתי.

"אני אשתף אותך בהמשך. אני צריך לקבל את שאר האנשים שעדיין ממתינים לי. מדוע שלא תבוא הערב, כשאסיים עם המטופלים ותחווה טיפול בעזרת מרמה בעצמך?"

הסכמתי לשוב מאוחר יותר והתפניתי לקחת את אבי לשדה התעופה.

כשעמדנו בכניסה לשדה התעופה, חיבקתי את אבי. שנינו חשנו במשב של תקווה קלה לקראת העתיד. הוא היה נחוש לעשות את כל מה שד"ר נאראם הציע – משטר תזונה, צמחי מרפא, כל מה שנדרש. אולם המלצה אחת הרתיעה אותו מאוד. ד"ר נאראם הזמין אותו להגיע להודו ולעבור טיפולים מעמיקים בשם פאנצ'ה קרמה.

לפני שנכנס לשדה שאל אותי אבי, "אתה רוצה לדעת מהי הסיבה האמיתית שבאתי איתך ללוס אנג'לס?"

משכתי בכתפיי והשבתי, "זה לא היה כדי לראות את ד"ר נאראם?"

"לא," הוא נד בראשו. "לא חשבתי שהוא יצליח לעזור לי. באתי כי דאגתי שאתה מכניס את עצמך לצרות."

הוא חיבק אותי בחוזקה ואז הביט עמוק בעיניי ואמר, "נראה מה יהיה... אבל מה שלא יקרה, אני מקווה שאתה יודע כמה אני אוהב אותך."

הערות היומן שלכם

כדי להעמיק ולהגדיל את היתרונות שתחוו מקריאת ספר זה, הקדישו מספר דקות וענו בעצמכם על השאלות הבאות:

מה פירוש "נעורים" עבורכם? מה פירוש להרגיש צעירים בכל גיל?

___
___
___

אם "נעורים" קשורים לגמישות, מה הם התחומים בחייכם שבהם תוכלו להיות גמישים יותר?

___
___
___

אילו תובנות, שאלות או הבנות נוספות עלו בכם מקריאת פרק זה?

___
___
___

פרק 9

ניסים רפואיים מודרניים ממדע קדום?

יש רק שתי דרכים לחיות את חייך. אחת היא כאילו דבר איננו נס.
השנייה היא כאילו הכול הוא נס.
- אלברט איינשטיין

אחרי שנפרדתי מאבי, חזרתי למלון לפגישת טיפול במרמה עם ד"ר נאראם. שמחתי לראות שד"ר ג'ובאני היה אף הוא שם. למרות שהשעה הייתה כבר אחר חצות, ד"ר נאראם נכנס לחדר חיוני ורענן. לולא הייתי שם לאורך כל היום, לא הייתי מנחש כלל שהוא קיבל יותר ממאה מטופלים באותו יום. הוא נראה כאילו הוא רק התחיל את יומו.

לאחר שבירך מספר אנשים, הוא ניגש למרכז החדר ושאל, "לכמה מכם זו החוויה הראשונה עם מרמה?"

כמעט כולם הרימו ידיים.

"בסדר. מהי מרמה, אם כן? זו טכנולוגיה עתיקה של טרנספורמציה עמוקה יותר העובדת על כל הרבדים - גוף, נפש, רגשות ורוח."

ד"ר נאראם אמר שנוכל לקרוא עוד על טכניקת הריפוי הזו במהאבהרטה, אחד הטקסטים המכוננים והחשובים בסנסקריט, מימי הודו הקדומה. על פי הכתבים הייתה מלחמה גדולה שלא דמתה לסכסוכים המודרניים של ימינו. למלחמה ההיא היו חוקים. היא התחילה והסתיימה בשעות מוגדרות ביום. בעוד שהדהרמה, או הייעוד של החיילים היו להילחם, הדהרמה של המרפאים מהשושלת של ד"ר

"הטכנולוגיה העתיקה הזו אינה קשורה לדת. כמו חשמל, היא פשוט עובדת, לא משנה מהי הדת או האמונה שלכם. היא אוניברסלית."

- ד"ר נאראם

נאראם הייתה לרפא. הם לא עסקו בשאלה האם החייל היה חייל טוב או חייל רע – הם היו עוזרים לבני אדם ללא הבדל וללא תלות בצד עבורו נלחמו.

"למרפאים של השושלת שלי לא היו אויבים, בדיוק כפי שאין לנו דת. 'הדת' שלנו היא פשוט עזרה לאנושות."

הוא תיאר כיצד המאסטרים האלה הלכו לשדה הקרב בכל יום לאחר סיום הלחימה ובדקו מי לא היה יכול ללכת, מי נפגע מחץ או נפל מפיל ושבר עצם. לעתים קרובות הם סייעו באמצעות מרמה, טכנולוגיה בת אלפי שנים, להקל באופן מיידי על החייל.

"כיום, אין מלחמות בסגנון המופיע במהאבהרטה, אבל תפקידי הוא לסייע לכם להיות בכושר כדי שתוכלו למלא את חובתכם בחיים האלה."

ד"ר נאראם הסביר שכדי להבין את הטכנולוגיה העתיקה הזו, שהייתה כה עוצמתית, עלינו לדעת שאין לה שום קשר לדת. "חשבו עליה כעל חשמל," הוא אמר. "אתם מדליקים את האור והוא פשוט דולק, ללא כל קשר לדתכם או אמונתכם. לאור לא אכפת אם אתם מוסלמים, נוצרים, הינדים או אתאיסטים. המפתחות של שושלת הריפוי שלי הם אוניברסליים. המרמה כאמצעי ריפוי יכולה לעזור לכל אחד עם מצבים כרוניים ובעיות חמורות, כמו כאבי גב, נוקשות, כאבי צוואר, כתף קפואה, צריבת עצב, סיאטיקה, כאבי קרסול, כאבי ברכיים או אפילו חוסר יכולת ללכת."

"תאמינו או לא," הוא אמר, "בתוך דקות המרמה נוגעת בנקודות האנרגיה העדינות ומתחילה לשחרר את החסימה. אתם מתחילים לראות תוצאות ומרגישים פחות כאב או שהוא נעלם לגמרי. כמה מכם סובלים מכאב?"

רוב האנשים בחדר הרימו את ידיהם.

"אני אלמד אתכם מרמות שתוכלו לעשות בבית. חלק מהמרמות רק אני או אדם שהוכשר על ידי יכולים ליישם. מה שעשוי להיראות כמו קסם במבט ראשון, הוא תהליך מדעי. עליכם להיות ברורים לגבי מה שאתם רוצים על מנת להפיק תועלת מהתהליך בן אלפי השנים הזה – מה אתם רוצים מגופכם, מראשכם, מרגשותיכם ומחייכם? אולם מה אם אינכם יודעים מה אתם רוצים?" הוא עצר בעת שחלק מהקהל הניד בראשו.

"אתם משיגים את היתרונות של שיטות הריפוי העתיקות בכך שתחילה מתבהר לכם מה שאתם רוצים".

- ד"ר נאראם

"ובכן, אם אתם לא יודעים, הנה המרמה לגלות

מה אתם רוצים. עצמו את העיניים. דמיינו מסגרת לבנה מעל עין ימין ואז לחצו על קצה האצבע המורה הימנית שש פעמים. אחר כך שאלו את עצמכם, 'מה אני רוצה?' וראו איזו תמונה מופיעה במסגרת הלבנה שלכם."

צילמתי סרטון כשד"ר נאראם הדגים את התהליך. הייתי סקפטי ולא האמנתי שלחיצה על נקודה באצבע תעניק לי בהירות לגבי כל דבר. אבל כשהיה לי נדמה שאיש אינו מסתכל, לחצתי על הנקודה באצבע שלי למקרה שזה אכן יעזור. לא הייתי מודע למשהו שקרה מלבד הלחיצה על האצבע.

"רובכם עושים זאת בצורה לא נכונה. בכל פעם שאתם עושים מרמות, שבו בתנוחת עוצמה – שתי הרגליים נטועות בקרקע והגב ישר."

אני ישבתי כפוף וברגליים משוכלות. זקפתי את גבי והנחתי את שתי כפות הרגליים על הקרקע. ד"ר נאראם המתין עד שכולם הסתדרו בתנוחה הזו ואז המשיך, "הנה נקודה חשובה מאוד. ה'רצון' בתוככם צריך להוות עוגן חיובי ולכן הוא לא יכול להיות דבר שאינכם רוצים בחייכם או משהו שאתם מבקשים לחמוק ממנו. אתן לכם דוגמה מאוד משכנעת."

מחלום למציאות

"אמי לא יכלה ללכת. הייתה לה דלקת מפרקים, אוסטאופורוזיס וניוון של המפרקים," אמר ד"ר נאראם. "מכיוון שהיא לא יכלה ללכת, היה עליה לעשות את צרכיה ולהתקלח כשהיא במיטתה. זה קרה לפני שלושים שנה. אני הייתי מוכן להיות ילד מסור ולהישאר בבית כדי לנקות ולהאכיל אותה בכל יום. אולם אמי סירבה שנעביר את חיינו באופן זה."

"החלטתי לעשות שימוש בשיטות העתיקות עבורה," המשיך ד"ר נאראם. "חשבתי שאם אין זה אפשרי שאעזור לאמי באמצעות שיטות אלה, מה התועלת בהן."

"תנו לי לחלוק איתכם סוד עוצמתי שלימד אותי המאסטר שלי. איכות חייכם תלויה באיכות השאלות שלכם. רובנו שואלים את השאלות הלא נכונות. נהגתי לשאול 'למה אני שמן?' המאסטר שלי אמר, 'שאלה איומה, ד"ר נאראם.' הייתי

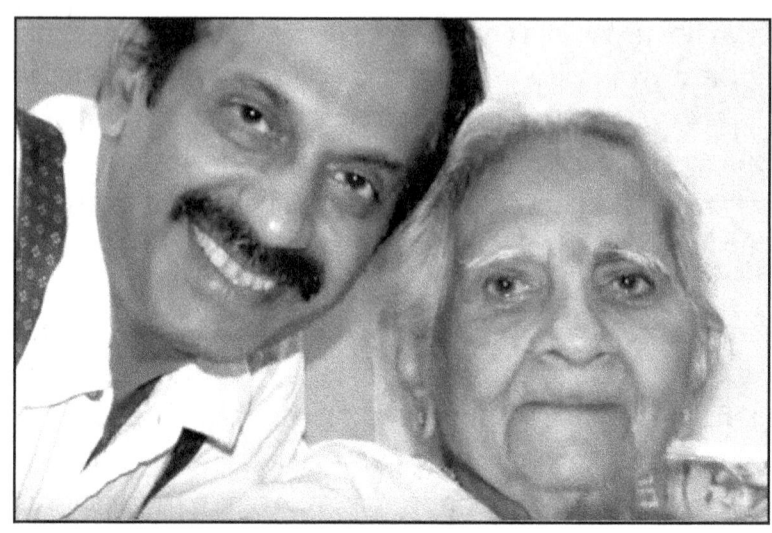

ד"ר נאראם עם אמו האהובה.

מרוכז במה שלא אהבתי. הוא אמר לי ששאלות בעלות עוצמה מתמקדות במה שאני רוצה ולא במה שאיני רוצה. אז לחצתי על הנקודה באצבע של אמי ושאלתי אותה, 'אמא, מה את רוצה?'

"היא השיבה, 'אני לא רוצה כאב'. קיום 'רצון' שנוסח באופן שלילי אינו עובד טוב."

בעודו מצביע אל ראשו, אמר ד"ר נאראם, "יש משהו שקוראים לו תודעה מודעת" ואז הצביע אל אזור ליבו, "וישנו תת המודע." אחר כך הוא החווה אל האזור מעל לראשו, "וישנו העל מודע."

"העל מודע הוא שיכול להנחות אתכם אם אתם יודעים איך לגשת אליו. כשאתם פותחים ערוץ ברור, ניתנת לכם תשובה לשאלה. מרמה היא טכנולוגיה לעורר את כוחות התודעה ולגרום להם לעבוד עבורכם. אחד הסודות הוא להתמקד בתמונה חיובית של מה שאתם רוצים במקום בתמונה שלילית של מה שאינכם רוצים."

> "איכות חייכם תלויה באיכות השאלות שלכם."
> - ד"ר נאראם

ד"ר נאראם לחץ שוב על נקודת המרמה באצבעה של אמו וניסח מחדש את השאלה: "אמא, אם היית יודעת שאין שום כאב, מה היית עושה?"

היא אמרה, "הייתי הולכת."

ד"ר נאראם הסביר שעליך ליצור את העתיד ולשחרר את העבר. זהו אחד

העקרונות החשובים – יצירה, ראיית העתיד, הותרת העבר מאחור, מבלי לאבד את ראיית ההווה. המציאות של אמו של ד"ר נאראם באותו הרגע הייתה חוסר יכולתה ללכת. הייתה לה דלקת מפרקים ואוסטאופורוזיס. אפילו המומחים אמרו שהיא לא מסוגלת ללכת. ד"ר נאראם אמר שוב, "אבל הדבר החשוב ביותר היה – מה היא רצתה עבור עצמה."

"התמקדו במה שאתם רוצים ולא במה שאינכם רוצים."
- ד"ר נאראם

ד"ר נאראם סיפר לנו שברגע שלאמו היה משהו חיובי שהייתה יכולה לדמיין, הוא ביקש ממנה לעצום את עיניה. הוא לחץ על נקודת מרמה נוספת במקום נמוך יותר באצבעה ושאל, "אם היית יודעת שתלכי שוב, לאן היית רוצה ללכת?"

היא ענתה, "הייתי רוצה לנסוע להרי ההימלאיה."

בכל פעם שהשיבה, ד"ר נאראם אמר, "טוב מאוד" וטפח על נקודת מרמה ליד ליבה שש פעמים. הוא אמר לה לדמיין מסגרת לבנה מעל לעין ימין ושאל, "האם את יכולה לראות את עצמך צועדת בהימלאיה?"

היא הנהנה. הוא אמר, "טוב מאוד," בעת שטפח שוב על ליבה.

ברגע ההוא אביו של ד"ר נאראם צפה בהם וכעס מאוד. ""איזה שטויות! אתה משוגע?! מדוע אתה נותן תקוות שווא לאמך? אמך אינה יכולה ללכת. אתה יודע את זה. למה אתה מדבר על הרי ההימלאיה? תשכח מההימלאיה. היא אפילו לא יכולה ללכת לשירותים. היא זקוקה לניתוח להחלפת מפרקים בברך ובירך ואתה מדבר שטויות על ההימלאיה. היא לא יכולה ללכת! למה אתה לא יכול להבין את זה?" הוא צעק.

ד"ר נאראם המשיך, "אמרתי לאבי שמה שחשוב זה מה שאשתו, אמי, רוצה ולא מה שהוא חושב שהיא רוצה. אבי היה איש קשה מאוד וזו הייתה הפעם הראשונה שעמדתי מולו. אבי השיב לי שהיא אידיוטית ושאינה יודעת מה היא רוצה. הוא אמר שאינה מודעת לכך שאינה יכולה ללכת."

זה היה יותר מדי עבור ד"ר נאראם. הוא הביט ישירות באביו וקרא לו בתקיפות שהייתה גורמת לנמר לעצור במקומו, "צא החוצה. היא בוחרת בזה. אלה חייה והבחירות שלה."

אביו הניף את ידיו לאוויר בתגובה ועזב את החדר.

ד"ר נאראם אמר, "אבי כעס עליי כל כך, מאחר שהאמין שאני מוליך את אמי שולל עם התקווה הכוזבת שנתתי לה."

למרות שלא אמרתי את זה בקול רם, הבנתי את הספקות של אביו של ד"ר נאראם. תהיתי אם התקווה החדשה שהייתה לאבי תתממש ותביא לתוצאות

חיוביות או שתהפוך לאכזבה נוספת.

ד"ר נאראם תיאר את התוכנית שיצר עבור אמו. הוא התייעץ עם המאסטר שלו לגבי סודות ריפוי עמוקים יותר שיוכלו לעזור לה ללכת שוב. המאסטר אמר לו, "יש לשקול שני דברים. האחד הוא היום והשני הוא העתיד. חשוב לבחון מה קורה היום, אך לא לתת לזה למנוע מכם להאמין או לראות כיצד הדברים יכולים להשתנות ולהיות טובים יותר בעתיד. אסור לכם להיתקע במציאות שאתם תופסים היום. מסע של אלף קילומטרים מתחיל בצעד אחד. אז קחו את הצעד הראשון, ואז עוד אחד, וכך הלאה. ועד מהרה אתם עשויים להיות מופתעים מהמקום שאליו תגיעו."

במשך מספר שנים אמו של ד"ר נאראם נטלה צמחי מרפא מסוימים, שינתה את התזונה ולחצה על נקודות מרמה באופן קבוע תוך שהיא מדמיינת את חלומה

הערות היומן שלי

המתכון הסודי של ד"ר נאראם למפרקים בריאים וגמישים *

1) **תרופה ביתית** - יש ליטול מיד על הבוקר. ערבבו את החומרים הבאים: אבקת גרגרנית יוונית (חילבה) ½ כפית, אבקת כורכום ½ כפית, אבקת קינמון ¼ כפית, אבקת זנגביל ½ כפית, גהי 1 כפית.

2) **מרמה שאקטי** - על כף ידכם השמאלית, בין האמה לקמיצה, ספרו 4 אצבעות כלפי מטה ולחצו על נקודה זו 6 פעמים. חזרו פעמים רבות בכל יום.

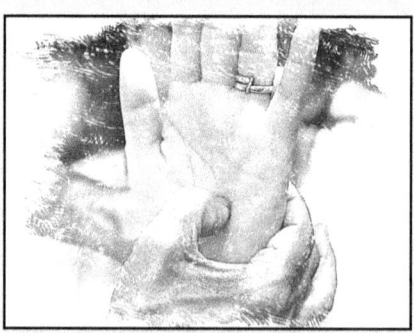

3) **תרופות צמחיות** - אמו של ד"ר נאראם השתמשה בקרם ולקחה כמה טבליות לתמיכה במפרקים בריאים, שכללו מרכיבים כמו קליפת קיסוסן (Winged treebine) לבונה הודית, עלי שיח אברהם מצוי, זנגביל ושרף הגוגול.*

* בונוס: כדי לגלות עוד על סודות קדומים עבור המפרקים, אנא עיינו באתר החינמי MyAncientSecrets.com.

ואז יום אחד, לאחר שנים ששניהם עבדו תוך משמעת רבה על תוכנית הריפוי העמוקה שלה, קיבל ד"ר נאראם שיחת טלפון ממנה. "פנקאג', עשיתי זאת! אני כאן בהימלאיה. אני באמת כאן."

היא הגיעה למקדש שרצתה לבקר בו וחנתה על אחת הפסגות. "על אף שהייתה מרותקת למיטה כשהייתה בת 67, בגיל 82 היא טיילה בהרי ההימלאיה," אמר ד"ר נאראם. "בעוד שאחרות רכבו על סוסים או נישאו בידיהם של גברים חזקים היא הלכה ברגל ונשאה עימה בקבוק מים אחד קטן בידה. בדרך עקפו אותה אנשים צעירים ממנה על סוסים והטיחו לעברה: 'איזה בן קמצן יש לך שלא נתן לך כסף לרכוב על סוס, זקנה מסכנה. אם בנך לא ישיג עבורך סוס, אנחנו נשלם.'"

"לא. בני יכול לרכוש לי סוס, אבל אני בוחרת לצעוד ברגל. הוא בן נהדר! הוא נתן לי את מתנת ההליכה," השיבה להם.

"זה היה אחד הימים המאושרים בחיי," אמר ד"ר נאראם. עיניו קרנו, לחלוחית עלתה בהן וחיוך גדול נמתח על שפתיו, "היא אמרה לי, 'אני מברכת אותך, פנקאג'. שתף את הסודות העתיקים האלה עם כולם, כדי שתעזור לאחרים כמוני.'" כולם בחדר מחאו כפיים. "הברכה מאמי הייתה משמעותית עבורי."

בזמן שהוא סיפר את הסיפור חשבתי על מצבו של אבי ומה אפשרי עבורו. חשבתי גם על אמי. אהבתי אותה, אבל לא הבנתי אותה. זה יצר חיכוכים לעיתים. כשהאזנתי לסיפורו של ד"ר נאראם תהיתי:

> מה הייתה אמי הכי רוצה בחייה? איזה חלום הייתה רוצה להפוך למציאות?
> ומה הדבר שאבי הכי ירצה אם ישתפר מצבו? מהו החלום שלו?

ד"ר נאראם חייך חיוך גדול ואמר, "המאסטר שלי לימד אותי סוד יקר מפז – כל הנשים הן אינטליגנטיות ואילו כל הגברים הם אידיוטים ואני בכללם." הוא צחק. "אתם יודעים מה זה שאקטי? שאקטי הוא כוח יצירה נשי אלוהי. המאסטר שלי לימד אותי סודות עתיקים לאופן שבו כל אישה יכולה לפתח את השאקטי בתוכה. עבור גבר, ברגע שהוא מכבד נשים, רק אז הוא נחשב אינטליגנטי ואז השאקטי תגיע אליו. זה מחזיר אותנו לשאלה – מה אתם רוצים?"

ד"ר נאראם חזר למרכז החדר ועבר עם כולם על אותם הצעדים שעבר עם אמו, כדי שיוכלו לקבל חזון ברור ולהשיב על השאלה – מה הם רוצים.

"אבל איך זה עובד?" שאל מישהו. תהיתי גם אני – איך בדיוק זה עובד?

ד"ר נאראם חייך והשיב, "שאלה טובה. כעת, ביודעין או שלא ביודעין, כולנו מתוכנתים. תת המודע שלנו תוכנת על ידי הורינו: איך לחשוב, איך לדבר, מה לעשות. אנו מתוכנתים גם על ידי בית הספר, החברה שלנו, העיתונים ועכשיו גם

על ידי האינטרנטים. השאלה היא, האם אנחנו יכולים לתכנת את עצמנו מחדש לבריאות טובה, חיוניות, מערכות יחסים טובות, חופש כלכלי? התשובה היא כן. מרמה היא טכנולוגיה שעוזרת לנו לתכנת את עצמנו מחדש, לכוונן את חיינו אל המטרה האמיתית שלנו. לא רק שהכאב יכול להיעלם, אלא שאתם תוכלו להשיג כל מה שאתם רוצים."

האם זה באמת נכון?
האם תוכנתי על ידי עברי להאמין או לפעול בדרכים מסוימות?
אם כן, האם תכנות זה אינו תואם את מטרת חיי?

ד"ר נאראם אמר, "כשאתם מגלים מה אתם רוצים, זה עובר מהתודעה המודעת אל תת מודע ומשם לעל מודע. ואז, הבריאה מתרחשת. זה עוצמתי מעבר לכל מה שאתם יכולים לדמיין. עשיתי את זה כבר יותר ממיליון פעמים. זו העבודה שלי, העשייה שלי, המשימה שלי, התשוקה שלי. אני יודע רק מספר דברים ואני עושה אותם על הצד הטוב ביותר. מרמה היא אחת מהם. אחד השימושים החזקים במרמה הוא לעזור לכם לגלות מה אתם רוצים."

הערות היומן שלי

סודות מרמה שאקטי של ד"ר נאראם על מנת לגלות מה אני רוצה*

1) עצמו עיניים ודמיינו מסגרת לבנה מולכם, מעל לעין ימין.

2) על האצבע המורה הימנית, לחצו על חלקה העליון 6 פעמים ושאלו: "מה אני רוצה"?

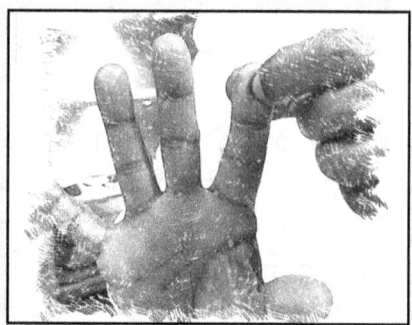

3) אפשרו למחשבה, תחושה או דימוי להגיע אליכם. כתבו מה עלה. הקישו על הצד השמאלי של החזה. הקישו על החזה בכף ידכם הימנית הפתוחה 6 פעמים ואמרו: "טוב מאוד."

4) לחצו על המפרק השני או האמצעי של האצבע המורה הימנית שלכם, לחצו 6 פעמים ושאלו את עצמכם: "כשיהיה לי את זה, מה אעשה?"

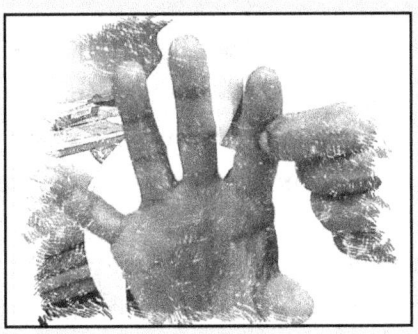

5) אפשרו לכל מחשבה, תחושה או דימוי להגיע אליכם. רשמו מה עלה.

6) הקישו 6 פעמים על צד שמאל של החזה בכף היד הימנית הפתוחה שלכם ואמרו "טוב מאוד."

*בונוס: כדי לראות סרטון המדגים תהליך זה, אנא עיינו באתר החינמי MyAncientSecrets.com. (מידע נוסף על תהליך זה נמצא בפרק 14.)

ואז הוא עצר, כדי להוסיף משהו חשוב. "אני יכול לעזור להסיר את החסימות, אבל אתם צריכים לראות את החזון של מה שאתם רוצים – את התוצאה שאתם רוצים לראות בחייכם, בעתידכם. עבודה זו חייבת להיעשות על ידכם. במובן מסוים אני כמו מיילדת. אני עוזר לכם ללדת, אבל אתם יולדים את התינוק. עכשיו, מי רוצה להיות הראשון?"

אתה לא יכול להחזיר את אשתך הזקנה

הרבה ידיים התרוממו, וד"ר נאראם בחר את תרזה, אישה בכיסא גלגלים מקנדה. פגשתי אותה ואת בעלה ורן מוקדם יותר באותו יום. הם נראו לי כמו הזוג הכי לא מתאים. תרזה הייתה חכמה ומתוקה ביותר ואילו ורן נראה כמי שהיה צריך להופיע על שער של מגזין ציד או דיג ובוודאי לא זה שממתין לטיפול אצל רופא אלטרנטיבי.

שניהם סבלו מעודף משקל ואני תהיתי כיצד נכותה השפיעה על מערכת היחסים שלהם. מנקודת המבט שלי זה נראה כאילו היה להם קשר עמוק מהסוג שרוב האנשים חולמים עליו. אף שוורן בילה שנים בטיפול בה, הוא סיפר לי שהיא זו שמטפלת בו. התקשורת ביניהם הייתה מלאת אהבה וכבוד. הם לא הצליחו שלא לגעת זה בזו. הם היו מקסימים.

אהבתו העמוקה של ורן לתרזה היא שהעניקה לו השראה לחפש כל דרך כדי לעזור לה. הם ניסו דברים רבים שהוא קיווה שיעזרו לה, אך ללא הועיל. אהבתו אילצה אותו להביא את אשתו עד ללוס אנג'לס כל הדרך מקנדה, למען הסיכוי ששיטות עתיקות אלו יעזרו. מוקדם יותר באותו יום שמעתי את ורן מתחנן בפני ד"ר נאראם פעמים רבות, "אנא עשה משהו כדי לעזור לאשתי." הם המתינו בציפייה כמעט שמונה שעות במרפאה. כשהגיע הזמן ראיתי את ורן עוזר לתרזה במאמציה לקום מכיסא הגלגלים. הוא תמך בה כשנשענה על זוג קביים והתקדמה בצליעה אל מרכז החדר. כפות רגליה נטו פנימה והיא לא הצליחה לכפוף את ברכיה. הליכתה דמתה יותר להשתרכות. היא העבירה את משקלה לצד אחד של גופה ואז סובבה את ירכה כדי שתוכל להניף את רגלה השנייה לפנים.

ד"ר נאראם העביר אותה את אותו התהליך שעשה עם אמו ושאל את תרזה מה היא רוצה. היה לה ברור שהיא רוצה ללכת בלי קביים. ברגע שהיא יכלה לדמיין זאת במוחה, ד"ר נאראם השכיב אותה על סדין על הרצפה. היא לא הצליחה לשכב בכוחות עצמה על הרצפה וחששה שלא תצליח לעמוד שוב. ד"ר נאראם הבטיח לה שזה בסדר וורן בא לעזרתה. כשתרזה נשכבה על גבה, ד"ר נאראם סימן לעבר ורן להתבונן מקרוב. הוא לקח סרט מדידה והניח קצה אחד על טבורה ואז מדד את המרחק אל הבוהן הימנית. "כמה זה?" שאל ד"ר נאראם את ורן.

"זה נראה כמו תשעים ושנים וחצי סנטימטרים."

ואז ד"ר נאראם העביר את סרט המדידה לקצה הבוהן השמאלית. "וכמה זה?"

"זה מאה סנטימטרים."

"אז הבדל של שבעה וחצי סנטימטרים! שכחתי לספר לכם," אמר לכולם בחדר, "תופעת לוואי חשובה של ההגעה שלכם לכאן היא שחרור של הורמונים שעשויים

לגרום לכם לאושר גדול לאחר לחיצות המרמה. אז אם אינכם רוצים לחוש אושר, בבקשה אל תבואו לכאן."

כולם חייכו, במיוחד תרזה.

"עכשיו תתהפכי." הוא סימן לה להתהפך על בטנה.

היא נאבקה, אך בעזרת נחישות הצליחה.

הוא לחץ את אצבעותיו אל גבה בדפוס קליל ועדין והקיש שש פעמים במקומות שונים. זה היה נראה כאילו הוא מנגן על פסנתר. הוא ביקש מד"ר ג'ובאני להרים את החולצה מגבה התחתון ולשים טיפה של קרם על עורה שנועד לעזור בתהליך שנקרא דארד מוקטי (מבוטא דהרד מוק-טי). ניתן לתרגם דארד כ"כאב" ומוקטי פירושו "חופש ממשהו". הקרם הוכן על פי העקרונות העתיקים כדי להקל על אי נוחות בשרירים או במפרקים שונים. ד"ר נאראם מרח אותו בתנועה מעגלית ואז אמר לה להתהפך.

זהו זה? תהיתי. איך תהליך כל כך מהיר ועדין יכול היה להשפיע בכלל?

תרזה התהפכה על גבה ודוקטור נאראם מדד מחדש את רגליה.

"מה האורך של רגל ימין?" שאל ד"ר נאראם.

"תשעים ושישה וחצי סנטימטרים," אמר ורן.

"והשמאלית?"

"גם תשעים ושישה וחצי סנטימטרים," אמר ורן ונשמע המום.

ד"ר נאראם אמר לה איך ללכת אחרי המרמה – שישה צעדים המתחילים ברגל ימין. תרזה קמה עם סיוע מסוים, קביה נותרו מונחים על הרצפה. כולנו צפינו בציפייה. ורן עמד לידה כדי לתפוס אותה אם תמעד, אולם ד"ר נאראם אמר לו להתרחק יותר. הוא אמר לה לעצום את עיניה ולראות את עצמה צועדת. הוא לחץ על נקודות נוספות מאחורי כל ברך ואז הקיש על גבה ואמר, "עכשיו, לכי לבעלך." לראשונה מזה שנים היא פסעה פסע ללא הקביים! ואז עוד אחד. פסיעתה איטית אך ישרה. היא התנודדה אך המשיכה לנוע. כשהגיעה לוורן הם התחבקו. הנוכחים בחדר כולם מחאו כפיים למעט ורן. פיו ועיניו נותרו פעורים בתדהמה בעת שחיבק אותה ברכות.

"איך את מרגישה עכשיו?" שאל ד"ר נאראם את תרזה.

היא ענתה: "60–70 אחוז טוב יותר."

"באמת?" שאל ורן. היא הנהנה בהתלהבות.

ד"ר נאראם אמר, "טוב מאוד. עכשיו אם היית עושה משהו שלא עשית הרבה זמן, מה זה היה?"

תרזה השיבה, "אפילו לשבת ולקום היה עבורי בלתי אפשרי."

ד"ר נאראם אמר לה לעצום את עיניה ולדמיין את עצמה יושבת וקמה בקלות וללא עזרה מבעלה.

"הסרתי את החסימה הפיזית, אבל עכשיו את צריכה להסיר את חסימת מערכת האמונות שלך. האם את יכולה לראות את עצמך יושבת וקמה?"

"כן."

"טוב מאוד. עכשיו עשי זאת!"

היא התיישבה בצורה מעט משונה אחר כך התנודדה מעט, ניסתה את כוחה בדרך אחת, שוב ניסתה בדרך אחרת ולבסוף קמה לבדה. היא הצליחה.

ורן אמר, "זו הפעם הראשונה שהיא עשתה זאת לאחר למעלה משבע שנים." כולם מחאו כפיים.

ד"ר נאראם אמר לוורן, "עכשיו יש לך אישה חדשה. בכל בוקר תראה אותה שמחה ונלהבת. אל תחזור אליי להתלונן שאשתך עכשיו צעירה ונמרצת מדי! אל תגיד לי 'תחזיר לי את אשתי הזקנה' כי זה בלתי אפשרי!"

"תודה רבה," אמרה תרזה בעיניים נוצצות. היא הלכה ללא הקביים אל ד"ר נאראם והעניקה לו חיבוק לבבי. פרץ טרי של דמעות התגלגל על לחייה כשבעלה קרב אליהם וכרך את זרועותיו הגדולות סביב שניהם, קירבה אליו ונשק לה על מצחה. לרגע היה נדמה שהוא עומד לנשק גם את מצחו של ד"ר נאראם.

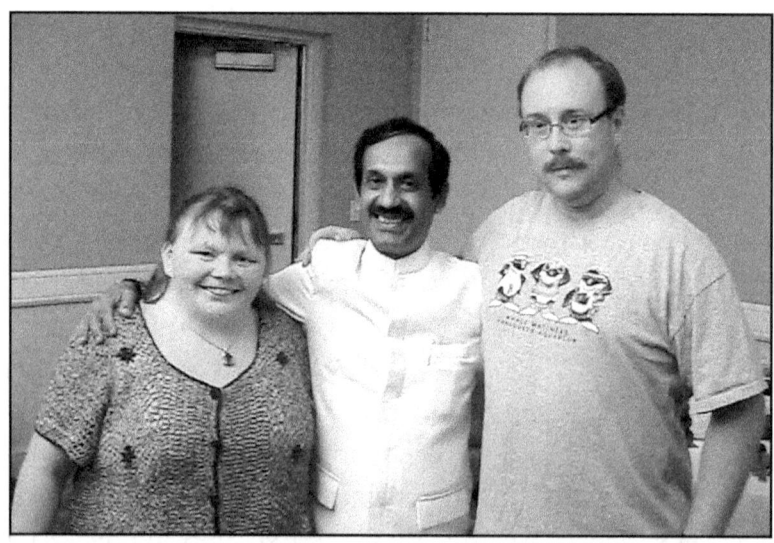

ד"ר נאראם עם תרזה וורן לאחר חוויית המרמה שאקטי שלה.

ד"ר נאראם אמר לה, "תחושת המסוגלות והיכולת יישארו בתוכך, במיוחד אם תגיעי לשלושה או ארבעה טיפולי מרמות נוספים בחודשים ובשנים הקרובות, בנוסף לצמחי המרפא וההמלצות לשינוי תזונה. כמובן שכדאי שתתרגלו בבית באופן קבוע." ד"ר נאראם הדגים מרמה שכולם יוכלו לתרגל בבית כדי לסייע בתהליך הריפוי העמוק שלהם.

ד"ר נאראם ביקש מתרזה לצעוד שוב. היא צעדה וכולם פרצו במחיאות כפיים. יכולנו לראות את ההבדל המובהק לעומת מצבה דקות ספורות קודם לכן. זו הייתה הפעם הראשונה בחיי שראיתי דבר כזה ולא יכולתי להכיל את זה. הסיפורים היחידים ששמעתי על אנשים נכים או משותקים שהחלימו ושבו ללכת קשורים בישו. ואילו במקרה ההוא אמר לנו ד"ר נאראם שלמרות שהדבר נראה כמו נס, מאחוריו נמצא מדע קדום. "לעיתים התוצאות מיידיות, כמו במקרה של תרזה," אמר. "ולעיתים נדרשות שנים של סבלנות והתמדה עד שהן באות לידי ביטוי, כמו במקרה של אמי. למרות שהזמן הנדרש עשוי להשתנות, תוצאות הריפוי העמוקות ניתנות לחיזוי."

ואז הוא פנה לכולנו ואמר, "זה אמיתי. נוקשות אמיתית וחסימה מנעו את יכולתה ללכת. שחרור מתח, בין שהוא פיזי ובין שנפשי או רגשי, הוא חוויה פנומנלית. קשה להבין שינוי כה גדול ברגע כה קצר. אם אתם נמצאים בחושך כל כך הרבה זמן ואז מופיע אור, מה אתם עושים? אולי זה מבלבל בהתחלה, אבל האור אמיתי. אתם רוצים שאשתף אתכם בפעולות שאני עושה ואסביר כיצד זה עובד?" כולנו הנהנו.

חסימות ופריצות דרך

"אתחיל עם מטאפורה. בחיים של כל אחד מאיתנו יש חסימות. הן יכולות להיות פיזיות, רגשיות, זוגיות, רוחניות, כלכליות. כשאנחנו חסומים, אנחנו תקועים, החיים נתקעים ומתחילים להבאיש. אנחנו יכולים לבלות חמש או עשר שנים במצב הזה ולהתקדם מעט או כלל לא להתקדם. ואז אנחנו שואלים, מדוע הדברים לא קורים? והתשובה היא, כי יש לנו חסימה."

ד"ר נאראם לקח כיסא והניח אותו באמצע החדר. "נניח שהכיסא הזה הוא מחסום. אם אני רוצה ללכת אליך, ד"ר קלינט בקו ישר, אני לא יכול, כי יש מחסום

בדרך. מה הן האפשרויות אם כן? אני יכול ללכת מסביב בדרך הזו, או מתחת או מעל, או..."

"אתה יכול להסיר את המחסום," קראה תרזה.

"בדיוק! בחיים אנחנו יודעים שיש חסימה, אך רוב האנשים אינם יודעים באיזה סוג חסימה מדובר. מה טיבה של החסימה? בת כמה החסימה? עד כמה חזקה היא? כעת עם היכולת לחוש את הדופק בשילוב המרמה, יש לי את המיומנות לדעת מהי אותה חסימה."

ד"ר נאראם המשיך בעליצות, "אתם שואלים את השאלה, 'הו, מר מחסום, מי אתה?'" בזמן שדיבר, שלף פיסת נייר מכיסו. "ונניח שהמחסום הזה אומר לי שהוא עשוי מנייר – קלי קלות." הוא הדגים קריעה של הנייר בקלות ואת המעבר דרכו.

"קל. אבל החיים הם לא תמיד כל כך פשוטים. נניח שהמחסום אומר לי שהוא עשוי מעץ. אילו כלים אני צריך כדי להסיר אותו?"

אנשים העלו רעיונות כמו: מסור? גרזן? אש?

"אז יש כלים שונים שניתן להשתמש בהם. האם זה ברור לכם?"

רוב האנשים הנהנו.

"עכשיו נניח שהמחסום עשוי מפלדה. האם אנו זקוקים לכלים אחרים?"

הקהל הנהן.

"אז באופן דומה, יש מרמות וכלים אחרים כדי לוודא שכל המחסום יוסר מן הדרך. אתם יכולים גם לחשוב על המחסום כעל דלת, אשר מבקשת מכם בסך הכול שתמצאו את המפתחות הנכונים על מנת לפתוח את המנעול ולהתקדם מעבר לדלת. לדוגמה, לכאבי מפרקים כמו שהיו לאמי, ישנו הגהי כתרופה. כשהדלת חורקת, מה אנחנו עושים? אנחנו משמנים אותה. אז אנחנו יכולים לשאול את גהי, 'הו מר גהי, מי אתה?' ואז הגהי ישיב: 'אני משמן ומחדש; אני מאזן בין ואטה, פיטה וקאפה; אני גורם לעורך לזהור בלי איפור; אני מרגיע את הרגשות שלך; משפר את השינה; עוזר למפרקיך לעבוד בצורה חלקה.' גהי הוא קסום. המאסטר שלי אמר לי פעם שאסור לי לעולם לגנוב שום דבר, אבל אם אצטרך לגנוב משהו יהא זה גהי. הוא לא אמר לי לגנוב כמובן, אלא הדגיש עד כמה חשוב הגהי."

הערות היומן שלי

היתרונות הקסומים של גהי *

בין יתרונותיו הרבים והשונים:
- שימון והצערת הגוף, הנפש והרגשות שלכם;
- איזון בין ואטה, פיטה וקאפה;
- גורם לעור זוהר ללא איפור;
- מרגיע את הרגשות שלכם;
- משפר שינה;
- עוזר למפרקים שלכם לעבוד בצורה חלקה;
- ועוד ועוד...

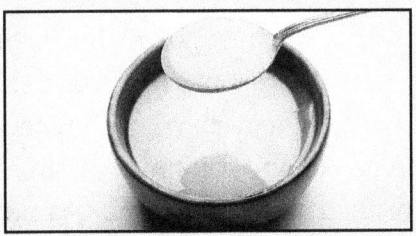

שתי תרופות ביתיות העושות שימוש בגהי להחלת יתרונות רבים אלה בחייכם:

1) לתמיכה במפרקים נהדרים, עור, עיכול וחדות המוח, טלו כפית אחת של גהי מיד בבוקר על קיבה ריקה, וכפית אחת בלילה.

2) לשינה נהדרת: שימו מעט גהי על שתי האצבעות - המורה והאמה. שפשפו בתנועה סיבובית עם כיוון השעון על הרקות. בעזרת האצבע המורה בכל יד לחצו על הרקות 6 פעמים.

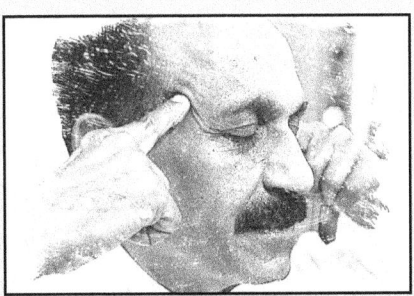

* בונוס: כדי לצפות במתכון להכנת גהי על פי תהליך עתיק במיוחד וגם במספר מחקרים מדעיים מעניינים המראים כיצד אכילת כמויות מתונות של גהי אינה מעלה את רמות הכולסטרול, בקרו באתר החינמי MyAncientSecrets.com.

"לא משנה מהות החסימה, ישנם שישה מפתחות לריפוי עמוק יותר כדי להסיר אותה ולאזן מחדש את המערכת שלכם. אנשים רבים מנסים למצוא קיצור דרך או פתרון מהיר ומחפשים אחר הפתרון הזול או המהיר ביותר. בדרך כלל זה לא עובד. להיפך, זה עלול להחמיר את המצב!"

"למה אתה מתכוון?" שאלה תרזה.

"בואי ואתן לך דוגמה מעשית. לאבי היה לחץ דם גבוה וסוכרת – זה שכיח במשפחה שלי. מה עושים רוב האנשים? הם נוטלים תרופה המדכאת את הסימפטומים במקום להסיר את החסימה. זה לא משחרר אותך מסוכרת או מלחץ דם גבוה או מכל בעיה אחרת. עדיין יש לך סוכרת או לחץ דם גבוה. כל מה שאת עושה זה לדכא את הסימפטומים ולעתים קרובות תמצאי את עצמך עם תופעות לוואי."

אחר כך ד"ר ג'ובאני הוסיף עוד נקודה: "כרופא אלופתי היו לי מצבים דומים עם חולים רבים שנטלו תרופות מודרניות."

"מה הפירוש של רופא אלופתי?" שאלה תרזה.

"שאלה טובה. אלופתיה או רפואה אלופתית הוא שם אחר לרפואה מודרנית מערבית. הוכשרתי באוניברסיטה מודרנית לרפואה באיטליה כרופא מסוג זה ותוך כדי מתן תרופות מודרניות הבנתי שאיני עוזר לחולים לפתור בעיה או חסימה. בסך הכול הרדמתי את הכאב או דיכאתי את הסימפטומים. אלופתיה היא אומנם טובה, אך אינה סמכות סופית. היא עושה עבודה טובה בהרבה מצבים, אולם בסופו של דבר גופכם ובריאותכם הם באחריותכם. האם אתם שואלים מה יכולות להיות תופעות הלוואי של הטיפולים הניתנים לכם? אילו תסמינים שליליים עלולים להופיע כתוצאה מהתרופות או מהניתוח? האם אתם בודקים אם יש לכם אפשרויות אחרות לטיפול? אין שום דבר רע ברפואה מודרנית או בכל דרך ריפוי אחרת. אלה הבחירות שלכם. רק ודאו שאתם שואלים מספיק שאלות על מנת להיות ערים להשלכות של כל אפשרות וכך תוכלו להגיע להחלטה הנכונה עבורכם."

ד"ר נאראם פנה אלי, אף על פי שדיבר אל כל הקהל. "שני הדודים שלי לא ידעו שהייתה להם ברירה. הם נטלו תרופות חזקות לטיפול בלחץ דם גבוה וסוכרת ולבסוף מתו צעירים משילוב של שבץ מוחי, אי ספיקת כליות ונזק מוחי. משראה זאת אבי, שאיתו חוויתי קשיים כל חיי, הוא אמר לי שאינו רוצה קיצור דרך שרק מדכא את הסימפטומים וביקש שאעזור לו. הוא החליט לגלות את הדרך להיות בריא, להסיג לאחור את הסוכרת, להשיב את לחץ הדם לאיזון ולהתחזק. כששיטות הריפוי העתיקות עבדו עבורו, הוא שוב חווה תסכול ממני. הוא שאל,

'מדוע לא פגשת את המאסטר שלך עשר שנים קודם לכן? מדוע לא שכנעת אותי מוקדם יותר שזה יכול לעבוד? הרי יכולתי להימנע מסבל כה רב ולעשות בחיי הרבה יותר!'" הזיכרון הזה הצחיק את ד"ר נאראם.

"כדי להגיע למצב של אבי היה צורך להסיר לחלוטין את החסימה. לשם כך אתם זקוקים למפתחות הנכונים. המאסטרים שלי הסירו בהצלחה חסימות הגורמות לכל דבר, החל בלחץ דם גבוה, סוכרת ואוטיזם וכלה בסרטן ודיכאון, ללא תרופות וללא ניתוח."

"מה הם ששת המפתחות לריפוי עמוק יותר?" שאלה תרזה.

"שאלה טובה מאוד. האחת היא מרמה. אחת נוספת היא תרופות ביתיות – כיצד נזהה בכל דבר תרופה או רעל. זה תלוי באופן השימוש בו. ומשטר תזונה – לדעת אילו מאכלים יוצרים חסימות ואילו עוזרים להסיר אותן. אם אתם רוצים לנוע מהר יותר ועמוק יותר, ישנן נוסחאות צמחי מרפא מסוימות הפועלות על פי המדע העתיק לריפוי עמוק יותר ויותר של אנשים. הן לא נועדו להוות פתרונות מהירים, אלא פתרונות ארוכי טווח. הן בטוחות מאוד ועובדות בדרכים עדינות אך עמוקות על ידי טיפול בשורש הבעיה. הן מסירות חסימות ומאזנות מחדש את גופכם כך שהוא יוכל לפעול באופן טבעי כפי שהוא נועד."

ההסבר לגבי החסימות היה פשוט למדי, אך עדיין לא הבנתי כיצד מדע קדום זה עזר לפתור בעיות כה רבות שהמדע המערבי דיכא ככל הנראה.

"שאקטי היא המילה שלנו ל'כוח', הכוח האלוהי לעשות דברים או ליצור דברים. זה כבר טמון בכם. מרמה נכנסת פנימה ועוזרת להוציא את השאקטי החוצה. ההילר הוא רק מיילד, אבל אתם יולדים את התינוק שלכם. מרמה עובדת עם המפתחות האחרים, כך שתוכלו לחוות בריאות תוססת. כל יום אני מודה למאסטר שלי שלימד אותי את הידע הזה."

"שאקטי היא כוח, שקיים כבר בתוככם. המרמה נכנסת פנימה ועוזרת להוציא אותו החוצה. ההילר הוא רק מיילד, אבל אתם יולדים את התינוק שלכם."

- ד"ר נאראם

ד"ר נאראם המשיך לטפל באנשים, זה אחר זה. לבסוף נותר רק אדם אחד – אותו איש עשיר עם הכתף הקפואה שהתבקש להמתין שש שעות.

הסרת החסימות הגורמות לכאב

כאשר ד"ר נאראם נכנס לחדר לראשונה, ראיתי את האיש הזה קם לקראתו. שמעתי את ד"ר נאראם שואל אותו בשקט שוב עד כמה הוא רוצה הקלה בכתפו הקפואה ואיזה מחיר הוא מוכן לשלם.

"אמרתי לך שאני מוכן לשלם כל מחיר, רק שאתה לא מוכן לקחת את הכסף שלי."

ד"ר נאראם אמר, "כן, אתה לא יכול לקנות את זה בכסף. אני מאוד גאה על כך ששילמת את המחיר בזמן. כעת. עבור ריפוי עמוק יותר תצטרך לשלם את המחיר בשירות. אתה תהיה האחרון שאעזור לו הערב. תחילה אתה תשרת כאן את כולם." אשתו של האיש נראתה מזועזעת וכולנו צפינו בדרגות שונות של הפתעה כשבעלה סייע לאנשים האחרים לאורך כל הלילה עם נעליהם. הוא דאג להגיש להם מים והחזיק את סרט המדידה כשהיה צורך. הוא באמת מצא דרכים לסייע לאלו שטופלו לפניו. תורו הגיע סוף סוף לקראת שתיים לפנות בוקר, לאחר שכולם עזבו.

ד"ר נאראם המשיך בטיפול והתכוון להפעיל עליו שתי מרמות שונות. עבור הראשונה, האיש נשכב על הרצפה כמו תרזה. עבור השנייה היה עליו להתיישב בכיסא, כשגבו לפנים ופניו לאחור. לפני שד"ר נאראם החל לבצע את המרמה השנייה, הוא ביקש מהאיש להרים את היד עם הכתף הקפואה הכי גבוה שהיה ניתן. הוא הצליח להרים את היד רק כמחצית הדרך בטרם צעק, "איי!"

כשנשאל כמה זמן חווה בעיה זו, השיב האיש שהיא הייתה שם כבר שנים. ד"ר נאראם שאל אם היה רוצה להרים את זרועו 15 סנטימטרים גבוה יותר. האיש הנהן ואמר שהוא ישמח מאוד.

ד"ר נאראם ביקש ממנו לעצום את עיניו ולדמיין את עצמו מרים את זרועו 15 ס"מ גבוה יותר. "האם אתה יכול לראות את עצמך בדמיונך מרים את הזרוע 15 סנטימטרים גבוה יותר?" שאל.

האיש השיב בשקט שכן.

ד"ר נאראם טפח על מצחו של האיש ואמר, "טוב מאוד." הוא לחץ על כמה נקודות, כיוונן את צווארו של האיש והניע את זרועו לאחור עד שנשמע 'קליק' קטן. ד"ר נאראם ביקש ממנו להרים את זרועו והוא החל לעשות כן. הוא הגיע לנקודה שבה נעצר לפני כן. המבט על פניו היה מלא ציפייה להתנגדות ולכאב. אולם כשזרועו המשיכה להתרומם, התחלף מבטו והיה מלא הפתעה מוחלטת. הוא התבונן ביחד איתנו בפליאה בזרועו שנמתחה היישר מעל לראשו והייתה

משוחררת לחלוטין.

האיש הוריד את זרועו וניסה להרימה שוב כדי לוודא שאינו חולם. טווח תנועתה שוב היה מלא. "אני לא מאמין, אני לא מאמין," חזר ואמר. אשתו ניגשה לחבקו ולא האמינה למראה השינוי. לא רק שהכאב נעלם, אלא אף העצבנות והכעס של בעלה נמסו והפכו לרכות, לטוב לב והכרת תודה.

תהיתי בכמה רמות שונות של ריפוי ד"ר נאראם פועל וכיצד הריפוי העמוק הזה פעל מעבר למחלה או לביטוי החומרי שלה.

כל החוויות באותו לילה הותירו בי תחושה עמוקה של רוחב האפשרויות ושל תדהמה גדולה. לאחר שהייתי עד למקרים רבים ומגוונים של טרנספורמציה, הלך מחשבתי השתנה. הייתי מודאג פחות לגבי אמיתות השיטה וסקרן יותר לגבי האופן שבו עובדת מערכת ריפוי עתיקה זו. באופן בלתי נמנע נדדו מחשבותיי אל אבי ותהיתי אם זה יעבוד עבורו גם כן.

הזמנה לא צפויה

לאחר סיום מפגש טיפולי המרמה שאלתי את ד"ר נאראם אם אוכל להראות לו כמה מצילומי הווידאו שצילמתי במהלך אותו יום. כשצפה בכל אחד מהאנשים משתף את חוויותיו, התרחב חיוכו של ד"ר נאראם אף מעבר לרגיל.

ראיתי עד כמה התרגש כששמע את סיפוריהם. הוא אמר ברוך, "עכשיו, אולי אתה יכול להתחיל להבין מדוע אני אוהב את עבודתי ולמה אני ישן טוב כל כך בלילה."

הוא מיקד בי את מבטו ושאל, "קלינט, אתה יודע מה אחת התכונות הנעלות ביותר שלך? מהו אחד הכוחות הגדולים שלך?"

נדהמתי. לא הכרנו מספיק כדי שידע. איך הוא יכול היה לדעת מה הן נקודות החוזק שלי?

"מה?" שאלתי.

"יש לך נוכחות שגורמת לאנשים להיפתח", השיב.

מחמאות הן לא משהו שאני יודע לקבל, אז לא ידעתי כיצד להגיב. "באמת?" עניתי בשקט.

"כן, צפיתי בך ובחנתי אותך. ביקשתי מאנשים לדבר איתך ולחזור אחר כך

לדווח לי."

לא ידעתי מה לחשוב. הוא בחן אותי? חשבתי שאני בוחן אותו. פתאום הרגשתי חסר ביטחון שהוא בחן אותי ללא ידיעתי או אישורי. במקביל הייתי סקרן להבין למה חשב עליי ורצה "לבחון" אותי מלכתחילה ומה היו תוצאות "הבחינה" שלו.

הוא המשיך, "ההוויה שלך, מי שאתה, מאפשרת לאנשים להיפתח ולשתף איתך את חייהם, את חוויותיהם."

הייתה שתיקה מביכה. ניסיתי להגיב, אבל לא יצאה מפי כל מילה. מעולם לא חשבתי על עצמי ככה בעבר.

ואז הוא הביט בי שוב ואמר, "לאן אתה הולך מכאן?"

"אני חוזר לעבודה ולפוסט-דוקטורט שלי בפינלנד," אמרתי.

ד"ר נאראם אמר, "טוב. אני נוסע לאירופה בקרוב מאוד. אני אבקר בגרמניה, איטליה וצרפת. האם תרצה לראות משהו מדהים באמת?"

"על מה אתה חושב?"

"תוכל לפגוש אותי באירופה?" הוא שלף את לוח הזמנים שלו.

הסתכלתי על לוח הזמנים שלי וראיתי שיש לי כמה תאריכים פנויים כשהוא באיטליה. אף שהייתי סקרן, לא היה לי מושג כיצד העניין שלי בפועלו ישתלב עם שארית חיי. והאמת שעל אף שקיוויתי שהטיפול יעזור לאבי, היו לי עדיין ספקות לגבי כל הדבר הזה, מכיוון שהוא עמד בסתירה לכל כך הרבה דברים שלמדתי בעברי.

ד"ר נאראם הבחין בהיסוס שלי. "אם תגיע זו תהיה אחת החוויות המדהימות בחייך."

הערות היומן שלכם

כדי להעמיק ולהגדיל את היתרונות שתחוו מקריאת ספר זה, הקדישו מספר דקות וענו בעצמכם על השאלות הבאות:

כמה אחוזים מזמנכם מוקדשים למה שאינכם רוצים לעומת האחוזים המוקדשים לדברים שאתם כן רוצים?

_____

_____

_____

עקבו אחר התהליך המתואר בפרק זה לגילוי הדברים שאתם רוצים. אחרי שלחצתם על נקודת המרמה ושאלתם את השאלה, מה הדבר הראשון שעלה בדעתכם? מה אתם רוצים?

_____

_____

_____

כשיהיה לכם את זה, מה תעשו?

_____

_____

_____

אילו תובנות, שאלות או הבנות נוספות קיבלתם מקריאת פרק זה?

_____

_____

_____

פרק 10

האם אישה במנופאוזה אחרי גיל 50 יכולה ללדת?

בקונפליקט בין הלב למוח, לך אחר ליבך.
- סוואמי ויווקאננדה (מיסטיקן הודי, 1863-1902)

מילאנו, איטליה

בורכתי. למרות שלהורי מעולם לא היה ממון רב הצלחתי לקבל מלגות, להסתדר עם עבודה ולמצוא דרכים לטייל. הנשמה שלי תמיד נמשכה לטיולים. כשנשאלתי מדוע אהבתי כל כך לטייל, הייתי משיב, "אני מרגיש חי כשאני רואה איך אנשים ברחבי העולם חיים את חייהם בצורות שונות." וזה נכון. יש לי דחף להבין יותר מהי אנושיות לעומת מהי התרבות שלי. מפגש עם תרבויות אחרות היה הנתיב המהיר ביותר עבורי לגילוי דברים שהתקיימו בתוכי ולא הייתי מסוגל לראותם בצורה ישירה.

פרט נוסף שלא שיתפתי בו אנשים וגם לא הייתי ער לו בצורה מודעת באותו זמן – היה שהנסיעות היוו עבורי דרך נוחה להסיח את דעתי מפחדים לגבי עברי ועתידי. הן הסיטו את דעתי מחוסר הנוחות שחשתי בחברת עצמי ומהליקויים שייחסתי לעצמי.

איטליה הייתה אחד המקומות האהובים עליי והיו סיבות טובות לכך: הגלידה, הפיצה, יצירות האמנות, הגלידה, השפה, הפסטה, הגלידה, השוקולד, האנשים...

האם שכחתי להזכיר את הגלידה?

טסתי מהלסינקי למילאנו ולקחתי את האוטובוס לתחנת הרכבת המרכזית. קשתות שיש ממלכתיות, פסלים מרשימים, ציורים מרגשים, ריחות משכרים וקולות משמחים קיבלו את פניי באיטליה.

ד"ר ג'ובאני סידר שיאספו אותי. זמן קצר לאחר שהגעתי, עצרה לידי מכונית אדומה קטנה.

"צ'או!" אמר הנהג, איטלקי חביב שהציג את עצמו כלוצ'יאנו. היה לו שפם גדול מגולגל בקצותיו, הוא דיבר במבטא איטלקי כבד, והיה לבוש במעיל ספורט צהוב וכתפיות, לראשו כובע לבן בעל שוליים. הוא הושיט לי נרקיס ואמר, "בונג'ורנו! ברכת ברוך הבא ממילאנו אליך!"

מהאופן המלודי שבו הגה את המילים נשמע כאילו בכל רגע יפצח בשיר. הודיתי לו ועד מהרה היינו בדרך אל המקום שבו שהיתי בלילות שלאחר מכן. הוא לא דיבר הרבה אנגלית ואני דיברתי אפילו פחות איטלקית, אבל איכשהו הבנו זה את זה.

עברנו על פני כנסיות מעוטרות, בתי קפה שוקקים ופארק משונה שהיה בו מבנה דמוי טירה ובמרכזו מזרקה שופעת. הגענו לבית מקסים ושליו מעוטר בעמודים לבנים וגפנים ירוקות המתפתלות על קירותיו. בתוך הבית הצנוע והנעים המתינו לי פירות טעימים, שוקולד מריר ותה צמחים חם. עד שהגיע זמן השינה היו כל חושיי ספוגים באיטליה היפה.

האם אתם יכולים לקיים חיי מין טובים יותר בשנות השמונים לחייכם לעומת זוג צעיר?

למחרת בבוקר יצאתי אל המרפאה שבה התארח ד"ר נאראם. הופניתי אל החדר שיועד עבורי לראיונות עם המטופלים. התקנתי את מצלמת הווידאו והתמקמתי. הבנתי שמה שהחל בהודו כהקלטת העדויות שישמשו כמתנה לד"ר נאראם והפך בלוס אנג'לס למאמץ לקבל מידע נוסף וראיות שיתמכו באבי, קיבל באיטליה, בפעם הראשונה, אופי רשמי למחצה ובו תיעדתי את המקרים עבור הצוות. על אף שהיה זה בהתנדבות, חשתי שלתפקיד הזה היה ערך גדול יותר ממה שעמד לנגד עיניי בהתחלה.

ד"ר נאראם הופיע עם אנרגיה בלתי נתפסת של חיוניות וסקרנות, כאילו היה זה היום הראשון לחייו והכול היה עבורו חדש וצבעוני. הוא בירך אותי, התעניין באבי וסיפר לי כמה שמח שיכולתי לבוא.

ד"ר ג'ובאני בירך אותי בנשיקה על שתי הלחיים ובחיבוק גדול. הוא החזיק את שתי זרועותיי בידיו כל כך חזק, שלא יכולתי לחמוק ממנו. הוא הביט בעיניי ועל פניו חיוך חם. בדרך כלל לא הרגשתי בנוח להביט בעיניו של אדם זמן רב כל כך, אך יכולתי לחוש כיצד חיבתו וחביבותו המיסו את אי הנוחות שלי ולרגע פשוט התמסרתי. לא היה צורך במילים כדי לבטא את רגשותיו והיה נחמד לדעת שהוא היה שמח שהצטרפתי אליו במולדתו.

חדר ההמתנה החל להתמלא. ככל שיותר אנשים נכנסו לתוכו ויכולתי לחוש את עוצמת הכאב שרבים מהם חוו, הלכה והתפוגגה לה החולמניות הנעימה שלי מהשהות במקום יפה כל כך.

קשישה אחת בעלת אצבעות ידיים מעוותות אחזה בהליכון ונאבקה בכאביה בעת שפסעה פנימה. גבר אחר נשם בכבדות ובקושי רב בסיוע מיכל חמצן שנשא עבורו בנו. אישה דומעת אחזה את תינוקה בזרועותיה, אולם לא יכולתי לנחש מדוע בכתה. אם צעירה אחרת נכנסה עם שני ילדיה, האחד עם תסמונת דאון והשני עם בעיית עור קשה.

באותה תקופה מצבה הכלכלי של איטליה היה רחוק מלהיות ורוד. עסקים רבים נסגרו וכ–20 אחוז מהצעירים היו מובטלים. הממשלה סיפקה שירותי בריאות קונבנציונליים, אך תוכניות הביטוח לא כללו שיטות ריפוי עתיקות ולכן אנשים נאלצו לשלם מכיסם. העלות הייתה כשבעים יורו עבור התייעצות עם ד"ר נאראם, בתוספת של שניים עד חמישה יורו ליום עבור תמציות המרפא שקיבלו לאחר מכן. למרות זאת המתינו מדי יום המונים בכיליון עיניים לראות את ד"ר נאראם.

הייתי סקרן מאוד להבין מדוע איטלקים רבים כל כך ביקשו פגישה עם ד"ר נאראם. מה עורר בהם השראה לבחור בדרך זו?

האדם הראשון שהציג בפניי ד"ר נאראם היה צעיר שהגיע אליו לראשונה כפעוט, 19 שנה לפני כן. באותה תקופה אמרו הרופאים להוריו שהכליות שלו כשלו, לא התפתחו, ושהוא היה זקוק לדיאליזה ובהמשך להשתלה. הוא סבל ממחלת כליות פוליציסטית. רוב הסובלים ממצב זה מתקשים מאוד בחייהם. לאחר שנים רבות, בעזרת ד"ר נאראם, הראו הבדיקות שהכליות שלו היו תקינות מבלי שנזקק לדיאליזה או להשתלה!

"בפעם האחרונה הוא שאל אותי אם יכולה להיות לו חברה," אמר ד"ר נאראם. "אמרתי, 'בוודאי, למה לא?' הוא אמר, 'אבל ד"ר נאראם, יש לי בעיה בכליות.'

אמרתי, 'לא. הייתה לך בעיה בכליות.'" הוא צחק באושר מהתוצאה.
ד"ר ג'ובאני אמר לי, "מצבו הבריאותי של הבחור הזה מדהים. הוא נראה טוב מאוד. הוא אמר לנו בגאווה שיש לו עכשיו חברה!"

ואז הגיע זוג קשישים בשנות השמונים לחייהם, שדיברו בהתרגשות באיטלקית. הם לא ידעו כל כך לדבר באנגלית. אישה חביבה שהייתה בקליניקה תרגמה לי את דבריהם. נדהמתי לשמוע שכאבי המפרקים הקשורים בגילם כמעט נעלמו ושמערכת העיכול שלהם השתפרה, ויתרה מכך, הם חוו משהו שרוב האנשים בני מחצית גילם רק חלמו עליו. הם סיפרו שהיו להם חיי מין טובים יותר משל נשואים טריים! הקשישה שיתפה אותי בכל הפרטים, שכנראה לא הייתי צריך לשמוע, אבל לא הייתה לה כל בעיה עם זה. היא סיפרה איך הרגישה יובש וכאב בנרתיק ושלא היה לה כל רצון להתנשק או שיגעו בה ואיך חמקה מבעלה, שסבל מבעיות אף הוא. "עכשיו אנחנו לא יכולים להוריד את הידיים זה מזו! אני אוהבת לגעת בו ואוהבת כשהוא נוגע בי!"

לדבריה, התזונה, צמחי המרפא והתרופות הביתיות שרשם להם ד"ר נאראם שיפרו את רמות ההורמונים שלה והגבירו את הסיכה באופן טבעי ולכן הרגישה יותר הנאה, בכל היבט בחייה. ואז היא אמרה משהו שגרם לעיני המתרגמת להישאר פעורות לרווחה ולפלוט צחוק מופתע. לאחר הפוגה שסייעה לה להסדיר

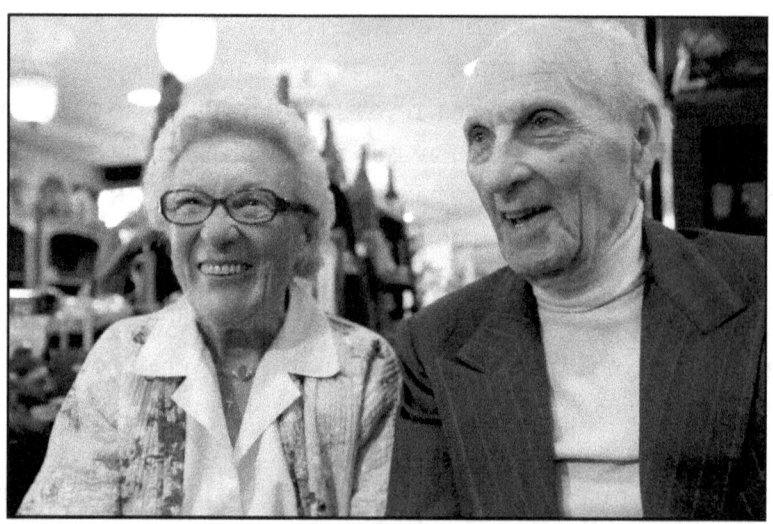

זוג האיטלקים המבוגר - מאוהבים ומבטאים זאת בכל דרך.
התמונה צולמה על ידי פאביו פלוריס ואנדראה פיגרוצ'י.

את נשימתה, היא תרגמה את המשפט האחרון של הקשישה, שסיפרה בלהט גדול על תדירות יחסי המין שקיימו – שלוש פעמים בשבוע לכל הפחות.

לא יכולתי שלא לצחוק גם אני. זה היה מביך לשמוע את הסבתא הזו מדברת על יחסי מין, אבל ההתלהבות שלה גרמה לזה להישמע תמים ויפה. היא אפילו ידעה בדיוק באיזו שעה בבוקר הייתה סבירות שבעלה חווה זקפה כך שהייתה מוכנה בשבילו.

"איזו הנאה יש באכילת פסטה ופיצה אם איני יכולה ליהנות מבעלי כמאהב? אנחנו מאוהבים יותר מתמיד ונהנים להפגין זאת אחד כלפי השנייה בהתלהבות!" אני בטוח שהסמקתי וקיוויתי שהחיוך שלי הצליח להסתיר זאת.

הסיפור שלהם סיקרן אותי כי היו לי חברים בשנות העשרים והשלושים לחייהם שסבלו מבעיות זקפה וזה השפיע על הביטחון העצמי שלהם. הם חשו חוסר אונים ומבוכה. והנה מולי ניצבו גבר בן 87 ואישה בת 81 שקיימו יחסי מין מספר פעמים בשבוע!

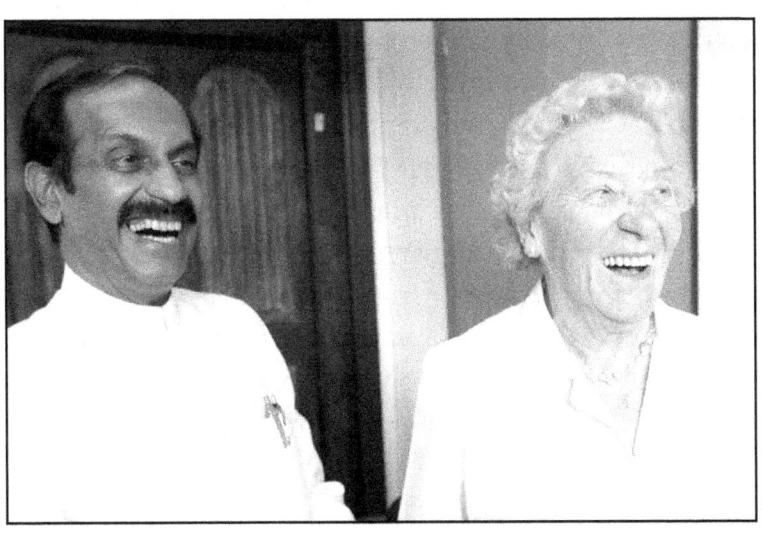

ד"ר נאראם מופתע ופורץ בצחוק מלא שמחה כשהאיטלקייה הקשישה מתארת את חוויית הנעורים של חייה החדשים.
התמונה צולמה על ידי פאביו פלוריס ואנדראה פיגרוצ'י.

יצאה ממנופאוזה על מנת ללדת

לאחר הראיון ההוא, ד"ר נאראם אמר לי שאני חייב לשוחח עם אישה בשם מריה קיארה. מריה הייתה אישה גבוהה בעלת שיער כהה ועיניים בהירות. היא סיפרה לי את סיפור הגעתה לראשונה לד"ר נאראם שלוש שנים קודם לכן.

"ד"ר נאראם שאל אותי 'מה את רוצה?' אמרתי לו שאני רוצה את הווסת שלי בחזרה כדי שאוכל להביא ילד נוסף לעולם. ידעתי שאני מבקשת את הבלתי אפשרי, אבל בכל זאת רציתי את זה. באותה תקופה כבר הייתי בגיל המעבר ולא קיבלתי וסת במשך שלוש שנים," אמרה. "כשהחלה המנופאוזה הרגשתי דיכאון והיו לי מצבי רוח משתנים. היו לי כאבים בכל מקום ולא יכולתי לישון. כל גופי בער מגלי חום. בלילה הייתי צריכה לפתוח חלונות כי הזעתי כמו משוגעת. החלפתי מצעים, כריות, תנוחות – ניסיתי לישון אבל לא הצלחתי להירדם. חשתי נפיחות, התכווצויות, בעיות עיכול והייתי עייפה כל כך. היה לי גם יובש בנרתיק ולא היה לי חשק מיני כלל. מתוכי הגיחה האישה הזקנה. עורי החל להתקמט. ואז החל מחול הסחרחורות – הייתי צועדת וכל העולם היה מסתובב. היה לי צורך להתפנות פעמים רבות ביום ובלילה. כדי להתמודד עם העניין נאלצתי להשתמש ברפידות. החלו להופיע גם כאבי גב וחריקות בעצמות. הרופאים אמרו לי שזו דלקת מפרקים ניוונית. הרגשתי זקנה. והגרוע מכל, החל לצמוח לי שיער במקומות משונים. על אף כל אלה זכיתי בזוגיות חדשה עם בן זוג צעיר ממני. למרות שיש לנו מספר אתגרים להתגבר עליהם, יש לי משאלה גדולה להביא איתו ילד."

"המקרה שלה הזכיר לי מישהי שהגיעה באחת הפעמים," אמר לי ד"ר נאראם. "היא אמרה שישו בא בחלומה ואמר לה שד"ר נאראם יכול לעזור לה לצאת מהמנופאוזה. מופתע אמרתי לה, 'ישו אולי בא בחלומך, אבל הוא לא בא בחלומי.'" ד"ר נאראם צחק. בעת שעזר לאישה ההיא, גילה ד"ר נאראם סודות שלתחושתו יכלו לעזור גם למריה.

כשהגיעה אליו לראשונה, אמר ד"ר נאראם למריה, "את אישה טובה מאוד. הבעיה אינה את. את מישהי אחרת שאינה הגוף שלה. אלה ההורמונים שלך שגורמים לך לגלי חום, נפיחות, כעס ורגזנות. החבר שלך אולי חושב שאת אישה נרגנת, אבל זו לא מי שאת. הוא אולי לא רואה זאת. ייתכן שאת מרגישה אשמה ומבולבלת, אך שוב אומר, אלה ההורמונים הלא מאוזנים שלך שיוצרים את הכאוס הזה, לא את."

הוא הזהיר את מריה כי הסודות עלולים לגרום גם לתופעות לוואי מסוימות, למשל שצעירים רבים ירצו בה. "המאסטר המקורי שלי, ג'יוואקה, טיפל באמרפאלי,

שבגיל שישים נחשבה לאישה היפה ביותר בעולם ונמשכו אליה גברים צעירים. אפילו המלך שהיה בן שלושים וחמש וכבר הייתה לו אישה צעירה יותר, רצה להתחתן איתה.

"אני לא יכול להבטיח שום דבר בקשר להבאת תינוק לעולם", אמר לה, "אך על פי הסודות העתיקים האלה אני בהחלט יכול לעזור לך להיראות ולהרגיש צעירה יותר. ואנחנו יכולים לראות אילו דברים נוספים יופיעו יחד עם זה. האם את מוכנה ליטול את הסיכון הזה?"

"ומה קרה אז?" שאלתי.

היא סיפרה לי שהיא מילאה אחר הנחיות התזונה החדשה בהתמדה ונטלה את כל התרופות הביתיות וצמחי המרפא במשך כשנה. כשחיוך ענק של אושר עילאי נסוך על פניה, אמרה, "עכשיו אני בת 56 והווסת שלי התחילה שוב!"

ד"ר ג'ובאני לא יכול היה שלא לחייך גם כן והוסיף שהיה ספקן כשד"ר נאראם שוחח עם מריה שלוש שנים קודם לכן. הוא פגש מטופלות צעירות יותר שיצאו מהמנופאוזה שלהן והווסת שלהן הופיעה שוב, אולם מעולם לא פגש מקרה של אישה בגילה של מריה. "מנקודת מבט רפואית," הוא אמר, "זה חסר תקדים ומדהים."

מריה הוסיפה, "אני יכולה ליצור עכשיו. אני יכולה להביא ילד לעולם. אני מרגישה בגן עדן!"

"האם יש לך הוכחה לגילך, אולי רישיון הנהיגה שלך?" שאלתי.

בחיוך גדול שלפה מריה את הארנק והראתה לי את תמונתה ואת תאריך הלידה ברישיון הנהיגה שלה ואמרה, "צמחי המרפא עזרו לי להיראות ולהרגיש צעירה יותר. כל מי שאני פוגשת מנחש שאני בת ארבעים. אפילו החבר שלי מקנא כשגברים צעירים ממנו מסתכלים עליי. אני גאה באופן שאני מרגישה עכשיו."

ד"ר ג'ובאני הוסיף, "אני מאוד גאה בה כי היו לה אמונה ורצון כה חזקים. בשעה שרוב האנשים לא האמינו שניתן להיכנס להריון מרגע שהופיע גיל המעבר, היא האמינה שהיא מסוגלת. היא בחרה לעצמה נתיב אחר. היא נצמדה לפרוטוקול הטיפולי וכתוצאה מכך הגשימה דבר יוצא דופן."

כששמע את ההערות הללו, אמר ד"ר נאראם, "המאסטר שלי, באשר הוא, חייב להרגיש טוב כל כך על כך שסודות הריפוי העתיקים שנתן לי עוזרים למריה. היא מגשימה את חלומותיה! האם אוכל לשתף אתכם במקרה דומה שקרה?" הנהנתי.

"יש אישה נוספת מפריס שאני רוצה שתפגוש. הלן הגיעה אליי כשהייתה כמעט בת חמישים. הווסת שלה פסקה לפני שש שנים ובכל זאת כששאלתי אותה, 'מה את רוצה?' היא השיבה, 'אני באמת רוצה ללדת.' אמרתי לה, 'טוב

מאוד.' ד"ר ג'ובאני שהיה איתי באותו זמן בחדר שאל למה בדיוק אני מתכוון ומשך אותי הצידה. הוא אמר, 'ד"ר נאראם, אתה לא מבין. היא בגיל המעבר כבר שש שנים! אין סיכוי שהיא תוכל ללדת. למה אתה מספק לה תקווה כוזבת?' השבתי לו שזה לא קשור למה שהוא רוצה או חושב שאפשרי, אלא למה שהאישה הנפלאה הזו רוצה. נתתי לה את כל הסודות העתיקים המתאימים, את התרופות הביתיות, פורמולות הצמחים, התזונה והיא שמרה על משמעת. היא מילאה אחר ההוראות בדיוק, סבלנות והתמדה. ואז, תאמין או לא, קיבלתי טלפון ממנה. היא הייתה מאושרת כל כך. כששאלתי אותה מדוע, אמרה שהיא עכשיו חווה עוויתות. מדהים, לא? היא התרגשה מעוויתות. אמרתי לה שזה סימן טוב ושעליה להמשיך. כמה חודשים לאחר מכן היא התקשרה שוב ואמרה, 'ד"ר נאראם, התחלתי לקבל וסת, כמו שקיבלתי בגיל 20!' זה היה רגע חגיגי לשנינו - לא ניתן לתאר זאת במילים. רציתי לרקוד ולבכות גם יחד. זה עבד!

"היא הייתה נרגשת מכך שנפתחה בפניה האפשרות ללדת ואז בישרה שיש לה בעיה אחרת. שאלתי, 'איזו בעיה?' היא ענתה, 'ד"ר נאראם, אין לי בן זוג!'" עיניו של ד"ר נאראם נפערו לרווחה בעת שסיפר את הדברים הללו. "אפילו העניין הזה לא היווה עבורה מכשול, מכיוון שידעה באופן נחרץ מה רצונה. היא מצאה את הדרך להרות באמצעות הזרעה מלאכותית. בביקור מאוחר יותר שלי בפריז היא הגיעה לפגוש אותי עם תינוקת בריאה ונפלאה! לדבריה, היה זה נס ששילב מדע קדום ומודרני כאחד. את השמחה והסיפוק שחשתי כשהייתי עד לחלומה שהתגשם, כשראיתי אותה אוחזת בתינוקת יפהפיה, אי אפשר היה לדמיין! זה היה טוב יותר מזכייה בפרס נובל."

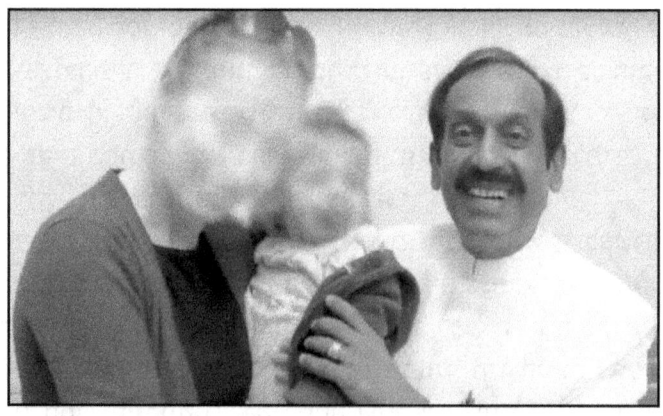

ד"ר נאראם בפריז עם הלן (52) והתינוקת היפה שלה.

היא לא רצתה שיזהו אותה ולכן טשטשנו את הפנים שלה, אך היא הסכימה שהתמונה הזו המכילה שמחה כה רבה צריכה להיות בספר הזה.

ד"ר נאראם היה מלא בהודיה למאסטר שלו, שלימד אותו את המדע העתיק הזה, ולאישה הזאת אשר אמונתה והתמדתה הניבו תוצאות מדהימות כל כך. הוא היה נרגש מכוחן של פורמולות הצמחים והתרופות הביתיות הפשוטות שהוא נתן לה, כמו אבקת כמון טחון, אבקת אג'ואן (כמנונית קופטית), חלתית (הינג), אבקת זרעי שבת ריחני (שמיר), מלח שחור, אלום, ושומר. "שומר הוא חברה הטוב ביותר של האישה. הוא תומך באופן טבעי ברמות אסטרוגן ופרוגסטרון נהדרות."

> "שומר הוא חברה הטוב ביותר של האישה. הוא תומך באופן טבעי ברמות נהדרות של אסטרוגן ופרוגסטרון."
> - ד"ר נאראם

ד"ר נאראם הדגיש כי המאסטר שלו לימד אותו: "כשיש לך תשוקה בוערת מלווה באמונה גדולה, מחויבות ומשמעת, הכול אפשרי."

כל כך הרבה שאלות חגו במוחי לגבי השיטות שבהן השתמש כדי להשיג את התוצאות שהייתי עד להן בהודו, בארצות הברית ובאיטליה. הספקנות שלי שעמדה בעבר על 80-90 אחוז, פחתה באותה תקופה לכ-30 אחוז. השאלות שהיו לי והסקרנות שהתפתחה העסיקו כ-65 אחוז ממחשבותיי. ואילו חמשת האחוזים הנותרים כבר השתייכו לאמון ולביטחון שרכשתי לשיטת הריפוי העתיקה הזו ובצבצו בינות מחשבותיי.

> "כשיש לך תשוקה בוערת מלווה באמונה גדולה, מחויבות ומשמעת, הכול אפשרי."
> - באבא רמדאס (המאסטר של ד"ר נאראם)

"איך עזרת לנשים האלה לקבל את הווסת שלהן לאחר גיל המעבר?" שאלתי את ד"ר נאראם. "ומה בדיוק עשית כדי לעזור לאותו זוג קשישים להתמלא שוב בנעורים מחודשים כמו נשואים טריים?"

"אתה באמת רוצה לדעת?" שאל אותי ד"ר נאראם.

"כן!" אמרתי.

"טוב, אני באמת רוצה שתדע. מליבי אל ליבך קלינט, אני רוצה שתדע איך זה עובד."

"אז בבקשה אמור לי."

"לשם כך יהיה עליך להגיע מחר."*

---

* בונוס: על מנת לגלות את הסודות של אמרפאלי וכיצד הזוג הקשיש הזה נשאר צעיר כל כך, חש ד"ר נאראם כי יהא זה מועיל לספק לכם הקשר רחב יותר ותמיכה. לשם כך, עיינו בנספח ובסרטונים באתר החינמי MyAncientSecrets.com.

הערות היומן שלכם

כדי להעמיק ולהגדיל את היתרונות שתחוו מקריאת ספר זה, הקדישו מספר דקות וענו בעצמכם על השאלות הבאות:

אילו רצונות בוערים יש לכם בלב, גם אם לחלק מהאנשים הם עשויים להיראות כבלתי אפשריים? (אם אינכם שופטים את עצמכם או את רצונותיכם כנכונים או לא נכונים, טובים או רעים, אפשריים או בלתי אפשריים, ואינכם דואגים לגבי מה שאחרים חושבים על כך - מה אתם מגלים שאתם באמת רוצים?)

_____

_____

_____

_____

אילו תובנות, שאלות או הבנות נוספות קיבלתם מקריאת פרק זה?

_____

_____

_____

_____

פרק 11

דיאטה סודית לחיים מעבר לגיל 125?

רופא העתיד לא ייתן שום תרופה, אלא יעניין את המטופל שלו בטיפול
במבנה האדם, בתזונה ובגורמי והמניעה של מחלות.
- תומאס ג'פרסון (הנשיא השלישי של ארצות הברית של אמריקה
והמחבר הראשי של מגילת העצמאות)

למחרת שוחחתי עם סימון רוסי דוריה, האיש שתיאם את הלוגיסטיקה בסיור עבור ד"ר נאראם. "איטליה הייתה המדינה הראשונה מחוץ להודו שבה חשף ד"ר נאראם את מערכת הריפוי העתיקה שלו. זה היה לפני למעלה מעשרים וחמש שנה," אמר בגאווה. ואכן, כ-95 אנשים ביקרו את ד"ר נאראם ביום שבו הייתי במרפאתו במילאנו. איך כל האיטלקים הללו שמעו עליו? "מפה לאוזן, תפוצת הדוא"ל ומאמרים בעיתונים עשו רבות להפצת הבשורה," אמר לי סימון.

הוא סיפר כי אלפים רבים של איטלקים מיותר משישים ערים כבר נהנו משירותי המרפאה של ד"ר נאראם. מספר רופאים איטלקים הוכשרו על ידי ד"ר נאראם בשיטות העתיקות, והכול החל עם אחותו של סימון, סוזי.

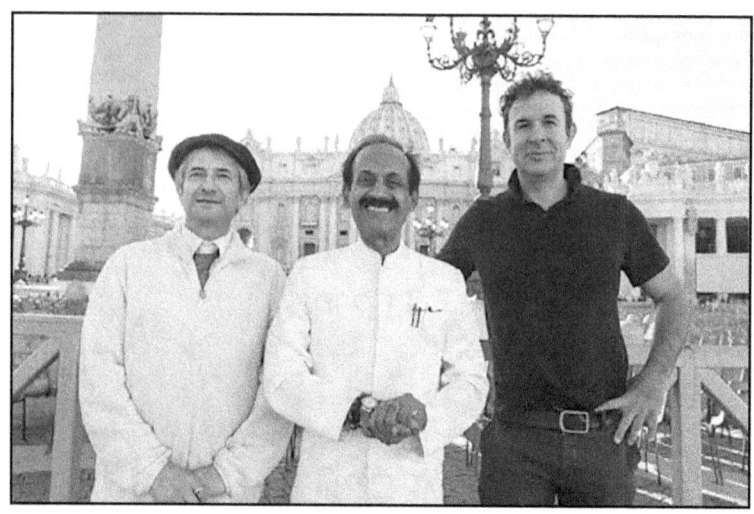

ד"ר ג'ובאני, ד"ר נאראם וסימון מול הוותיקן.

פגשתי את סוזי ואת אמה בהפסקת אוכל בהמשך היום. היא הייתה אישה מעמיקה שצברה ניסיון רב בזכות אהבתה לטיולים ופתיחותה לחיים. פוצ'י, אמה, הייתה מאוד אנרגטית, נלהבת ובעלת יכולת ביטוי יוצאת דופן. פוצ'י הגיעה מאנגליה, התחתנה עם איטלקי והתגוררה באיטליה זמן כה רב עד שהאיטלקית בפיה הייתה שוטפת.

אביה של סוזי וד"ר נאראם שהו באשרם של סתיה סאי באבא בהודו בדיוק באותו הזמן, בשנת 1987. זה היה יום שבו נסע ד"ר נאראם לשם על מנת לבקר את אביו. קבוצת איטלקים התעניינה בו ובעבודתו וסוזי שימשה עבורם מתורגמנית. כשביקשה ממנו לחוש את הדופק שלה, הוא אבחן בעיית כבד ואמר לה שיש לה צהבת A. היא לא האמינה לו והתעקשה שהיא מרגישה טוב. עשרה ימים אחר כך עיניה הצהיבו.

פוצ'י אמרה, "סוזי חשבה שיש לה הרעלת מזון בגלל דגים שאכלה לפני שעזבה את איטליה. היא עשתה בדיקת דם, שאישרה הימצאות של צהבת A. היא לא האמינה שד"ר נאראם ידע הרבה לפני בדיקת הדם, רק על סמך אבחון הדופק שלה. איך הוא יכול היה לדעת?"

סוזי הסבירה כיצד הבינה את השיטה בדיעבד. "במקום לקחת דגימת דם ולבצע את הבדיקות, הוא יכול לקרוא את האותות המופיעים בדופק שלך. באמצעות אבחון הדופק, ד"ר נאראם מסוגל להבין מה לא בסדר בגופך. אני יודעת שרופאים רבים מפקפקים בכך, אולם חזיתי ברבים שפנו לד"ר נאראם וחוו את אותה חוויה,

כמוני בדיוק. לאחר שנפגשו איתו, הם עשו בדיקות דם ובדיקות נוספות, שאישרו את מה שהוא כבר אבחן באמצעות הדופק בלבד. נדרשות שנים רבות על מנת לשלוט במיומנות הזו, מכיוון שהיא גם אמנות וגם מדע. באמצעות האצבעות אתה יכול לדעת מהי רמת הוואטה, הפיטה והקאפה. אתה יכול להרגיש אם יש חוסר איזון, ואם אתה מעמיק, אתה יכול להבין אם יש חסימה והיכן היא."

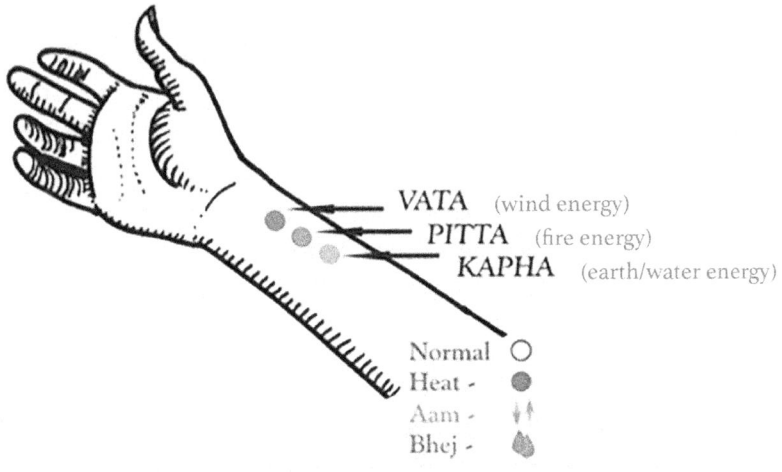

תרשים של כמה מהאלמנטים הבסיסיים שניתן לזהות בעת אבחון דופק.

עוצמתו, דפוסו ומהירותו של הדופק בכל נקודה מצביעים על חוסר איזון וחסימה פוטנציאליים במערכת האדם. אותם חסימות וחוסר איזון קשורים לבעיות גופניות, נפשיות ו/או רגשיות שהאדם מתמודד איתן, או שככל הנראה יתמודד בעתיד.

ד"ר ג'ובאני כבר הסביר לי את מושג הדושות ולאחר שעשיתי מחקר משלי ידעתי שסוזי מדברת על ההיבטים האלמנטריים בגוף שעליהם מבוססות הגישות הסידהא-ודיות והאיורוודיות לריפוי. ואטה היא אנרגיית הרוח, פיטה היא אש, וקאפה היא מים/אדמה. המערכת של כל אדם היא שונה, בהתאם לאיכות השלטת או לשילוב של איכויות. בהתבסס על האופן שבו הן מתבטאות בדופק, ניתן לאתר חוסר איזון ולאבחן מחלות.

סוזי הייתה אמורה לטוס הביתה לאיטליה למחרת, אך ד"ר נאראם ואשתו, סמיטה, שכנעו אותה להישאר בביתם, מכיוון שהיא הייתה חלשה מכדי לטוס. זה סיפק לה הזדמנות לשנות את התזונה שלה וליטול את הפורמולות הצמחיות שד"ר נאראם הכין עבורה.

למרות שרוב האנשים יכולים לעשות עבודה עם מרבית אתגרי חייהם מבלי ללכת למקום מיוחד כלשהו, ייתכנו מקרים קיצוניים או צורך בהתקדמות מהירה יותר שיובילו אל הפאנצ'ה קארמה (מבוטא פאנצ'-אה-קאהר-מה), או אל האסטה קארמה (מבוטא אהסט-אה-קרמה). אלה הן שיטות ניקוי הכוללות תהליכים רבים לבנייה מחדש של מערכות הליבה בגוף. משמעות קארמה היא "פעולה" ופאנצ'ה פירושה "חמש". פאנצ'ה קארמה מורכבת מחמש פעולות להסרת רעלים מהגוף. באסטה קארמה יש שמונה פעולות, או שלושה צעדים נוספים, לניקוי, טיהור ואיזון מחדש של הגוף מהפנים החוצה.

כשסוזי דיברה על שהותה בהודו ועל הטיפול המעולה שקיבלה מד"ר נאראם ואשתו סמיטה, חשבתי על אבי. שבועיים קודם לכן התקשרתי אליו ונודע לי שקיבל את משלוח פורמולות הצמחים. בעזרת שינוי התזונה שלו ונטילת תמציות הצמחים באופן קבוע, הוא חש מעט פחות כאב ועלייה ברמת האנרגיה. זה נתן לו תקווה. הוא הפתיע אותי כשאמר, "בן, אני חושב שאני מתחיל לשקול את רעיון הטיסה להודו ברצינות." מיד הזמנתי עבורו טיסה ומקום במרפאת איושקטי במומבאי לטיפולי הפאנצ'ה קארמה שעליהם המליץ ד"ר נאראם, למשך חודש. בערך באותו הזמן שבו הגעתי לאיטליה, אבי נחת בהודו. הטיסה הייתה קשה עבורו. הוא היה כל כך חלש כשירד מהמטוס במומבאי. שני מוסלמים חביבים שאיתם טס נאלצו להחזיק את זרועותיו כדי לוודא שלא ייפול. כשקיבלתי את הודעת הדוא"ל שלו הוא היה כבר במרפאה וסיפר שחש כאילו מלאכים מטפלים בו. הייתי אסיר תודה אבל גם מודאג לגבי חוויותיו בהמשך.

כשהקשבתי לסוזי, שם באיטליה, היא סיפרה שכבר לאחר כמה שבועות של טיפולים היא חוותה שיפור ניכר בעזרת התזונה וצמחי המרפא המיוחדים שד"ר נאראם נתן לה לקחת הביתה. כשחזרה לאיטליה, בדיקת הדם הראשונה שלה הראתה משהו מדהים – הכבד שלה החלים.

"הרופאים שלי באיטליה אמרו לי שבהרעלת מזון מסוג זה יש צורך במספר חודשי התאוששות," היא אמרה. "כשהם בדקו אותי לאחר חודש וראו שהכבד שלי מתפקד בצורה מושלמת, הם היו המומים. סיפרתי להם על שיטות הריפוי העמוקות של ד"ר נאראם, על הנוסחאות העתיקות שלו, על תוספי המזון הצמחיים, המלצות הדיאטה. הם רצו לדעת עוד."

כדי להודות לו על העזרה שהושיט לה, ביקשה סוזי מד"ר נאראם לערוך סמינר בנושא שיטות הריפוי שלו באיטליה. לאורך תקופה לא הצליח ד"ר נאראם לקבוע מועד לסמינר, אולם לאור בקשותיה שחזרו ונשנו הוא הסכים. הוא הגיע לאיטליה מלווה ברעייתו סמיטה ביום הולדתו, הארבעה במאי, 1988.

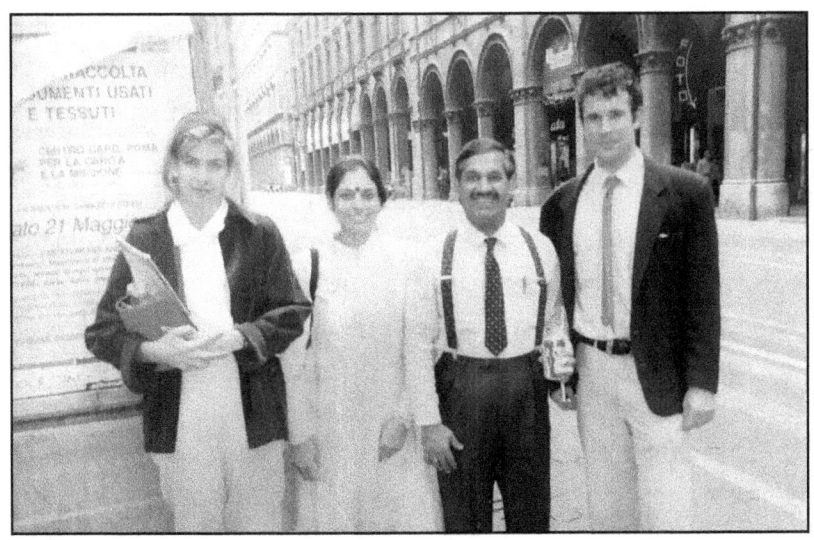

הפעם הראשונה של ד"ר נאראם באיטליה, עם אשתו סמיטה, סוזי וסימון רוסי דוריה (1988).

מהודו לאיטליה

ד"ר נאראם נכנס לקחת מעט מרק שעועית מאש וראה אותנו שם. סוזי אמרה, "אנחנו מספרים לקלינט על ביקורך הראשון באיטליה."

ד"ר נאראם צחק ואמר, "זה היה הביקור הראשון שלי באירופה והכול נראה מוזר בהשוואה להודו. אף אחד לא דיבר אנגלית וכשהתחלתי להרצות בסמינר שארגנה סוזי, הביטו בי כולם בצורה משונה."

ד"ר נאראם שאל את הקהל, בסיוע התרגום הסימולטני של סוזי, אם מישהו שמע אי פעם על סידהא-ודה או על איורוודה. איש לא הרים את ידו. הוא שאל אם זה מעניין אותם ואף לא יד אחת הורמה. זה גרם לו להיות מעט דרוך אז הוא שאל שאלה אחרת "כמה מכם מעוניינים לחיות עד גיל מאה?" רק אדם אחד הרים את ידו. ד"ר נאראם נואש, אך סוזי עודדה אותו לספר את סיפור הריפוי האישי שלו וכך עשה. ד"ר נאראם סיפר על פגישתו עם אדונו הצעיר בן 115 השנים וכיצד חלק מהסוד שלו לחיים ארוכים היה בהימנעות מגבינה, עגבניות, מוצרי חיטה ואלכוהול.

הקהל התעורר. אחד המשתתפים קם וצעק: "מה? בלי יין, בלי גבינה ובלי

פסטה? זה לא מקובל!" מישהו אחר הוסיף, "נורא! אני אוכל גבינה, פסטה ופיצה בכל יום! ואני שותה יין."

כשד"ר נאראם סיפר את הסיפור, הוא הניח את מרק המאש שלו כדי שיוכל לנופף בשתי ידיו בעת שדיבר במבטא איטלקי למחצה יחד עם המבטא ההודי שלו. זה בהחלט היה מצחיק. הוא כבר הבין טוב יותר את התרבות האיטלקית ויכול היה לצחוק על המצב המביך שחווה שנים קודם לכן.

"עזבתי את הודו בפעם הראשונה כדי לחלוק את סודותיי ונראה היה שאיש לא רצה בכך. לא דיברתי את השפה, אך יכולתי להבין שכל מה שאמרתי לא עניין אותם ורוחי נפלה." הוא הביט בי ושאל: "אז מה אתה היית עושה, קלינט?"

משכתי בכתפיי.

"אני מחייך עכשיו, אבל באותו רגע לא חייכתי. הייתי מאוד מבולבל ותהיתי אם זו הייתה טעות להגיע לאיטליה. החלטתי לספר על המאסטר שלי, הראיתי להם תמונות ושיתפתי בסיפור על המפגש שלנו ועל הלימוד איתו. תאמינו או לא, קרה נס. דיברתי כשעה וחצי ואז הפסקתי לדבר. המתנתי. אישה אחת הרימה את ידה ושאלה: 'מתי אוכל להראות לך את הדופק שלי?'"

ד"ר נאראם שאל, "כמה מכם רוצים שאבחן את הדופק שלכם?" רוב האנשים בחדר הרימו את ידיהם, להפתעתם של ד"ר נאראם ושל סוזי.

"ביום הראשון, 16 אנשים נרשמו לפגישת אבחון דופק. האנשים האלה סיפרו לאחרים וביום השני כבר המתינו 32 אנשים. ביום השלישי המספר הוכפל ל–64."

ד"ר נאראם אמר שהוא אמור היה להיות באיטליה רק יומיים, אולם הוא נשאר שישה ימים ועדיין לא הספיק לפגוש את כולם. הוא הוזמן לשוב לאיטליה ולהרצות בערים נוספות.

"זה היה לפני כמה עשורים. מאז פגשתי כאן אלפי אנשים. הכשרתי רופאים רבים, כמו ד"ר ג'ובאני, ד"ר ליסיאני, ד"ר צ'ירומאסטרו, ד"ר לידיאנה, ד"ר אלברטו, ד"ר אנטונלה, ד"ר קטיה, ד"ר גווידו וקלודיו. חייהם של כל כך הרבה אנשים השתנו לטובה. הם בריאים ומאושרים יותר."

ד"ר נאראם סיפר לי על אלכסנדר מגרמניה, שהגיע לאיטליה כדי לפגוש אותו. אלכסנדר הביא איתו אחרים. עד מהרה הם נאלצו לשכור אוטובוס, עד שלבסוף ד"ר נאראם קיבל את ההזמנה של אלכסנדר להגיע לגרמניה. ואז הגיעו הזמנות לצרפת, שוויץ, אוסטריה, הולנד, בריטניה, ארצות הברית, קנדה ומדינות רבות אחרות.

דיאטה סודית לחיים מעבר לגיל 125? | 159

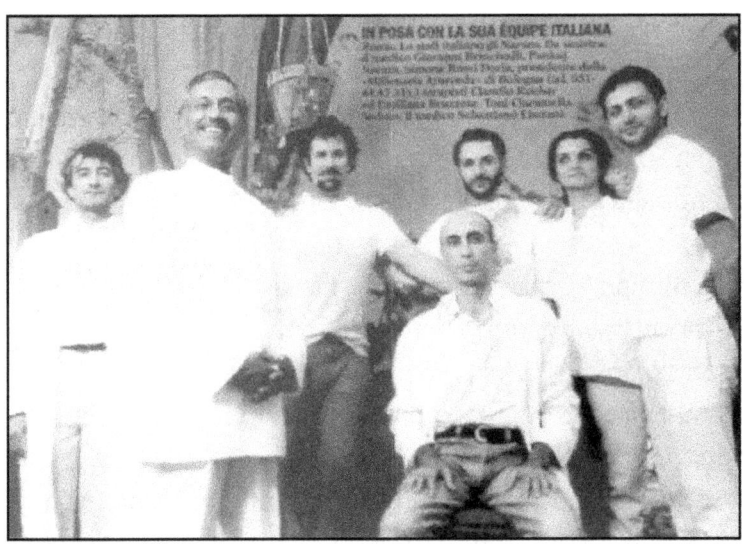

תמונה של ד"ר נאראם ורופאים איטלקים רבים שהוא הכשיר, מתוך כתב העת אוגי.

"כאשר המאסטר שלי עזר לי לגלות שהמשימה שלי היא להביא את מערכת הריפוי העתיקה הזו לכל בית, לכל לב עלי אדמות, לא האמנתי. באותה תקופה לא היה לי אפילו מטופל אחד. אבל כאשר תנועה זו של ריפוי עמוק התחילה להתרחש באירופה, הבנתי שהמאסטר שלי ראה משהו שאני לא ראיתי. הגל הזה פשוט ממשיך להתפשט. המהפכה השקטה של הריפוי העמוק החלה כניצוץ שהופך כעת לאש."

סוזי התערבה ואמרה, "ד"ר נאראם מלמד אותך כיצד לטפל בגופך לפני שמתפתחת מחלה – מהו המזון הנכון עבורך, אילו תוספי צמחים ליטול ואיזה אורח חיים לקיים – שינה בריאה, פעילות גופנית, שגרת עבודה וכיצד לפנות זמן לתפילה או מדיטציה. אם אתה יודע מה לעשות ומה לא לעשות, לא תחלה מלכתחילה. זה כוחה האמיתי של הסידהא-ודה."

ד"ר נאראם אמר, "סוזי גילתה לך כמה סודות חשובים מאוד. אתמול שאלת איך עזרתי לנשים להשיב את הווסת שלהן, או מה נתתי לזוג בשנות השמונים לחייו כדי להשיב את נעוריו התוססים, נכון?"
הנהנתי.
"היא פשוט סיפרה לך כעת! המאסטר שלי לימד אותי כיצד דברים אלה ועוד רבים הם אפשריים, באמצעות ששת המפתחות הסודיים של הסידהא-ודה לריפוי עמוק יותר. האם אתה כבר יודע מה הם ששת המפתחות?"

התחלתי לחוש באי שקט בתוכי ותהיתי אם זה מבחן נוסף שעליי לעבור.

"סיפרת לי על תרופות ביתיות, תרופות צמחיות ומרמה." אמרתי.

"ומה הם השלושה האחרים?"

למרבה המזל סוזי הייתה נרגשת מאוד לשתף אותם שוב כך שלא הייתי צריך לנחש, "דיאטה, פאנצ'ה קארמה או אסטה קארמה ואורח חיים."

"המשימה שלי היא להביא את מערכת הריפוי העתיקה הזו לכל בית, לכל לב."
- ד"ר נאראם

ד"ר נאראם המשיך, "מפתחות הריפוי העתיקים והעוצמתיים האלה משמשים את שושלת הסידהא-ודה שלנו, 'אסכולת המחשבה' שלנו, במטרה להביא לתוצאות שנראות לעולם המודרני כמו ניסים. אך הם מבוססים על עקרונות ותהליכים שנבחנו במבחן הזמן ומייצרים תוצאות צפויות, ארוכות טווח, שאינן רעילות. מפתחות אלה עזרו למאסטר שלי לחיות 125 שנים. הם לא עוסקים בתיקון מהיר אלא בריפוי עמוק יותר."

מצאתי שזה מרתק שאחד ממפתחות הליבה שלו לריפוי היה דיאטה. "אבל איך דיאטה היא 'סוד'?" שאלתי. "כולם אוכלים אוכל."

סוזי אמרה, "אולי זה אחד מאותם 'סודות' שנמצאים מולך כל הזמן ואתה לא שם לב לזה עד שמישהו מציין זאת."

ד"ר נאראם הוסיף, "כן, כל האנשים אוכלים אוכל. אך הם בדרך כלל אינם יודעים אילו מאכלים מייצרים בריאות רעננה, אנרגיה בלתי נדלית, שקט נפשי ואילו מאכלים פוגעים בבריאותם, מורידים את האנרגיה ומגבירים פחד ורגשות שליליים. האם אתה יודע אילו מזונות יכולים להוות תרופה לגוף אחד ובכל זאת להוות רעל לגוף אחר? האם אתה יודע אילו מאכלים מזינים את המוח שלך, מגדילים את כוח הזיכרון שלך ומטפחים רגשות חיוביים?"

נדתי בראשי לשלילה על כל שאלה ששאל. ד"ר נאראם המשיך, "האם אתה יודע באילו זמנים ביום הכי טוב לאכול וכמה, או אילו מאכלים כדאי לשלב יחד ואילו לא? האם אתה יודע אילו מאכלים יכולים לשמור על מערכת החיסון שלך חזקה כדי שלא תחלה, או אילו מאכלים מפחיתים את האגני (כוח העיכול) או את הבלה (אנרגיה חיונית)? האם אתה יודע מאילו מאכלים להימנע בשעה שאתה מתגבר על מחלה ואילו מזונות עוזרים לקדם את הריפוי העמוק שלך? הכרת הסודות הללו והטמעתם מסייעות להתגבר על צהבת, לשמור על הכליות, להשיב אצל נשים את הווסת לאחר גיל המעבר, לתמוך בשיפור מצבם של ילדים אוטיסטים ולשמר רוח נעורים צעירה וחיונית גם אצל זקנים בשנות השמונים לחייהם!"

"יש כל כך הרבה גישות שונות הקשורות באוכל," אמרתי. "איך אדע מה הנכונה?"

"קלינט, המאסטר שלי לימד אותי את הסוד הזה. אל תדאג לגבי מה נכון, התמקד רק במה שעובד."

סוזי הוסיפה, "כן, יש הרבה תיאוריות שונות על תזונה בריאה, מה לאכול ומה לא לאכול, אבל יש מעט מאוד שמראות תוצאות ארוכות טווח שכאלה אצל האנשים שמקיימים אותן בעקביות."

ד"ר נאראם אמר, "למדתי מהמאסטר שלי סודות תזונה כה חזקים שיכולים לשנות את חייו של כל אחד. לכל הפחות הם יכולים לשנות את חייהם של אלה שמבקשים משהו עמוק יותר לאורח חייהם הלא בריא, במקום תיקון מהיר. סודות אלה הם זהב לאלה המחויבים לריפוי ארוך טווח, עמוק יותר ושאינו רעיל."

"ומה הם סודות הדיאטה שלמדת מהמאסטר שלך?" שאלתי.

"שאלה טובה מאוד. רציתי לברר מה הוא עשה כדי לחיות יותר ממאה שנים ולהרגיש צעיר כל כך; מה הוא עשה בשונה מרוב האנשים שמתחילים להרגיש זקנים בגיל חמישים; איזה המלצות נתן לאחרים שהניבו תוצאות מדהימות כל כך בחייהם, שלא התקבלו ב'שיטות תיקון מהיר'. הוא לימד אותי שאחד ההבדלים הגדולים ביותר הוא באוכל שלנו."

"כן, אבל מה הוא לימד אותך על אוכל?"

דוקטור נאראם הביט בי ישירות. "הוא לימד אותי שאם אשנה את התזונה שלי, אוכל לשנות את עתידי."

> "אם אשנה את התזונה שלי, אוכל לשנות את עתידי."
> - ד"ר נאראם

זו הייתה אמירה עוצמתית. רציתי לשנות את העתיד עבורי ועבור אבי, אך לא הייתי בטוח מה אנחנו צריכים לשנות בתזונה. "כן," אמרתי, "אני מאמין לך. אבל מה בדיוק עליי לאכול וממה עליי להימנע?"

"זו שאלה של מיליארד יורו," אמר ד"ר נאראם כשסיים את המרק שלו והלך לאט לעבר הדלת. "אני צריך לחזור לפגוש מטופלים עכשיו, אבל אני מאוד שמח ששאלת את השאלה הזו. אם תלמד אילו מאכלים נכון לך לאכול וממה להימנע, חייך עשויים להשתנות. תוכל לזכות בכוח לדעת מה גורם לך לחלות, מה גורם לך להיות בריא, מה עוזר לך לריפוי עמוק ומה יכול לסייע לך לחיות מעל לגיל מאה בבריאות תוססת, אנרגיה בלתי נדלית ושקט נפשי."

"בבקשה, ד"ר נאראם, תגיד לי. מה עליי לעשות?"

"תבוא מחר."

והוא יצא מהחדר כדי לחזור לראות מטופלים.

באמת?! חשבתי. סוזי ואמה נקראו גם כן לאזור המרפאה כדי לסייע ואני נשארתי לבד עם מחשבותיי.

הרהרתי בשיחות האחרונות עם אבי. עוד לפני שנסע להודו הוא ערך כמה שינויים גדולים בתזונתו על סמך המלצותיו של ד"ר נאראם. במשך רוב חייו, התזונה האופיינית של אבי הייתה דגני בוקר וחלב או בייקון וביצים לארוחת הבוקר. לארוחת הצהריים הוא אכל כריכי גבינה מלחם חיטה וטוגנים. לארוחת הערב הוא אכל בשר ותפוחי אדמה עם כוס חלב. אלו היו בדיוק המזונות שד"ר נאראם המליץ להימנע מהם. בהתחלה אבי תהה מה הוא יוכל לאכול, אבל עד מהרה הוא שינה את הדיאטה שלו מהבסיס. הוא הפסיק לצרוך חיטה, מוצרי חלב, כמעט כל סוגי הבשר והחל לאכול עלים ירוקים מבושלים, והרבה מרק שעועית מאש.

אף על פי שזה הרתיע בהתחלה, הוא מצא עד מהרה סיפוק בחלופות שמעולם קודם לכן לא שקל. למרבה המזל, הוא גילה שיש מגוון עצום של מאכלים טעימים ובריאים שמעולם לא ידע על קיומם. רבים מהם קלים להכנה. אבי מצא תחליפים למאכלים הישנים האהובים עליו ומתכונים חדשים שבאמת נהנה מהם. בראשם היה המתכון הסודי של ד"ר נאראם למרק שעועית מאש. הוא היה עשיר בחלבון, הפחית דלקת, סיפק אנרגיה רבה ועדיין העניק לו תחושת קלילות. למדנו גם שאותו תהליך עיכול הדרוש לעיכול שעועית המאש עוזר לגוף להסיר רעלים לא רצויים. כל המאסטרים של ד"ר נאראם שחיו עד גיל מאה אכלו שעועית מאש והרבה גהי. הוא נתן לאבי מתכון מהמאסטרים הקדומים להכנת גהי טעים. ד"ר נאראם כינה את הגהי "קסום" מכיוון שהיה כה אפקטיבי באיזון של כל אחת משלוש הדושות.

הערות היומן שלי

מתכון מרק שעועית המאש (מונג) המופלא של ד"ר נאראם *

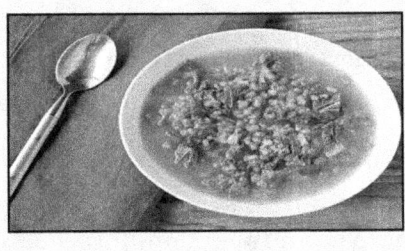

יתרונות הריפוי של שעועית מאש: מזינה, עם אפקט של ניקוי רעלים, היא עוזרת לאזן את כל שלוש הדושות (האלמנטים של החיים). מסייעת בפינוי האאם (רעלים) הנמצא בגוף לאורך זמן בגלל תזונה לקויה, חוסר פעילות גופנית ואורח חיים יושבני. רבים ממרכיבים אלה ניתן לרכוש באופן מקוון או בחנויות מזון אסיאתיות/הודיות.

רכיבים:

- 1 כוס שעועית מאש ירוקה מלאה יבשה - מושרית למשך לילה
- 2 כוסות מים + 1½ כפית מלח
- 1 כף גהי טהור או שמן חמניות
- 1 כפית זרעי חרדל שחורים
- 2 קורט חלתית (הינג/אספטידה)
- 1 עלה דפנה
- ½ כפית אבקת כורכום
- 1 כפית אבקת כמון
- 1 כפית אבקת כוסברה
- קורט פלפל שחור
- 1½ כפית זנגביל טרי, קצוץ דק
- 1½ כפית או שן אחת שום טרי קצוץ דק
- 2 כוסות מים נוספות - מוסיפים להכנת המרק לאחר שהשעועית מבושלת
- 3 חתיכות קוקום (dry jungle plum)
- מלח לפי הטעם בהגשה

אופציונלי: 1 כוס גזר קלוף קצוץ, 1 כוס סלרי חתוך לקוביות

שלבי הכנה:

1. שוטפים, מסירים כל פסולת ואז משרים את שעועית המאש במים למשך הלילה.

2. מסננים את שעועית המאש, מוסיפים את כמות המים והמלח שצוינו, ואז מבשלים בסיר לחץ עד שהיא רכה. זה לוקח בערך 25 דקות, תלוי בסיר הלחץ שלך. (השעועית צריכה להישבר.)

3. או בסיר עמוק רגיל, זה ייקח 40-45 דקות עד שהשעועית תתבשל לגמרי. מביאים לרתיחה ואז לאש נמוכה, כשהמכסה סגור או עם פתח קל. מוסיפים את הקוקום המיובש, גזר וסלרי לאחר 25 דקות.

4. בזמן שהשעועית מתבשלת, לאחר כ-20 דקות, מחממים את השמן או הגהי בסיר עמוק נפרד על אש בינונית עד להמסה. מוסיפים זרעי חרדל.

5. כאשר הזרעים מתחילים לקפץ, מוסיפים את החלתית, עלה הדפנה, הכורכום, הכמון, הכוסברה, הזנגביל, השום וקורט פלפל שחור ומערבבים בעדינות, והיטב.

6. מורידים במהירות את החום לדרגה הנמוכה ביותר. מבשלים כ-10 דקות - לא מאפשרים לזה להישרף.

7. מעבירים את השעועית המבושלת עם 2 כוסות מים טריים נוספים לסיר עם החומרים המבעבעים.

8. מביאים לרתיחה ואז מבשלים 5-10 דקות נוספות. תיהנו! ניתן להגיש עם אורז בסמטי.

* בונוס: כדי לראות כיצד להכין מתכון זה למרק שעועית מאש במספר דרכים טעימות שונות, כמו גם מתכונים טעימים אחרים וסודות דיאטה, עיינו באתר החינמי MyAncientSecrets.com.

רגע, למה אתה מתכוון, "אין פיצה"?

למרות שנהניתי לשמוע את חוויותיה של סוזי, מוחי היה עסוק בחלק שבו אמרה שד"ר נאראם המליץ לאנשים להפסיק לאכול פיצה, פסטה, גבינה, חיטה ומוצרי חלב. אהבתי את המזונות הללו. איך ייראו החיים ללא הפיצה? ומה עם הגלידה האיטלקית? מדוע חשב ד"ר נאראם שמאכלים אלו מהווים בעיה?

חקרתי קצת ולמדתי על עבודותיהם של ד"ר ג'ואל פורמן, ד"ר בקסטר

מונטגומרי וכמה רופאים אמריקאים ואירופאים אחרים. המחקרים שלהם ענו על כמה משאלותיי. הם חשפו גוף ראיות גדל והולך, כאלה שאינן ניתנות להכחשה, לגבי היתרונות של תזונה צמחית. לדוגמה, חלק ממחקריהם תיעדו את ההשפעה של תזונה צמחית על אנשים עם בעיות לב קשות וחסימת עורקים. רופאים מערביים מכניסים בדרך כלל סטנט כדי לפתוח את העורק, או מבצעים ניתוח מעקפים סביב חסימה. לאבי היו כבר שני סטנטים והמלצות מרובות לניתוח מעקפים. על ידי מעבר לתזונה צמחית והגברת הפעילות הגופנית, עלה מהמחקר כי אנשים יכולים להפחית את כמות הפלאק בעורקיהם ובמקרים מסוימים לחסלו לחלוטין.

ד"ר נאראם אמר, "אם תשנה את המזון שלך, תוכל לשנות את העתיד שלך."

יכול להיות שלאוכל יש השפעה כה גדולה על חיינו? האם למזון שאנחנו מכניסים לפה יש השפעה כה רבה על בריאותנו? הקשר אולי נראה ברור עבור אחרים, אבל עבורי זה היה חדש.

האם המזון שאתם אוכלים יכול לשפר את זיכרונכם?

באחת המרפאות באיטליה פגשתי עורך דין בשם סטיבן, שסבל מאלרגיה בעור ומאסטמה. הוא סיפר לי שאמו, אביו ואחיו היו כולם רופאים ולכן חשב שיהיה להם הפתרון לבעיותיו. למרבה הצער, הם לא מצאו דרך לעזור לו. כל מה שניסו לווה בתופעות לוואי איומות. ד"ר נאראם היה הראשון שעזר לו להבין כי האסטמה שלו לא החלה בריאות, כי אם במערכת העיכול. סטיבן למד מה לאכול, ממה להימנע ואילו תרופות ביתיות ותוספי צמחים ליטול. לדבריו כל חייו השתנו ברגע שאלרגיית העור והאסטמה נעלמו. היה גם בונוס נוסף – זיכרונו השתפר.

"כשפגשתי את ד"ר נאראם," אמר סטיבן, "הייתי בשנה הראשונה ללימודי משפטים ולמדתי מספרי משפט עבים ומסובכים, שלוו באלפי מאמרים שהיה עליי לקרוא. היה לי קשה להתמקד. ד"ר נאראם נתן לי המלצות תזונה ותרופות מסוימות שיעזרו בשיפור הזיכרון. הצלחתי להבין ולזכור את החומר בצורה הרבה יותר טוב מבעבר. ציוני המבחנים שלי השתפרו. המוח שלי היה שליו ורגוע. זה הקל על מיקוד ואגירה של מידע ועזר לי להתקדם בלימודיי באוניברסיטה."

סטיבן ציין, "הזיכרון של ד"ר נאראם מדהים. הוא זוכר את מה שאמרתי לו

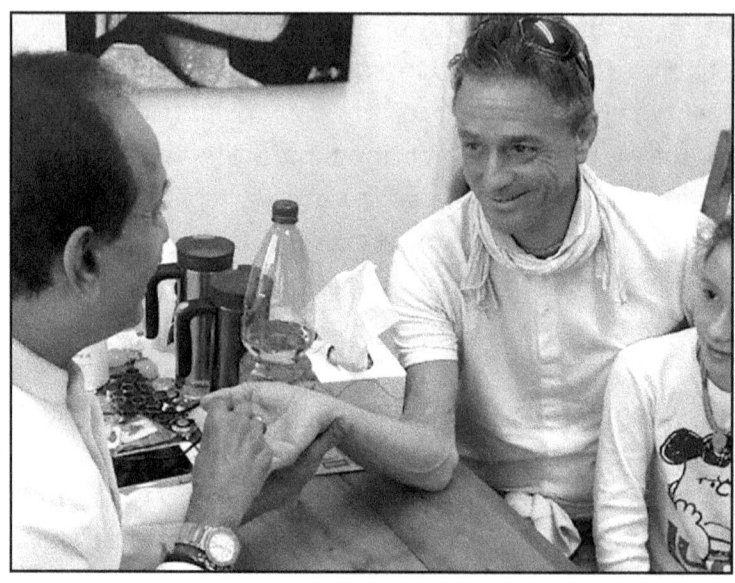

סטיבן באבחון הדופק על ידי ד"ר נאראם.

לפני כל אותן שנים, למרות שפגש אלפי חולים מאז. אני רואה אותו, את האופן שבו הוא נראה, כיצד המוח שלו עובד וזה כאילו שהזמן לא משפיע עליו כלל!"

הערות היומן שלי

סודות ריפוי עתיקים נוספים לשיפור הזיכרון*

מרמה שאקטי - בבסיס החלק החיצוני של אגודל שמאל, לחצו על נקודה זו 6 פעמים, פעמים רבות ביום.

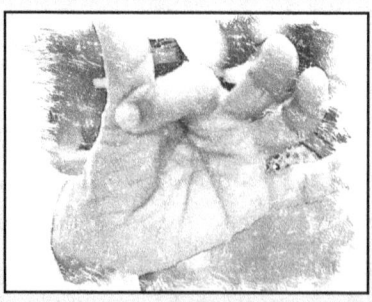

* בונוס: כדי לראות את המרמה שהודגמה ועוד סודות לשיפור הזכרון, עיינו באתר החינמי MyAncientSecrets.com.

סטיבן התוודה בפניי שלעיתים לא פעל בדיוק על פי המלצות הדיאטה, אך היה אסיר תודה להבין שכשהוא חש ברע הוא ידע את הסיבה לכך וכיצד ניתן לשנות את המצב. הוא אמר שכשלא ידע, לא הייתה לו כל אפשרות להבריא. כעת הברירה הייתה בידיו.

סודות המזון שרוב המאסטרים לא יספרו לכם

בדיוק כשחשבתי שהתחלתי להבין את הקשר בין תזונה לבריאות, ד"ר נאראם גרם לי לבלבול. במהלך ההפסקה שלו, בהתרגשות של ילד שעומד לפגוש את סנטה, הוא אמר "הצטרף אל ד"ר ג'ובאני ואליי, קלינט! אני חייב לקחת אותך לאנשהו!"

"לאן?" שאלתי.

"לפיצה הטובה ביותר באיטליה כולה!"

כשהקשיתי עליו עם עניין אכילת הפיצה, הוא חייך. "המאסטר שלי אמר לי לעולם לא להיות נוקשה רגשית עד מצב של יובש. נכון שפיצה אינה טובה לגופי, אך היא טובה מאוד לרגשותיי. אז השאלה היא, איך אנחנו יכולים ליהנות מדי פעם מהאוכל הזה אבל לא על חשבון הבריאות שלנו?"

זו נשמעה לי כמו שאלה טובה. הקשבתי בקשב רב.

"אם אתה אוכל את המאכלים האלה כל יום ואפילו פעם בשבוע, הם יוצרים רעלים בגופך ואינם טובים לעיכול שלך. אז אתה צריך לעבור תקופה ארוכה של הימנעות מאכילתם כדי שגופך יוכל להיטהר ולהתאזן מחדש. אני מקפיד על דיאטה קפדנית במשך כל השנה, אבל פעם בשנה כשאני באיטליה אני רוצה ליהנות מהפיצה הטובה ביותר. אז אני מכין את העיכול שלי במשך ימים לפני כן ותומך בו גם לאחר מכן, על ידי אכילה של מרק שעועית מאש בלבד ונטילת צמחי מרפא שעוזרים לעיכול שלי מבלי לאגור רעלים. ככה אני יכול מידי פעם לאכול מזון שמרגש אותי וגופי אינו סובל."

הוא ידע בדיוק לאיזו מסעדה ללכת. אחרי יותר מעשרים שנה של ביקורים באיטליה, בלוטות הטעם שלו קבעו היכן הייתה "הפיצה הטובה בעולם" והיכן הייתה הגלידה האיטלקית הטעימה ביותר. בזמן שנהנינו מהאוכל שלנו, הוא רצה לוודא שהבנתי שכשאנשים התגברו על מחלה, כמו אמו ואבי, הם לא היו

יכולים עוד לעכל מזון שכזה. חלה עליהם חובה לשמור על משמעת ולצרוך רק מזון הבריא להם.

הוא הסביר כיצד בגופנו קיים אזור חיץ שנשחק עם הזמן. על אף שאכילת מזון מהיר לאורך שנים עשויה לא להשפיע על גופו של אדם צעיר, בהגיעו לגיל 30, 40 או 50, ביום בהיר אחד משהו משתבש. ישנה התפיסה אצל אנשים שזהו תהליך הזדקנות בלתי הפיך שניתן לטפל בו רק באמצעות תרופות. תופעות הלוואי של אותן תרופות עלולות להוביל למחלות אחרות, הדורשות עוד תרופות. העניינים האלו למעשה לא נגרמים על ידי הזדקנות אלא על ידי הצטברות אאם, או רעלים מהמזון והסביבה אשר בסופו של דבר גורמים לדלקות, חסימות וחוסר איזון.

"אותו אוכל שהוא תרופה לאדם אחד יכול להוות רעל לאחר."
- ד"ר ג'ובאני

ד"ר נאראם שם טיפה נוספת של רוטב חריף על הפיצה שלו ונגס כשד"ר ג'ובאני אמר לי שהוא למד בדרך הקשה שאותו אוכל שהוא תרופה לאדם אחד יכול להוות רעל לאחר.

"כשראיתי לראשונה את ד"ר נאראם משתמש ברוטב חריף, חשבתי שזה חייב להיות בגלל שזה דבר בריא לעשות, אז התחלתי להשתמש בהרבה רוטב חריף. עד מהרה סבלתי מאוד. לא ידעתי שרוטב חריף הוא טוב עבורו ומשמש כתרופה מכיוון שהוא בעיקר טיפוס מסוג קאפה (דושת מים/אדמה), אבל עבורי זה היה כמו רעל. הייתה לי כבר הרבה פיטה (דושת אש) בגופי, וכך הרוטב החם העלה אותה לעומס יתר." הוא צחק, נזכר באותו לקח שנלמד

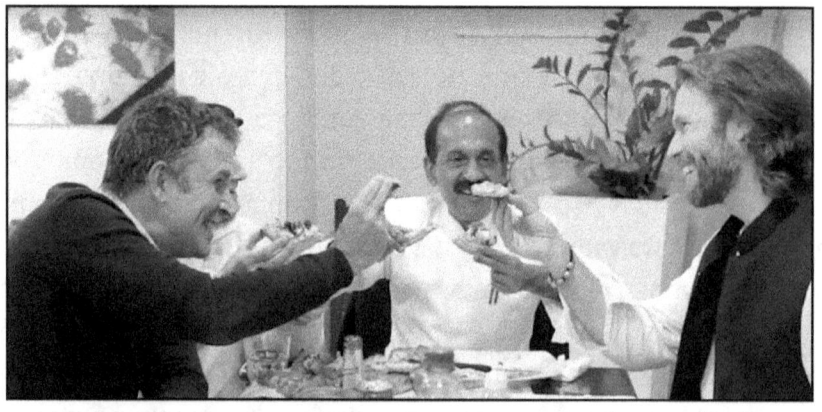

ד"ר נאראם הסביר כיצד ומתי אתם יכולים ליהנות אפילו מדברים כמו פיצה.

בכאב. חייכתי גם אני, אסיר תודה שהוא סיפר לי על כך לפני שאעשה את אותה הטעות.

בעודי מתענג על הגבינה הטעימה והקרום הפריך של משולש הפיצה שלי, התחלתי להפנים את הפילוסופיה של ד"ר נאראם: לאחר שאנשים מבינים את העקרונות ליצירת בריאות לעומת יצירת תחלואה, עליהם לזכור בנוסף לכך שיש ליהנות מהחיים. אם אדם הופך לנוקשה ומחמיר יתר על המידה, היכן ההנאה בחייו? המאסטר של ד"ר נאראם לימד אותו לזהות את רצונו, להשיג את רצונו ולאחר מכן ליהנות מכך. החלק האחרון – ההנאה – היה חיוני.

לעולם לא אשכח כמה שמח נראה ד"ר נאראם בזמן שאכל את הפיצה שלו.

הערות היומן שלכם

כדי להעמיק ולהגדיל את היתרונות שתחוו מקריאת ספר זה, הקדישו מספר דקות וענו בעצמכם על השאלות הבאות:

באילו דרכים אתם מרגישים ששינוי התזונה שלכם יכול לשנות את עתידכם? (אם הייתם עושים שינוי חיובי בתזונה שלכם, מה יכול היה לקרות אחרת במוחכם, בגופכם, ברגשותיכם ובמערכות היחסים שלכם?)

____

____

____

____

אילו תובנות, שאלות או הבנות נוספות קיבלתם מקריאת פרק זה?*

____

____

____

____

* בונוס: לקבלת מדריך מפורט יותר להמלצות הדיאטה הכלליות של ד"ר נאראם - כמו גם סודותיו לגבי מתי ואיך אתם יכולים "לרמות" מדי פעם בתזונה שלכם ולא לתת לזה להשפיע לרעה על הבריאות - עיינו באתר החינמי MyAncientSecrets.com.

פרק 12

סודות קדומים שיכולים לעזור גם לבעלי חיים?

אלו שמלמדים אותנו הכי הרבה על אהבה אינם תמיד אנושיים.
- מחבר לא ידוע

מאחר שד"ר ג'ובאני בילה חלק ניכר מיומו בתרגום עבור ד"ר נאראם, הצלחנו למצוא זמן לפגישה מאוחרת באחד הלילות לאחר שכולם הלכו. שאלתי אותו איך התחיל לעבוד עם ד"ר נאראם.

התואר הרפואי של ד"ר ג'ובאני הוא מאוניברסיטת בולוניה (שבהערה צדדית, אין שום קשר בינה לבין הבשר המעובד שאכלתי בילדותי. זהו למעשה בית הספר לרפואה הוותיק ביותר באירופה). רציתי להבין מה משך רופא מבריק שכמותו ללמוד צורת טיפול הודית עתיקה במשך למעלה מ-17 שנה.

ד"ר ג'ובאני אמר לי שזה פשוט. הפתרונות שהציעה הרפואה האלופתית הותירו אותו בלתי מסופק והוא רצה יותר. לכן הוא החל לחפש תרופות וטיפולים אלטרנטיביים. הוא שמע על ד"ר נאראם במהלך טיול להודו בשנת 1984, וידע מיד שהוא מצא מישהו יוצא דופן.

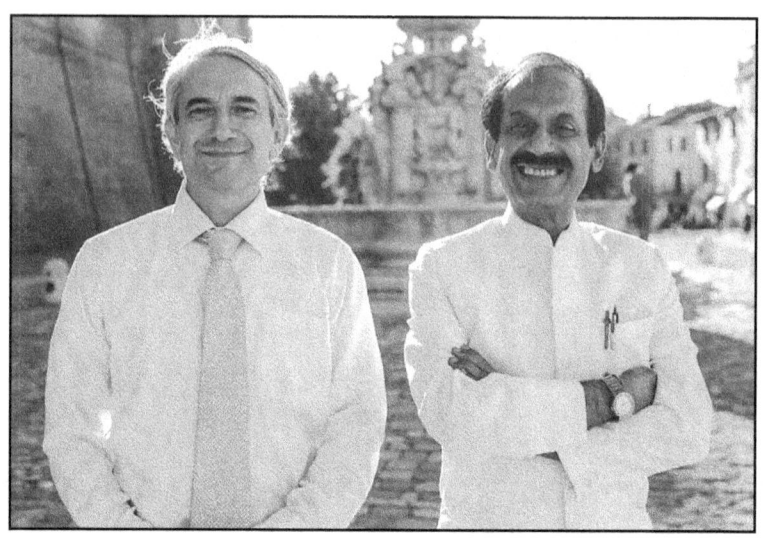

ד"ר נאראם עם אחד התלמידים האהובים עליו ביותר, ד"ר ג'ובאני ברינציוואלי.

"כשהתחלתי ללמוד אצל ד"ר נאראם, השתמשתי גם ברפואה המערבית וגם בסידהא-ודה. ערכתי מחקר משלי, בתמיכת פרופסור מבית הספר לרפואה שלי, על השימוש בשיטות עתיקות אלו למקרים של חרדה ודיכאון קיצוניים. לאחר כמה שנים של לימוד אצל ד"ר נאראם שבהן הייתי עד לתוצאות מדהימות, התחלתי להשתמש בלעדית במדע העתיק הזה עם כל המטופלים שלי."

"איך אתה מרגיש שזה השפיע על הפרקטיקה הרפואית שלך?" שאלתי.

"ראשית, אין לי צורך לרשום אנטיביוטיקה או תרופות נוגדות דלקת. אני רואה את אותם מקרים שכל רופאי המשפחה רואים ואני יכול להשתמש אך ורק בסודות הריפוי העמוקים שלמדתי מד"ר נאראם. התוצאות שאני מקבל הן מרשימות ביותר. אנשים מביאים גם את בעלי החיים שלהם והסודות שד"ר נאראם לימד אותי עובדים גם עבורם. כעת, כשאיני רואה תוצאות רצויות אני מופתע. אולם אז אני משוחח עם ד"ר נאראם והוא מוצא משהו בכתבי היד העתיקים שעוזר אפילו במקרים הנדירים ביותר."

באותו זמן ד"ר ג'ובאני עבד ביותר מעשרים ערים באיטליה. "אנשים מגיעים אליי מסיבות שונות. הידיעה שיש לי פתרונות עבורם מעניקה לי סיפוק כה רב ושלווה כה רבה."

הוא תיאר איך היה עבורו לעבוד בבית חולים פסיכיאטרי באיטליה. "הייתי מוטרד כשראיתי חולים מדוכאים, אובדניים, סכיזופרניים או בעלי נטיות רצחניות, נעולים בחדרים. לפעמים הם היו קשורים בשרשראות כדי שלא יפגעו

בעצמם או באחרים. הם סוממו על מנת לדכא את הבעיות והתהלכו כמו זומבים, ללא כל תקווה לשיפור מצבם. כשהלכו לשירותים והסירו מהם את שרשראות הריסון, פיקחו עליהם שני שומרים גדולים וחסונים כדי לוודא שלא ינסו לברוח. זה היה קשה מאוד לצפייה."

ד"ר ג'ובאני תיאר את התעניינותו בהורים מיואשים שהביאו את בתם הסכיזופרנית לד"ר נאראם. לאחר שראה מקרים כמו שלה בבית החולים, הוא היה סקרן לראות כיצד ייגש ד"ר נאראם לטפל בה. "כשהם הגיעו לראשונה, ההורים נתנו לבתם תרופות חזקות כדי לשמור עליה רגועה ותחת שליטה. היא הייתה איטית, עייפה וסבלה משינויים פתאומיים במצב הרוח. לדוגמה, היא תפסה לפתע את כל הניירת שמצאה על השולחן, תלשה וקרעה אותה."

לאחר חצי שנה של טיפולים אצל ד"ר נאראם, מצבה השתנה באופן דרמטי. כמות התרופות שלה הופחתה בחצי והיא החלה לחייך יותר. היא הייתה יותר מודעת, ערנית יותר, נוכחת ושמחה.

"90 אחוז מהבעיות שלנו נובעות מפצעים רגשיים או טראומות ילדות."
- ד"ר נאראם

"מעולם לא ראינו שיפור כזה במסגרת בית החולים ואף לא ציפינו לכך. מה שעוד הרשים אותי היה השינוי באיכות החיים עבור המשפחה כולה. זה עורר בי השראה. כששאלתי את ד"ר נאראם איך זה עובד, הוא אמר לי ש-90 אחוז מהבעיות שלנו נובעות מפצעים רגשיים או טראומות ילדות. ואז הוא לימד אותי את השיטות העתיקות שעוזרות לרפא פצעים שכאלה. ב-17 השנים האחרונות ראיתי אותן עובדות שוב ושוב, אף במקרים קיצוניים ביותר."

שוב נדדו מחשבותיי לאחותי שנאבקה בדיכאון ובסופו של דבר התאבדה. לא הייתי מוכן לדבר על כך עם ד"ר ג'ובאני, אבל תהיתי אם ד"ר נאראם היה מסוגל לעזור לה. כל מה שהרופאים הצליחו לעשות באותה העת היה לתת לה תרופות שלא פעלו.

ד"ר ג'ובאני תיאר מקרה אחר אשר לו היה עד מוקדם יותר בחברת ד"ר נאראם, שהותיר עליו רושם עמוק. אדם שבליבו היו שלוש חסימות עורקיות עיקריות, סבל מקוצר נשימה ויכול היה ללכת רק כמה צעדים לפני שהתפשטו הכאבים בחזהו. "למדתי את הנושא הזה בבית הספר לרפואה. על פי הרפואה המערבית, אין דרך טובה לשחרר חסימות עורקים. אנחנו יכולים רק להכניס סטנט ולהגדיל את כלי הדם או ליצור מעקף. הקרדיולוגים אמרו לאותו איש לפנות מיד לניתוח מכיוון שהיה בסיכון גבוה להתקף לב מסיבי. האיש סירב והגיע לד"ר נאראם.

לאחר שמילא אחר הוראותיו של ד"ר נאראם במשך שלושה חודשים וחצי, מצבו השתפר והבדיקות שעשה הראו שהחסימות משתחררות." קולו של ד"ר ג'ובאני הסגיר את הרושם הגדול שעשה עליו אותו מקרה.

"קיבלתי השראה", נזכר ד"ר ג'ובאני, "מכיוון שמעולם לא חשבתי שזה אפשרי. האיש עבר תהליך עתיק ועוצמתי של ריפוי עמוק ביותר. הוא עשה פאנצ'ה קארמה, נטל תרופות צמחיות והקפיד על תזונה מבוקרת. הוא לקח אחריות על חייו, שינה את הרגליו ואכל הרבה שעועית מאש וירקות."

ד"ר ג'ובאני הביט בי ואמר, "אני גאה בך שיש לך ראש פתוח ללמוד הכול על כך."

כל הכלבים הולכים לגן עדן, אבל למה ללכת מוקדם מהנדרש?

הרגשתי פתוח יותר להביע את הספקות שהטרידו אותי. שאלתי את ד"ר ג'ובאני, "האם אתה חושב שיש אפשרות שישנו אפקט פלצבו ובגלל שאנשים מאמינים מאוד שהתזונה או התרופות יעבדו, הם פתאום מרגישים טוב יותר?"

ד"ר ג'ובאני אמר שזו שאלה טובה והוסיף, "קלינט. ראשית, התבונן על רבאט, שהייתה בתרדמת ומצבה השתפר. איך זה יכול היה להיות פלצבו? ואז התבונן על העזרה שמגיש ד"ר נאראם לבעלי חיים. ראיתי אותו מטפל בבעלי חיים רבים, כולל נמרים, פילים, כלבים, סוסים, ינשופים, קנגורואים, תנינים וחתולים. האם בעלי חיים מאמינים שמצבם ישתפר?! עם זאת, השיטות העתיקות מרפאות גם אותם. באמצעות העמותה שלו, ד"ר נאראם נותן חסות למקלטים רבים לבעלי חיים, בהם עושים שימוש גם בתרופות צמחיות טבעיות כדי לעזור לכלבי רחוב ולבעלי חיים נוספים, פצועים וחולים. פגשת את פאולה היום?"

"כן," עניתי.

מוקדם יותר באותו היום הופתעתי כאשר אישה בת שישים וארבע בשם פאולה הגיעה עם שני כלביה. היא הייתה מאוד נרגשת כשסיפרה לי שלפני שנים אחד הכלבים שלה, לברדור שחור, היה חולה וסבל מכאבים כה רבים עד שלא יכול היה ללכת. הווטרינר לא הצליח לעזור לו והיא עמדה להרדים אותו. פאולה לא ידעה כיצד תוכל להתמודד עם הייסורים שבבחירה להמית את כלבה האהוב. הוא סבל מכאבים רבים כל כך והיא לא ידעה מה עוד היא יכולה לעשות. בזמן הריצה

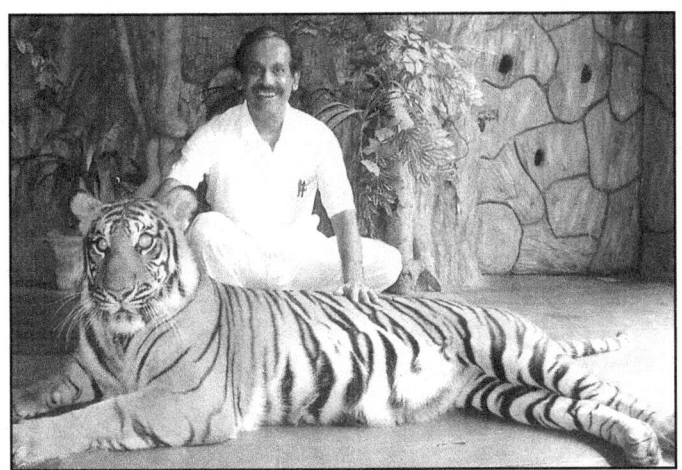

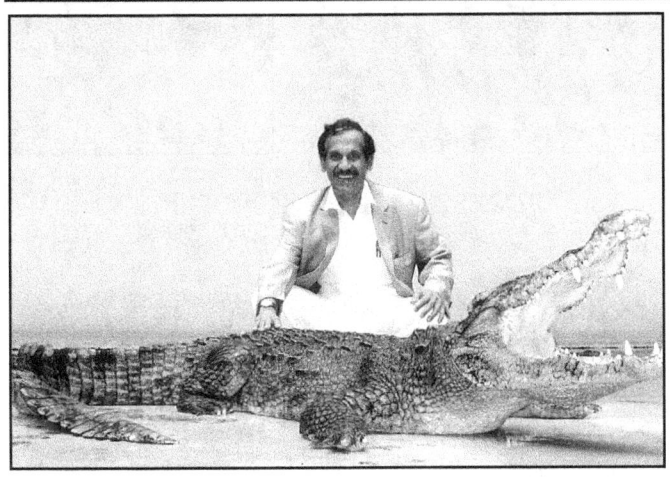

למעלה: הנמרה הבנגלית המלכותית לא הצליחה להרות עד שד"ר נאראם אבחן את הדופק שלה ורשם לה צמחי מרפא ותזונה מסוימים. זמן לא רב לאחר מכן היא המליטה שלושה גורים.
למטה: התנין הזה היה מלא כעס, וגן החיות לא פענח את הסיבה... ד"ר נאראם אבחן לו את הדופק וגילה שהוא סובל מעצירות. לאחר שקיבל את הצמחים הנכונים התנין חזר להיות שליו!

שלה באותו בוקר נתגלה לה מחבר שד"ר נאראם שהה באיטליה. היא מיד חזרה הביתה, העמיסה את כלבה על רכבה ונסעה מרחק לא מבוטל כדי לפגוש אותו.

"הייתי מיואשת," סיפרה לי פאולה. "ד"ר נאראם אבחן את הדופק של כלבי ואמר לי בדיוק מה לא בסדר איתו. הוא היה מלא באאם (רעלים) ואף סבל מאוסטאופורוזיס. עשיתי כל מה שאמר לי ד"ר נאראם לעשות. נתתי לכלבי את נוסחאות הצמחים המיוחדות ואת התזונה המיוחדת. לאחר שבוע בלבד הוא

קיפץ וקישקש בזנבו שוב כמו חדש! הוא ניתר! הוא לא צלע עוד. במשך שלוש שנים נוספות מצבו היה מושלם. אולי מכיוון שבעלי חיים לא חושבים כמו בני אדם, אני מרגישה שהם הרבה יותר טהורים. אולי התרופות עובדות עבורם מהר יותר מאשר אצל בני אדם. אני לא יודעת להסביר, אבל זה מה שקרה. גם כשהזדקן הוא היה עדיין חזק ובריא עד שנפטר בשלווה בבית."

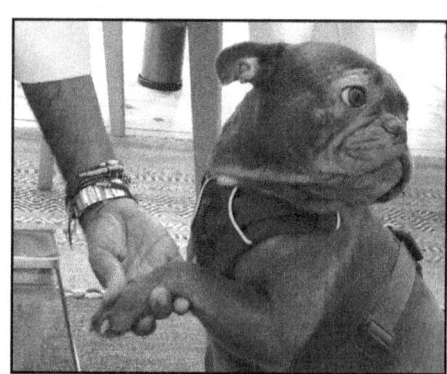

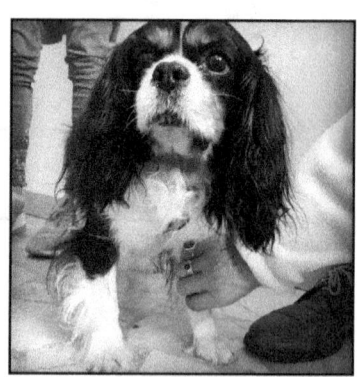

ד"ר נאראם וד"ר ג'ובאני מאבחנים דופק של כלבים.

עוזרים לדבורים?

ד"ר ג'ובאני המשיך וסיפר לי סיפור אחר על חברה שלו שהייתה דבוראית. טפיל קטלני הדביק את הדבורים בנגיף והן הפסיקו לייצר דבש והחלו למות. כדי להרוג את הטפילים, בחרו דבוראים אחרים לחשוף את הדבורים לאדים רעילים, שלמרבה הצער הרגו גם דבורים רבות. אלו ששרדו היו מלאות בכימיקלים שהשפיעו על איכות הדבש שלהן. מכיוון שהיא ומשפחתה צרכו את הדבש ותכננו אף למוכרו, הם ביקשו פתרון שאינו כימי ולכן התקשרו לד"ר ג'ובאני.

"הלכתי לראות את הדבורים ובהתחלה לא היה לי מושג איך לעזור להן", הסביר. "איך אתה מאבחן דופק של הדבורים מבלי להיעקץ?" הוא חייך. צחקתי מהדימוי שעלה בראשי של ד"ר ג'ובאני מנסה למצוא את הדופק של הדבורה. הוא הראה לי את נקודת המרמה לחיזוק מערכת החיסון בבני אדם ואז שאל אותי: "אבל איך אתה עושה את זה עבור דבורים?"

> ### הערות היומן שלי
>
> **סודות ריפוי עתיקים נוספים לחיזוק מערכת החיסון** *
>
> **מרמה שאקטי** - בבסיס האמה של יד ימין, במקום הגבוה ביותר, לחצו 6 פעמים, פעמים רבות ביום.
>
>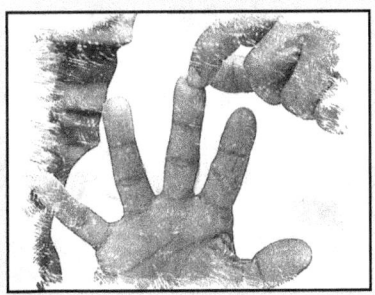
>
> * בונוס: לתרופה ביתית חזקה שתעזור לחזק את חסינותכם ולהתגבר על הנגיף, עיינו באתר החינמי MyAncientSecrets.com.

"ערכתי מחקר ולמדתי שזיהום מהסוג הזה מחליש את הדבורים. הן לא עפות וחלקן מאבדות את כל שיער הגוף. הדבורים הבריאות תוקפות את הדבורים החולות מכיוון שהן לא מכירות בהן עוד כחלק מהן, וזה נתן לי רעיון."

ד"ר ג'ובאני נזכר בסיפור של ד"ר נאראם שהצמיח את שיערו מחדש. הוא גילה גם אילו צמחי מרפא מחזקים את מערכת החיסון. יחד עם חברתו הדבוראית הם ריסקו כמה מטבליות הצמחים של ד"ר נאראם שנועדו לחזק את מערכת החיסון ולהצמיח שיער, ערבבו אותן עם תרופה ביתית חזקה שכללה דבש, והאכילו את הדבורים במרקחת.

178 | סודות קדומים של מאסטר הילר

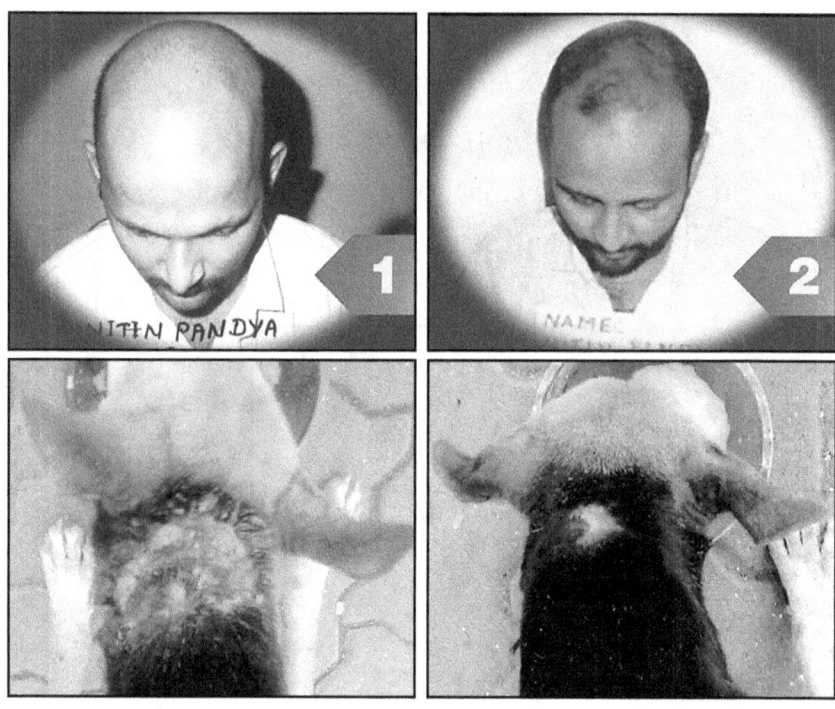

ביודעו שד"ר נאראם עזר לרבים, כמו האיש וכמו הכלב בתמונה, להצמיח את שיערם מחדש, ד"ר ג'ובאני עשה בזה שימוש כחלק מהעזרה לדבורים.

זמן קצר לאחר מכן קיבל ד"ר ג'ובאני טלפון מהדבוראית, "הדבורים מצמיחות את שיערן מחדש! הן נראות חזקות יותר ובריאות יותר." אט אט גדלה אוכלוסיית הדבורים שוב והן ייצרו שפע של דבש. כדי לכבד את הרגע ואת הדבש המיוחד שהדבורים הפיקו, הוא זכה לכינוי "דבש הסודות הקדומים". הדבוראית האמינה שהדבש נטול הכימיקלים שיקף את החסינות והסיבולת שנבעו מהתרופות הצמחיות שהזינו בהן את הדבורים.

כשדיברתי על כך עם ד"ר נאראם מאוחר יותר, הוא אמר לי, "תאמין או לא, סודות הריפוי העתיקים האלה פועלים על בני אדם, בעלי חיים וגם צמחים. כולנו חלק מהטבע ואותם

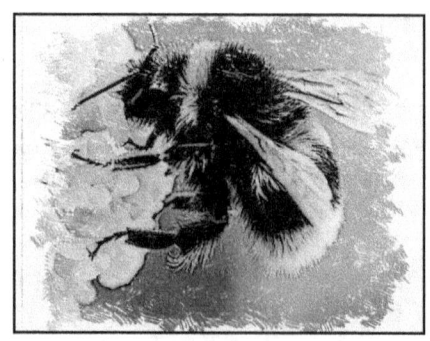

אפילו הדבורים נעזרו בסודות הריפוי העתיקים.

עקרונות חלים על כולנו."

הסיפור נגע בי, כיוון שראיתי דיווחים בחדשות על כך שאוכלוסיות הדבורים ברחבי העולם מתמעטות - עניין אשר הביא עימו שאלות מהותיות לגבי השפעות ארוכות טווח על קיימות עולמית אם החרקים המאביקים הללו ייעלמו מן העולם. אילו היו רק עוד אנשים כמו ד"ר ג'ובאני שלומדים שיטות אלה ומשתמשים בהן.*

"סודות הריפוי העתיקים פועלים על בני אדם, בעלי חיים וגם צמחים."
- ד"ר נאראם

"איזו עצה יש לך לאחרים שרוצים ללמוד את שיטות הריפוי העתיקות הללו?"

"זה תהליך מתמיד, קלינט." אמר ד"ר ג'ובאני. "אתה צריך לב ומוח פתוחים. אם אתה רק רוצה ללמוד דברים שיכולים לעזור לך, זה בהחלט אפשרי. כל אחד על הפלנטה הזו יכול ללמוד סודות עתיקים שישנו את חייו אם יתחייב למלא אחריהם בחריצות. אבל על מנת להיות הילר נדרשת התפתחות פנימית ולא רק ידע טכני. ד"ר נאראם אמר כי להיות הילר אמיתי לא תלוי רק בידיעה, אלא בעשייה והדבר החשוב ביותר הוא מצב ההוויה בו נמצא המרפא. כשאתה עובד עם בעלי חיים הם מסוגלים במיוחד לחוש את מצב הווייתך. כדי לשהות במצב ההוויה של מאסטר הילר עליך להקדיש לכך את חייך."

"כדי להיות מרפא אמיתי נדרשת התפתחות פנימית, לא רק ידע טכני."
- ד"ר ג'ובאני

הוא הסביר שהחלק המורכב עבור כל אדם הוא ההתמכרות להרגלים. "למשל, באיטליה כולם חושבים שתזונה טובה מורכבת מפסטה, גבינות ויין. ואז כשהם חולים הם מבקשים תיקון מהיר בעזרת כמה כדורים. זו הבחירה שלהם. אבל באיזה מחיר? ישנן תופעות לוואי חמורות וארוכות טווח מאותם כדורים. כחלופה, כאשר אנשים בוחרים בדרך של ריפוי עמוק יותר, עליהם לשלם מחיר של משמעת כלשהי כדי לשנות את הרגליהם - סבלנות, התמדה ונחישות. כתוצאה מכך, הם חווים ריפוי עמוק יותר ושקט נפשי. זה רק עניין של בחירה. מה המחיר שאדם מוכן לשלם?"

ד"ר ג'ובאני עצר כדי שאוכל להכיל את מה ששיתף. יכולתי לראות למה התכוון כשחשבתי על האנשים שפגשתי ובכללם אבי.

---

* בונוס: למידע נוסף על סודות עתיקים לתקשורת עם בעלי חיים, כמו גם על סודות לשיער בריא מלא, עיינו באתר החינמי MyAncientSecrets.com.

"מה מעורר אנשים לבחור לשנות את הרגליהם, את חייהם, כדי שיוכלו לחוות ריפוי עמוק יותר? תחילה הם זקוקים לאמונה או לביטחון במרפא כדי למלא אחר עצתו לאורך די זמן כדי שיחושו בהבדל. לאחר שהם מתחילים לראות תוצאות, הם ממשיכים לאורך זמן ומשתפים אחרים בחוויתם. הבחירה הזו בריפוי עמוק יותר היא מהותית. עבור רוב האנשים הדבר דורש שינוי מתמיד בפרספקטיבה ולעתים קרובות קשה לעשות זאת."

דבריו גרמו לי להרהר באבי ובחלק מהשיחות האחרונות שלנו. הרעיונות שלנו השתנו לגבי דברים בסיסיים כמו מזונות שחשבנו שהיו טובים עבורנו. עבור אבי הטיפול בהודו לניקוי מקיף ועמוק היווה שינוי משמעותי. אולם בסופו של דבר עדיין תהיתי אם השינויים הללו יספיקו במקרה כה קיצוני כמו של אבי? דברים רבים היו מוטלים על הכף. אבי השקיע כסף, זמן, מאמץ ותקווה משמעותיים על מנת שיוכל לבנות מחדש את חייו וכדי שיוכל למלא אחר כל ההמלצות שד"ר נאראם נתן לו. הפחד שלי היה שאם זה לא יצליח, אבי עלול להיות מדוכא ומיואש יותר מבעבר ויחל שוב להתכונן למותו שלו.

השיחות עם אלה שנתרמו מגישתו של ד"ר נאראם העניקה לי ביטחון רב יותר שזו מערכת עתיקה ומהימנה שאכן עובדת. אולם האם היא תעבוד גם עבור אבי?

עדכון יוצא דופן מאבי

יום אחד טיילתי במרכז מילאנו. שמחתי לגלות שאני יכול להתחבר לרשת אלחוטית חינמית בטלפון שלי. כשפתחתי את תיבת הדוא"ל שלי, ראיתי שקיבלתי עדכון מאבי.

3 באוגוסט 2010 – דו"ח יום 3

השעה 19:15 במומבאי, 06:45 ביוטה. אני בסוף היום השני של הטיפול שלי, מסתגל יותר ומרגיש מעט יותר נוח עם תנאי המחיה השונים במומבאי לעומת אלה של סולט לייק סיטי. התזונה שלי היום כללה צלחת של פרוסות פפאיה לארוחת בוקר וקערת מרק שעועית מאש לארוחת צהריים וערב. פעילויות היום כללו יוגה משעה 07:30 ועד 08:30 בבוקר, מפגש עם ד"ר סוואפנה, אחד הרופאים הגדולים כאן במרפאת איושקטי

ועיסוי מלא נוסף עם חומר גרגירי חם שהותיר אותי בתחושה של קרצוף נמרץ. אני מתאר לעצמי שזה כמו שמרגישה מכונית לאחר שהיא יוצאת משטיפת מכוניות. לאחר הקירצוף, אתה נעטף בחומר שאסור לך לשטוף במשך שלוש עד ארבע שעות. עדיין לא עשיתי את המקלחת הקרה של היום. מעבר לכך, הצלחתי לצרוך את עשרים התרופות הצמחיות השונות שאני לוקח הן בבוקר והן בערב. כתוצאה מכך נראה כי מרבית כאבי הבטן והחזה שחוויתי נעלמו - אני מניח שבמרק שעועית מאש ובפרוסות פפאיה אין מה שיכול לפגוע במערכת העיכול. למעשה, האוכל נעים לי ולא נראה לי שאני רוצה יותר. הכמות מספקת. המסעדה תעניק לי כל מה שארצה, אך זה כל מה שרציתי היום.

קראתי את הדוא"ל שלו כשישבתי מתחת לקשת לצד מזרקה רחבת ידיים באמצע כיכר פתוחה. אבא שלי עשה יוגה?! חייכתי מעצם המחשבה. חייכתי עוד יותר כשקראתי שהוא התחיל להרגיש אחרת.

לדבריו, אחד הדברים האהובים עליו היה פגישה עם אנשים מעניינים במרפאה מקניה, אנגליה, גרמניה וממקומות אחרים. מקרה אחד שהותיר עליו רושם גדול היה של אישה שחלתה בטרשת נפוצה ולא הצליחה ללכת במשך עשרים שנה. בעזרתו של ד"ר נאראם, היא הפחיתה למעלה מ-20 קילוגרמים ממשקלה והצליחה להחזיק במשרה חדשה בצלב האדום של גרמניה. היא חלמה להגיע להודו כדי להביא את גופה למצב מספיק טוב על מנת שתוכל ללכת שוב. אבי תיאר את ההתרגשות כשצפה בה עושה את צעדיה הראשונים.

מאוחר יותר באותו הלילה התקשרתי לאבי באמצעות סקייפ כדי לשמוע עוד חוויות. הוא סיפר לי שכאשר החל את הטיפולים גופו היה רך עד כדי כך שהעיסויים לא היו נוחים עבורו. כששאלתי אותו אם הוא נהנה מהשהות, הוא צחק ואמר, "אני לא בטוח ש'נהנה' זו המילה הנכונה, אבל אני אסיר תודה עליה."

הוא הסביר שהשלבים הראשונים של הטיפול נועדו להוציא רעלים מגופו. זה דרש זמן וסבלנות. הצעדים הבאים נועדו לעזור לבנות את גופו מחדש.

למרות שאבי עדיין לא הרגיש נפלא, שהותו לצד מטופלים אחרים והעדות של סיפוריהם ניחמו אותו. גם האוכל הטוב והבריא בשילוב עם שגרה צפויה למחצה, סייעו בהקלה על המצב. בסך הכול הוא נשמע מלא תקווה. התחושה שאבי הסתדר וחש בנוח עזרה לי להשיל כמה מחששותיי ויכולתי להרגיש רגוע יותר.

החדשות הטובות מאבי יחד עם כל הסיפורים שד"ר ג'ובאני ואחרים חלקו

איתי באותו היום מילאו את ראשי. לא יכולתי שלא לתהות שוב – מדוע אנשים רבים נוספים אינם יודעים על אפשרויות הריפוי העמוקות יותר של הסידהא-ודה.

עד אותו שלב פגשתי כל כך הרבה אנשים (ובעלי חיים) שחייהם השתנו בעקבות עבודתו של ד"ר נאראם. הרהרתי גם בשינוי שלי עצמי וכיצד הוא יקרה. מצב ההוויה שלי היה כבר מקורקע ושליו יותר. לא ידעתי כיצד ומדוע, אבל הרגשתי טוב יותר לגבי עצמי ובכלל לגבי החיים. השאלות שלי השתנו מ"האם זה עובד?" ל"איך זה עובד?" ומ"איך מישהו יכול להאמין בדברים האלה?" ל"מדוע לא יותר אנשים יודעים שזה קיים?"

מגובה בראיות רבות כל כך, נמלאתי תקווה שזו באמת גישה חזויה ומבוססת לריפוי ואילו הספקן שבי הפך פחות ופחות גלוי. וכשאלה פני הדברים, מדוע התקשו אנשים כה רבים לקבלם? מדוע האתגר לערוך שינויים המועילים לבריאותנו כה גדול? מדוע רוב האנשים שהגיעו לד"ר נאראם נאלצו להגיע לסף ייאוש לפני שהבינו שישנה דרך בריאה וטובה יותר לחיות? מדוע היה קשה כל כך לשבור הרגלים לא בריאים?

הערות היומן שלכם

כדי להעמיק ולהגדיל את היתרונות שתחוו מקריאת ספר זה, הקדישו מספר דקות וענו בעצמכם על השאלות הבאות:

אילו פצעים ישנים יש לכם שעדיין ככל הנראה משפיעים עליכם כיום?

_____

_____

_____

לאילו הרגלים ישנים אתם מכורים שככל הנראה מעכבים אתכם מלהשיג את הדבר שאתם רוצים?

_____

_____

_____

איזו חוכמה אתם מרגישים שאפשר ללמוד מבעלי חיים, חרקים וצמחים?

_____

_____

_____

אילו תובנות, שאלות או הבנות נוספות קיבלתם מקריאת פרק זה?

_____

_____

_____

פרק 13

לקחים מההיסטוריה: המכשולים הגדולים ביותר והתגליות הגדולות ביותר

*שינוי פרדיגמה פשוט הוא כל מה שנדרש
כדי לשנות את מהלך חייך לנצח.
- ג'ף ספירס*

במהלך הזמן שנותר לי במילאנו חיפשתי אחר תשובות ופניתי לשני אנשים. הראשון היה ידידי ד"ר ג'ון ראטגרס, בעל תואר ברפואה שלמד גם גישות רבות של רפואה אלטרנטיבית ומשלימה. פגשתי אותו שנים קודם לכן ושמעתי אותו חולק כמה חוויות ריפוי מדהימות ברפואה אלטרנטיבית.

בעבר נהניתי לבלות בחברת ג'ון, אך למען האמת, חשבתי שהרעיונות שהיו בראשו היו מעט, איך לומר... אקסצנטריים. והנה נאלצתי להודות שהשקפותיי לגבי נושא הבריאות הגבילו את האפשרויות שעמדו לרשותי, מכיוון שדעתי לא קיבלה את הרעיונות שלא תאמו לדעה הרווחת. מאז שפגשתי את ד"ר נאראם נקודת המבט שלי התרחבה ונפתחה. ידידי האקסצנטרי לכאורה ג'ון נראה לפתע כאדם שאת תובנותיו היקרות פשוט לא הייתי מוכן לשמוע. חשתי שיכול היה לעזור לי להבין כמה דברים ושאלתי אם היה לו פנאי לשיחה בסקייפ.

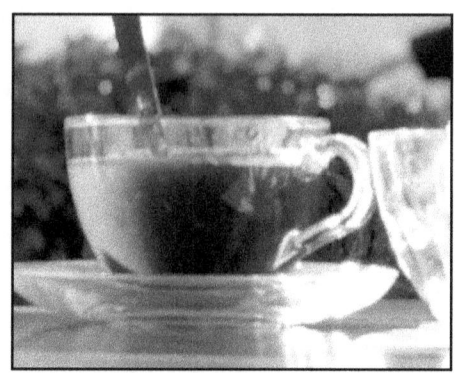

משקה קקאו איטלקי חם וסמיך... יאממי!

כדי להבטיח חיבור יציב לרשת מצאתי בית קפה באזור ציורי של העיר שהיה בו לא רק אינטרנט אלחוטי נהדר אלא גם משקה קקאו חם וסמיך מקושט בשוקולד מומס. אהבתי את זה! מצויד בחיבור יציב למרשתת ובספל הקקאו האיטלקי והחם, שקעתי בשיחה עם ג'ון וסיפרתי לו על כמה מהדברים שרִאיתי ושמעתי במרפאות של ד"ר נאראם בהודו, קליפורניה ואיטליה. הוא באמת התעניין והוקרתי את מעורבותו הכנה בשיח שכלל את מבול הספקות והשאלות שהיו לי.

"מדוע עם כל הכסף שמשקיעות אוניברסיטאות אמריקאיות במחקר רפואי, עדיין לא גילו כיצד לעשות את הדברים שעושה ד"ר נאראם? אם ריפוי מסוג זה אפשרי ואנשים רואים תוצאות משנות חיים, מדוע אין רבים יותר יודעים על סוג זה של רפואה? מדוע יש לכך התנגדות?"

ג'ון השתהה לרגע ארוך. "נתחיל מהתמונה הגדולה. מאז ראשיתה, האנושות מנסה למצוא דרכים להסביר את מה שנראה מחוץ לשליטתנו – סערות, תחלופת עונות השנה, רעב וגם מחלות וחולאים. אירועים שהשפיעו על חיי האדם ועל גידולי החקלאות שלו הביאו עימם צורך משמעותי במציאת הסדר וההיגיון. כך התאפשרה לנו שליטה רבה יותר בתוצאותיהם של אותם אירועים וסיכויי ההישרדות שלנו גדלו. האם זה הגיוני בעיניך?"

"אני מניח."

"ראה את התרבויות הקדומות. בני אותן תרבויות הרימו את מבטם וראו כוכבים וכוכבי לכת בשמי הלילה, נעים בדרך שלא הצליחו להסביר. הם התייחסו אליהם כאלים ששולטים על היסודות עלי אדמות, כמו מזג האוויר או בריאותו של אדם, על פי "מצב הרוח" של האלים הללו. בני האדם יצרו סיפורים סביב גופים שמימיים אלה כדי להסביר אירועים שאחרת נותרו בלתי מוסברים. הסיפורים סייעו להם להעניק משמעות לעולם הסובב אותם."

"למעשה, זה אותו דחף כמו שיש במדע," המשיך ג'ון. "בעוד שמדע ודת נראים לעיתים סותרים זה את זו, הם למעשה ביטויים של אותו הדבר: הרצון לסדר בחיינו."

כמתבגר, האמונה מילאה חלק גדול בחיי, ואז כחוקר באוניברסיטה המיקוד שלי כולו עבר אל המדע. אף על פי שמעולם לא הרגשתי באופן אישי שמדע ואמונה מתנגשים, אם כי הכרתי בהחלט כאלה שחשו כך, לא עלה בדעתי מעולם שהם שני פנים של אותו רעיון.

לאחר מכן הוסיף ג'ון, "ברגע שאנו בני האדם מוצאים אמונה שמעניקה לתודעתנו תחושה של סדר, משמעות, יכולת חיזוי ואנחנו מוצאים ביטחון באותה אמונה, קשה מאוד לשנותה ולא משנה אילו ראיות עומדות כנגדה. אנו אוספים עדויות רבות ככל האפשר בכדי לחזק את אמונתנו. במקביל אנו מתעלמים וחוששים מכל ראיה הקוראת עליה תיגר ואף דוחים אותה. למשל, באיזו תדירות אנשים מבקרים בכנסייה שאינה שלהם או קוראים ספר של מישהו עם נקודת מבט פוליטית המאתגרת את שלהם?"

"לא לעתים קרובות," הודיתי.

"בדיוק. המוח האנושי חושש מחוסר סדר ואי ודאות ולכן הוא מנסה להתנגד להם כדי לשמור על הסדר. ואנחנו מגבילים את עצמנו על ידי נטייה זו והיא הופכת למכשול המונע מאיתנו חשיפה לרעיונות חדשים שאולי יועילו לנו. ראה את המקרה של גלילאו – הוא היה איטלקי. האם אתה מכיר בהרחבה את הסיפור שלו?"

הבטתי דרך חלון בית הקפה, מעבר לרחוב האיטלקי המקסים וראיתי בגדים תלויים לייבוש בין הבניינים. "האם גלילאו לא היה ידוע בתגליתו שכדור הארץ סובב סביב השמש ולא להיפך?"

"למעשה, היה זה קופרניקוס שהשתמש במתמטיקה כדי לגלות זאת במאה ה-16, אך איש לא הקדיש תשומת לב רבה לכך באותו זמן. 1800 שנה לפני קופרניקוס, הפילוסוף היווני אריסטו קרא תיגר על התפיסה שכוכבי הלכת והשמשות הם אלים שנעים להם בשמיים אנה ואנה. במקום זאת הוא הציע שמדובר באובייקטים או ספירות שנעים בנתיב קבוע סביב כדור הארץ, ואנשים אימצו את הרעיון. בשנת 1609 גלילאו השתמש בטלסקופ כדי להביט בשמי הלילה והגיע למסקנה שקופרניקוס צדק: לא הכול סובב סביב כדור הארץ."

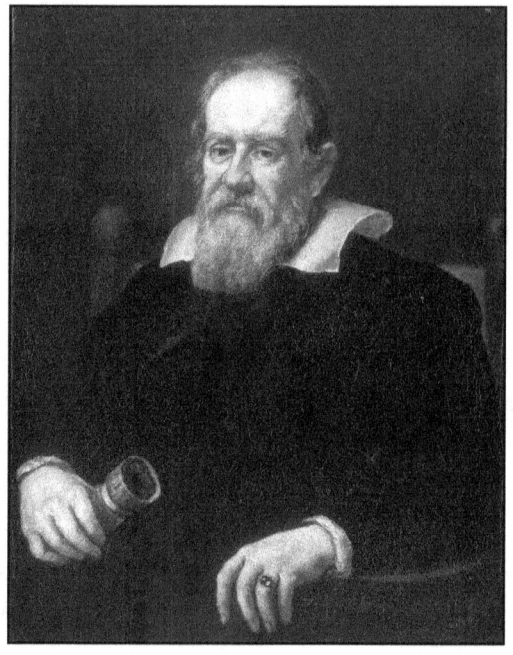

דיוקן של גלילאו גליליי, יוסטוס סוסטרמנס, 1636. נלקח מוויקימדיה.

התבוננתי ברחוב ותהיתי איך נראתה שכונה זו של מילאנו במאה ה-17. הרחובות המרוצפים באבן והמבנים העתיקים למראה סייעו לי להפליג בדמיוני. ג'ון המשיך, "גלילאו פרסם את ממצאיו באיטלקית ולא בלטינית כפי שנהוג היה, כדי שההמון יוכל לקרוא אותם. הלטינית הייתה נגישה למלומדים בלבד. הוא סיפק ראיות לכך שהאמונה הקודמת לגבי כדור הארץ לא הייתה נכונה. עם הבנה מדויקת יותר של מערכת השמש, ניתן היה לשפר דברים רבים, בכללם דיוק לוח השנה, הבנת עונות השנה ועוד. איך לדעתך הגיבו האנשים לרעיונות אלה?"

"אני חושב שאנשים התקשו לקבל זאת," אמרתי. "אני זוכר שלמדתי בבית הספר שהאפיפיור דאז הטיל עליו מעצר בית, נכון?" הרהרתי בדברים שאמר ד"ר ג'ובאני - כאשר מוצגת נקודת מבט חדשה קשה לאנשים לשנות את נקודת מבטם.

"כן. מדוע לדעתך אנשי אקדמיה, הכנסייה, הממסד המדעי של ימיו ואפילו האפיפיור היו מודאגים כל כך מגלילאו שאתגר את הרעיון שכדור הארץ הוא מרכז היקום?"

כשסיימתי את שארית הקקאו החם שלי, ניסיתי להבין מדוע נקטו בעמדה כזו.

"אני לא יודע," אמרתי. "מדוע?"

"בין השאר בגלל שהמוח האנושי מתנגד לחוסר סדר. במקרה הזה, אנשים פחדו מרעיון שסותר משהו שנראה להם בטוח. זה מה שחוקרים מכנים 'הטיית האישוש' וזו אחת הטעויות הקשות ביותר שביכולתנו לעשות – לדחות משהו על הסף מאחר שהוא נוגד את מה שאנחנו חושבים שאנחנו כבר יודעים."

"אני מבין את זה," אמרתי ושיתפתי אותו בהתנגדות הראשונית שלי לד"ר נאראם ולעבודתו. "למעשה אני עדיין נאבק בכך ולכן התקשרתי אליך."

"תראה," אמר ג'ון. "זה לא שאנשים לעולם לא יקבלו את מה שד"ר נאראם עושה. למעשה, יותר ויותר רופאים מגלים את היתרונות של דברים כמו מדיטציה, יוגה ודיאטות צמחיות. אבל המיינסטרים עדיין לא קיבל את זה, מכיוון שנדרשים זמן וכסף על מנת לערוך מחקר ולהפיץ את הממצאים. במיוחד מאחר שהפרדיגמות של המודל המדעי המערבי אינן ערוכות למדידת ההשפעה של מדעי הריפוי העתיקים המסורתיים האלה או להבנתה של השפעה זו."

"למה אתה מתכוון לפרדיגמות?" שאלתי.

"נניח שאתה משחק כדורגל וחבורה של שחקני בייסבול מגיעה ואומרת לך שאתה לא משחק בספורט אמיתי מכיוון שאינך מקפיד על כללי הספורט. כדי לתקף את הצהרתם הם מציינים שאינך משתמש במחבט והכדור שלך גדול מדי וצורתו אינה תקנית. בפשטות האמת היא שאינך מקפיד על כללי הבייסבול. כמו כן, לפרדיגמה המדעית-רפואית המערבית יש הנחות קבועות מסוימות המאפשרות לה לתפוס דברים באופן מסוים. היא הובילה לכמה תגליות נהדרות ויחד עם זאת הייתה עיוורת לגבי דברים אחרים. הדבר אינו מעיד על כך שצורות אחרות של מדע או של חקירה אינן יעילות. ד"ר נאראם אינו משחק את אותו המשחק שמשחקים הרופאים המערביים, אך אין משמעות הדבר ששיטתו אינה תקפה."

> "לא ניתן לומר שכדורגל אינו ספורט מכיוון שאינו עומד בכללי הבייסבול. ד"ר נאראם אינו משחק את אותו המשחק שמשחקים הרופאים המערביים, אך אין משמעות הדבר ששיטתו אינה תקפה."
> - ד"ר ג'ון ראטגרס

הוא סיפק לי אנלוגיה נוספת, "אי אפשר להשוות דג לציפור ולהגיד שהאחד טוב יותר מהשנייה – הם עושים דברים שונים. אינך יכול לשפוט דג לפי מידת יכולתו לעוף."

"אני מבין את האנלוגיה הזו," אמרתי. "אבל האם המדע אינו מעבר לתרבות?"

"למעשה מדעים, כמו תרבויות, מגיעים עם מקבצים של הנחות משלהם וכללים שמכתיבים את משמעות הדברים ומה נתפס כחשוב, כמו הסיפור על כאב

"אי אפשר להשוות דג לציפור ולהגיד שהאחד טוב מהשנייה - הם עושים דברים שונים."
- ד"ר ג'ון ראטגרס

הראש שלך וטבעות הבצל. המודל המערבי היה עורך ניסוי כדי לראות אם טבעות בצל אכן עוזרות לכאבי ראש. במחקר כפול סמיות, לא הרופאים ולא החולים יודעים מי מקבל את הפלצבו (למעשה גלולת סוכר) ומי את משכך הכאבים או החומר החדש – במקרה שלך אלה הן טבעות הבצל. לאחר מכן יבדקו אם המשתתפים שקיבלו את הטיפול בבצל יפגינו תוצאות שונות. האם זה הגיוני?"

הנהנתי.

"אם לא יוכלו להוכיח שיש הבדלים מהותיים בין טבעות הבצל לפלצבו, מחקר מדעי מקובל יקבע כי צורת הריפוי המסורתית הזו אינה יעילה."

"אז אתה אומר שהמדע המודרני לא הוכיח שהדברים האלה טובים יותר מפלסבו?" שאלתי.

"כל מה שהוא מוכיח הוא ששיטות הבדיקה המערביות עדיין אינן בשלות לזיהוי יעילותן של שיטות ריפוי ופרוטוקולים שאינם חלק מהפרדיגמה שלו. ד"ר נאראם אמר לך שיש סוגים רבים ושונים של כאבי ראש וכי בצל שימושי במיוחד עבור אחד הסוגים. הוא מבצע טיפול אישי בהתבסס על דברים שהוא יכול לחוש בעזרת הדופק ושציוד רפואי מערבי מודרני אינו מסוגל לזהות. בעוד המדע המערבי מטיח לעתים קרובות – 'יש לך כאב ראש, הנה גלולה!' נראה שד"ר נאראם מאבחן את סוג כאב הראש ואז מתבונן על המערכת הספציפית בגוף של

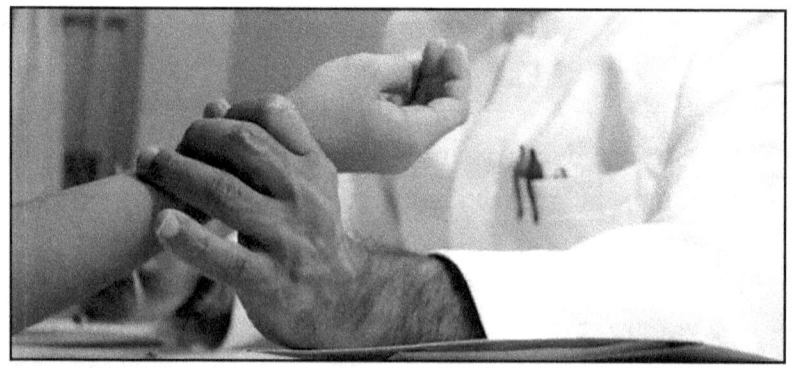

ד"ר נאראם מאבחן דופק של מישהו, בדרך זו הוא מסוגל לזהות חוסר איזון עדין וחסמים המשפיעים על הרווחה הפיזית, הנפשית והרגשית.

המטופל על מנת לבחור ממגוון רחב של תרופות."

"בסדר," אמרתי והתחלתי להפנים את זה, "מאחר שד"ר נאראם לא מטפל במחלה אלא מתאים אישית את הטיפול לאדם השלם, שיטות האימות הנפוצות ביותר בפרדיגמה המדעית המערבית לא יוכלו למדוד זאת?"

היפוקרטס, הרופא היווני שנקרא "אבי הרפואה".
חריטה מאת פיטר פול רובנס, 1638.
שותף באדיבות הספרייה הלאומית לרפואה.

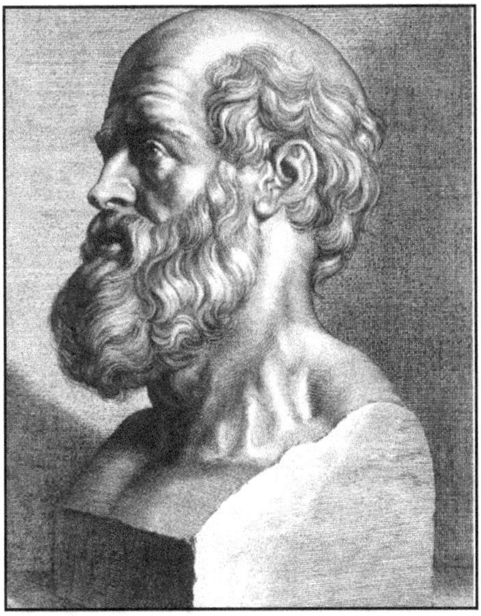

"נכון," אמר ג'ון. "אבל אני שם לב שהרופאים החכמים ביותר עם המוחות המבריקים והלב הפתוח, אלה שרוצים באמת לעזור לאנשים, מגיעים אליו. שבועת היפוקרטס, שלא לגרום נזק לחולה, היא שבועה שכל הרופאים החדשים נדרשים לה כשהם מתחילים את הקריירה הרפואית שלהם. לאור שבועה זו, רופאים חכמים רבים רואים שעשוי להיגרם נזק למטופלים מהשיטות הנוכחיות שלהם בהשוואה לתרופות טבעיות עתיקות ואז הם נפתחים לשיטות משלימות נוספות של עזרה וריפוי. התגליות הגדולות ביותר נעשות תמיד על ידי אנשים שמוכנים להיפתח למשהו חדש ולא מוכר. מנגד, רוב בני האדם הטיפוסיים דוחים אמונות חדשות עד שכל האלטרנטיבות שלהם כושלות."

"זה נכון," אמרתי. "אנשים רבים מגיעים לד"ר נאראם כמוצא אחרון ולא כדרך למניעה מלכתחילה של המחלות השונות שילקו בהן – שהרי לדבריו השיטות שלו עושות בדיוק את זה. אם נכון הדבר, אמורים להיחסך מהם צרות וכאבים רבים לו רק יבואו לפני הופעת הבעיות. מדוע הרפואה המערבית אינה מתמקדת יותר במניעה?"

"תראה," אמר ג'ון. "כל התרבויות מראשית הזמנים חיפשו את מעיין הנעורים, הבריאות והריפוי. שאמנים, מכשפים ואנשי רפואה גברים ונשים, חיפשו תמיד לעזור לאנשים למצוא פתרונות לשמירה על הבריאות או להתגברות על מחלות, חלקם יעילים יותר מאחרים. חשוב להבין כיצד הרפואה המערבית הפכה לרפואה 'מערבית'."

רעש מחוץ לחלון גרם לי להרים את מבטי. ראיתי קבוצה של ילדי בית ספר שעברה ליד המבנה ודיברה איטלקית שוטפת. התמקדתי שוב בג'ון כשהחל לחלוק עימי היסטוריה קצרה ומרתקת של הרפואה המערבית כפי שאנו מכירים אותה.

"במשך תקופה ארוכה", הסביר, "הרופאים בארצות הברית נהגו לשלב מודלים של ריפוי, כולל נטורופתיה, הומאופתיה, הידרותרפיה ורפואה תומסונית, שהסתמכו רבות על תרופות צמחיות אינדיאניות ואמבטיות זיעה. ואז, בשנת 1910, נערך מחקר כדי לקבוע איזו גישת ריפוי הייתה היעילה ביותר. ממצאיו הביאו בסופו של דבר לסגירתם של 120 בתי ספר לרפואה, ונותרו רק 32. על פי אופן מדידת הדברים בדו"ח, המודל הטוב ביותר נמצא באוניברסיטת ג'ונס הופקינס. מודל זה קיבל בהמשך את השם 'אלופתיה', מקורה ביוונית ומשמעה 'ההיפך מסבל'. בעיקרו של דבר, הוא התייחס ליישום של ריפוי שהוא ההיפך מהתסמינים. אם המטופל סבל משיעול חריף, נתנו לו מדכא שיעול."

"כספים רבים זרמו מתומכים פיננסיים שביקשו לסייע בקביעת התקנים של הרפואה באמריקה, עם העדפה למודל האלופתיה ואלה יצרו שינויים מהותיים במדיניות ובתקנות. לשינויים היו כמה השפעות חיוביות, כמו מיגור הפוליו וירידה במספר אנשי המכירות של שמן-נחשים. הדבר יצר גם מגבלות משמעותיות, כגון דיכוי שיטתי של צורות יעילות של ריפוי הוליסטי שלא תאמו את אותה פרדיגמה."

מעולם לא שמעתי על כך קודם לכן. קראתי תיגר על דבריו של ג'ון בעודי זע במושבי, "ראה, אפילו יחד עם חסרונותיה, המערכת הרפואית המערבית שלנו מבוקשת על ידי אנשים בכל רחבי העולם. היא חייבת להיות יעילה יותר משיטות אחרות."

"חשוב על זה כך," ענה ג'ון. "אם אלופתיה, שהיא המודל הדומיננטי של הרפואה כרגע, באמת עדיפה בהבנת הבריאות, איכות החיים ואריכות הימים, מדוע אם כן תוחלת החיים של הרופאים נמוכה מזו של האדם הממוצע? ומדוע שיעור ההתאבדויות בקרב רופאים כה גבוה? יחד עם זאת, מדוע גברים, נשים וילדים רבים כל כך בחברה המערבית הופכים ליותר שמנים ודיכאוניים? מדוע אנו רואים עלייה בתחלואה במקום ירידה? אני מסכים שיש התקדמות, אבל נראה

לי גם שלפרדיגמה הדומיננטית חסר דבר מה."

מאוחר יותר, כששוב הרהרתי בדבריו של ג'ון, הבנתי כמה הלימה הייתה בין דברים אלה לעבודתו של ד"ר נאראם. לאנשים היו רעיונות ופילוסופיות משלהם בנוגע לתזונה: מה טוב לאכול ומה לא; מה גרם להם לחלות; מה לעשות כדי להישאר בריאים. אמונות אלה העניקו להם תחושת ודאות. כשמישהו קרא תיגר על האמונות הללו, היה קשה לשנות את נקודת המבט אלא אם כן האדם היה נואש ונאלץ לחפש משהו אחר להאמין בו.

היה לי הרבה חומר לשקול. במשך שנים האמנתי שאני עם ראש פתוח למערכות של אמונות אחרות ואהבתי להיחשף אליהן במהלך נסיעותיי. רק עכשיו הבנתי עד כמה מקובעת הייתה מערכת האמונות שלי. קיבלתי כל כך הרבה דברים כנכונים רק מכיוון שכך לימדו אותי. האמנתי בכנות שבאמריקה ובאירופה יש את אנשי הרפואה הטובים ביותר על פני כדור הארץ. מעולם לא חשבתי שלמערכת הרפואית שלנו יש נקודות עיוורות, שהיא עלולה להיות חסרה במרכיבים בסיסיים להבנה ולקידום של הבריאות, איכות החיים ואריכות הימים. הייתי מבולבל. על מי אוכל לסמוך כשאזדקק למערכת בריאות יעילה?

כשנסעתי למקסיקו פגשתי פרופסור מגרמניה שהתגורר בטורונטו בשם לודוויג מקס פישר (הידוע כמקס). הוא בילה חלק ניכר מחייו בחקר מסורות ריפוי עתיקות מרחבי העולם. מיד הוקסמתי מהפרספקטיבה שלו לגבי נושאים שהתקשיתי להבין. פניתי למקס ושאלתי אותו אם נוכל לשוחח. הוא הסכים והמשיך מהמקום בו ג'ון הפסיק.

"מדוע התחלת לחקור את התחום הזה?" שאלתי.

"כשהייתי פרופסור צעיר סבלתי מכאבי בטן שנמשכו שנה וחצי," סיפר במבטא גרמני רך. לקולו של מקס הייתה איכות חמימה ומרגיעה שגרמה לי להרגיש כאילו אני משוחח עם סבא חכם. "הלכתי לרופאים ברחבי אירופה וארצות הברית. הם העניקו לי טיפולים בזה אחר זה, אולם דבר לא עבד – וחלק מתופעות הלוואי היה איום." התופעה הלכה והחריפה עד שהוא מצא את עצמו מרותק למיטה רוב הזמן.

"מתוך ייאושי נפגשתי עם מרפא על פי מסורת מהמזרח הרחוק. הוא אמר שיש לי חוסר איזון בין האלמנטים במערכת שלי. הוא אמר שיש יותר מדי 'עץ' בגופי.

באותה תקופה אני זוכר שחשבתי – 'הוא לא יכול להיות רציני! לא אכלתי שום עץ.' לאוזניים המאומנות באופן אקדמי שלי זה נשמע מגוחך. מכיוון שהייתי נואש פעלתי על פי עצתו של אותו מרפא והופתעתי מהמהירות שבה השתפר מצבי."

"זה מדהים," אמרתי.

"מה שמדהים," השיב מקס, "הוא שלמרות שבריאותי שבה אלי, היו לי רגשות מעורבים לגבי החוויה. מצד אחד, הייתי אסיר תודה שעצותיו פעלו היטב ומצד שני הייתי מתוסכל. הייתי גאה מדי מכדי להודות שהשכלתי המערבית כשלה עבורי. נדרש לי זמן לעבד את רגשותיי. בחיפושי אחר האמת, יצאתי למסע חיי המוקדש ללימוד מסורות ריפוי עתיקות מרחבי העולם."

הייתי מרותק למה שמקס סיפר. הוא המשיך, "רק מאוחר יותר עלו בי התובנות לגבי האבחון של אותו מרפא והפתרון המהיר שנתן לבעיה שלי. הבנתי שברפואה המערבית המודרנית אנחנו הופכים הכול לסוג של מלחמה. אנחנו נלחמים במחלות, נלחמים בחיידקים, נלחמים בסרטן. בהסתכלות המזרחית ובמסורות עתיקות אחרות, אין מדובר במלחמה, אלא ביצירת איזון באמצעות טיהור. מרפאים גדולים במסורות עתיקות אלה מיומנים בזיהוי חוסר איזון ורושמים תרופות לניקוי המערכת ולאיזון מחודש."

"אם צורות הריפוי העתיקות הללו כה יעילות," שאלתי, "מדוע אנשים מכובדים רבים כל כך מקטינים או דוחים אותן? למשל, כשניסיתי לספר לאחד מחבריי שהוא רופא אמריקני על מה שחוויתי בהודו, הוא אמר מיד כי שיטות ריפוי עתיקות וצמחי מרפא אינם מוכחים מחקרית."

מקס הקשיב קשב רב ואז השיב, "אני מאמין שאנחנו, כחלק מהמערכת המערבית המודרנית, לוקים ביהירות כשאנחנו דוחים באופן אוטומטי גישה שונה משלנו על ידי כך שנכנה אותה 'לא מוכחת מדעית'. במקום זאת עלינו לומר שזה לא תואם את המסורת המצומצמת והצעירה יחסית שלנו, של מדע הרפואה 'המודרני', שקיים רק כמה מאות שנים. המושג רפואה 'אלופתית' החל להתקיים רק בשנת 1810."

"לעומת זאת, כל כך הרבה מדעים 'אלטרנטיביים' לכאורה שוכללו על ידי חוקרים ומרפאים גדולים במשך אלפי שנים, תוך התחשבות במשתנים רבים שהמדענים שלנו טרם שקלו. רבים מהמשתנים האלה אינם מדידים כלל באמצעות המכשירים שלנו."

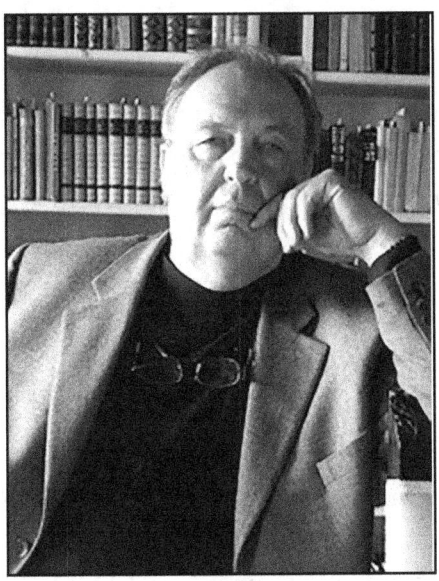

פרופסור (ד"ר) לודוויג מקס פישר

בזמן שמקס דיבר, חשבתי על האופן שבו ד"ר נאראם פתח שיחות רבות כל כך בהתייחסו לשושלתו המתמשכת על פני 2500 שנה. נאלצתי להודות שכדי שכל דבר שהוא יעמוד במבחן המציאות לאורך זמן ארוך כל כך, הרי שחייב להיות בו משהו נכון.

"נקודת המבט שלנו היא גם מאוד רדוקציוניסטית", המשיך מקס. "כוונתי שאנחנו מפרקים דברים לחלקים. לדוגמה, הרפואה המערבית מפרקת את האדם לחלקים ואז מתמקדת רק בחלק זה או אחר. אנו לוקחים בחשבון רק את הדברים שאנו יכולים למדוד. אנחנו מסתמכים בעיקר על איסוף נתונים סטטיים לגבי אותם חלקים והעלאתם על גרפים ותרשימים. אם אנחנו לא מוצאים את מה שחיפשנו, אנחנו מניחים כי היעדר הראיה הוא הראיה להיעדר - אבל זה לא!"

"לעומת זאת, דרכי הריפוי העתיקות מתחשבות בכלל המערכת. הן מבינות כיצד חלק אחד משפיע על כל החלקים האחרים וכיצד להביא את כולם לאיזון."

מקס אמר שחלק מהמסורות המזרחיות מכירות בכך שאי אפשר לתפוס חוכמה וידע מסוימים מספר, ללמוד אותם בקורס או למדוד אותם במכשירים. ניתן ללמוד ולהעביר את הידע רק בהעברה ישירה ממאסטר לחניך. הן מכירות בכוחם, בחוכמתם ובניסיונם הקולקטיבי של המאסטרים בשושלת, שהתפתחו במשך אלפי שנים. נראה לי שזה היה בהחלט המקרה של ד"ר נאראם ושושלת

המרפאים שהפך להיות חלק ממנה.

הרהרתי פעם נוספת במה שאמר ג'ון על כך שד"ר נאראם אינו משתייך לאף לא אחת מהקטגוריות שאנשים ברחבי העולם מקטלגים על פיהן. עבור ד"ר נאראם, הריפוי אינו קשור במדע עתיק או מודרני, מערבי או מזרחי, הומאופתי או אלופתי, איורוודי או סיני, או אחר. עבורו מדובר בריפוי עמוק יותר ובגילוי של הדברים שעובדים עבור המטופל.

"היית סקרן לגבי ד"ר נאראם כי ראית את תוצאות גישתו, נכון?" שאל אותי מקס.

הסכמתי.

> "רוב האנשים לא יודעים איך החשמל עובד, אבל כאשר הם רואים אור באמצע בית חשוך, הם בדרך כלל הולכים אליו. ד"ר נאראם הוא האור שאנשים כה רבים נמשכים אליו בשעות החשוכות ביותר שלהם. הם אולי לא יודעים איך זה עובד, אבל רצון בוער לבריאות טובה הנחה אותם אליו."
>
> - ד"ר לודוויג מקס פישר

"רוב האנשים לא יודעים איך החשמל עובד, אבל כאשר הם רואים אור באמצע בית חשוך, הם בדרך כלל הולכים אליו."

חייכתי למשמע האנלוגיה.

"למרות שאנשים כמו ד"ר נאראם פועלים באמצעות כללים ומסגרות שרובנו לא מבינים, מה שאנחנו רואים הוא האכפתיות והמסירות שלו למטופלים. הוא האור שאנשים כה רבים נמשכים אליו בשעות החשוכות ביותר שלהם. הם אולי לא יודעים איך זה עובד, אבל רצון בוער לבריאות טובה הנחה אותם אליו. יש אמירה בודהיסטית, 'כשהתלמיד מוכן, המורה מופיע.' באופן דומה, אני מאמין שכאשר המטופל פתוח ומוכן, המרפא מופיע."

הודות לשיחות עם ג'ון ומקס הרגשתי שינוי בתוכי, כמו לוחות טקטוניים שהותאמו מחדש. הם עזרו לי להבין שד"ר נאראם השתמש במדע אמיתי, עם עקרונות עקביים פנימיים שעזרו לו לראות ולפתור בעיות שהרפואה המערבית עדיין לא מבינה. על אף שהבנה זו הייתה מועילה עבורי, היא אתגרה אותי. האם יכול להיות שמה שתפסתי כנכון לאורך כל חיי – שהרפואה המערבית הייתה ההימור הטוב ביותר שהיה לאנשים כדי לרפא את עצמם בעיתות מחלה – לא היה האמת המוחלטת, אלא אמונה בלבד? האם ייתכן שבמערכת הרפואית שלנו יכולות להיות נקודות עיוורות ושחסרים בה מרכיבים בסיסיים להבנה ולקידום של הבריאות, איכות החיים ואריכות הימים?

הערות היומן שלכם

כדי להעמיק ולהגדיל את היתרונות שתחוו מקריאת ספר זה, הקדישו מספר דקות וענו בעצמכם על השאלות הבאות:

באילו דברים האמנתם בחייכם וגיליתם מאוחר יותר שלא היו נכונים?
_____
_____
_____
_____

האם אתם יכולים לחשוב על זמנים שבהם הייתם מוכנים למשהו (למשל, למורה או לריפוי) וברגע שהייתם מוכנים הוא לפתע הופיע?
_____
_____
_____
_____

אילו תובנות, שאלות או הבנות נוספות קיבלתם מקריאת פרק זה?
_____
_____
_____
_____

פרק 14

סודות לגילוי מטרת חייכם

משמעות החיים היא למצוא את המתנה שלך.
מטרת החיים היא לתת אותה.
- פאבלו פיקאסו

ישנה קתדרלה גותית מפורסמת במילאנו בשם הדואומו.
זו אחת הקתדרלות הגדולות באיטליה וד"ר נאראם אוהב לבקר בה בכל פעם שהוא נמצא בעיר. כשסימון, מתאם הביקורים של ד"ר נאראם באיטליה, הסיע אותנו ברחובות הצפופים לעבר הדואומו, חשבתי עד כמה משתנה הפרספקטיבה שלי על העולם ועל עצמי ובאיזו מהירות. התחולל בתוכי מאבק ולא הצלחתי להבין מדוע חשתי חוסר שקט ואובדן כיוון בחיי.

ד"ר נאראם שאל אותי שוב בעודנו יושבים במושב האחורי יחד, "האם אתה זוכר מה הם שלושת ההישגים הגדולים בחיים האלה, על פי השושלת שלי?"

ניסיתי להיזכר. "בוא נראה. הראשון, לדעת מה אתה רוצה; השני, להשיג את מה שאתה רוצה; והשלישי, ליהנות ממה שהשגת."

"נכון. הסידהא-ודה היא אסכולה המסייעת לכך ברמות הפיזיות, הנפשיות והרגשיות." הוא חייך.

"האם אוכל לחלוק איתך סוד יקר מפז שהמאסטר שלי חלק איתי?" שאל ד"ר נאראם. "הוא יסייע לך לגלות ולהשיג את מה שאתה רוצה בחיים. לעולם לא

תנחש איך אירע המפגש עם הסוד הזה. יום אחד שאל אותי המאסטר שלי, 'מה אתה רוצה?' ואמרתי, 'איך אני אדע?' ואז הוא נתן לי מתנה נפלאה. הוא הראה לי מרמה סודית. זו אותה נקודת מרמה שהפעלתי אצל אמי על מנת לגלות מה היא רוצה."

המאסטר של ד"ר נאראם אמר לו לעצום עיניים, ללחוץ על נקודת המרמה שבקצה האצבע המורה הימנית שש פעמים ואז להיות בדממה. לאחר זמן מה הציג בפני ד"ר נאראם סדרת שאלות להרהור. ד"ר נאראם הדגיש את חשיבותן וערכן של השאלות האלה ואת הכוח הטמון בהן לשינוי חיי.

"אלה שאלות מיליון הדולר שאתה יכול לשאול את עצמך כדי לגלות את מטרתך בחיים:

אילו נותרו לך שישה חודשים בלבד לחיות, מה היית הכי רוצה לעשות או מי היית רוצה להיות?

אילו היית יודע שאינך יכול להיכשל, מה היית הכי רוצה לעשות או מי היית רוצה להיות?

אילו היו לך 10 מיליון דולר בבנק ולעולם לא היית צריך לעבוד שוב, מה היית הכי רוצה לעשות או מי היית רוצה להיות?"

כתבתי לי את השאלות בשעה שסימון הסיע אותנו ברחובות מילאנו ותחושה מוכרת של חוסר נוחות צצה בתוכי. גם אם הייתי מרשה לעצמי לשאול אותן, האם היו בי התשובות? במרבית הימים לא היה לי מושג מה אני רוצה לעשות או להיות בחיי, בניגוד מוחלט לאיש הזה, שהיה ממוקד מאוד ובעל נוכחות בכל עת שהיא.

"ככל שהיעדים ברורים יותר, הסיכויים גדולים יותר."
- באבא רמדאס (המאסטר של ד"ר נאראם)

ד"ר נאראם המשיך, "התשובה שלי לשאלות המאסטר שלי הייתה 'הייתי רוצה להיות מרפא גדול.' הוא אמר לי, 'ככל שהיעדים ברורים יותר, הסיכויים גדולים יותר.' לאחר מכן הוא עזר לי לקבל בהירות רבה יותר על ידי ציור תמונה מסוימת במוחי. הוא לחץ על נקודות מרמה שונות על אצבעי בזמן ששאל אותי שאלות נוספות."

באבא רמדאס שאל אותו למה התכוון כשהשיב "מרפא גדול".

"אני רוצה להיות מרפא הדופק הטוב ביותר על פני כדור הארץ, מאסטר של סודות הריפוי העתיקים האלה."

המאסטר שלו עודד אותו ואמר, "טוב מאוד, פנקאג'. תרשום את זה."

ד"ר נאראם הוסיף, "למרות שחלק מהתשוקה הזו נבעה מאגו ופחד – הרי רציתי להוכיח לאבי ולכל השאר שאני ראוי – המאסטר שלי לא הוכיח אותי ולא הרתיע אותי מלחלום. להפך, הוא עודד זאת! ואז הוא שאל אותי שאלה קשה נוספת, 'איך תדע שאתה הכי טוב?'"

כאן ד"ר נאראם קטע את סיפורו, הביט בי ואמר, "אני לא משתף אותך בזה בגלל האגו שלי, אז אנא נסה להבין. זה לא קשור אליי כרגע. אין לי צורך להרשים אותך, אלא לעורר אותך לראות מה אפשרי. מכיוון שאתה שואל שאלות כנות ומנסה לדעת עוד על חייך, יש לי רצון שתצליח. בשנת 1982 אבי גירש אותי מביתנו לאחר מריבה. היה לי פחות מדולר בכיס. הייתי מלא בכעס, בודד, מבולבל, מתוסכל, לא בריא ומדוכא. לא ידעתי היכן אשן באותו הלילה. בזכות המאסטר שלי גיליתי בסופו של דבר מי אני ומה אפשרי עבורי בחיי."

ד"ר נאראם אמר כי המאסטר שלו המשיך לחקור אותו ושאל, "איך תדע שאתה מרפא הדופק הטוב ביותר?"

"כשאפגוש מאה אלף איש, אדע."

"מה עוד?"

"כשאנשים יבואו משש מדינות לראות אותי, אדע."

"נפלא, עכשיו תכתוב את זה. מה עוד?"

"אני אהיה הטוב ביותר כאשר אמא תרזה תבוא אליי ותגיד, 'ד"ר נאראם, אתה עושה את העבודה הטובה ביותר על פני כדור הארץ הזה.'"

"טוב מאוד. מה עוד?"

"אני אדע גם כאשר הוד קדושתו הדלאי למה יבוא ויבקש ממני לאבחן את הדופק שלו."

> ## הערות היומן שלי
>
> סודות מרמה שאקטי נוספים להשגת בהירות לגבי הדבר
> שאתם הכי רוצים* (המשך מפרק 9, עמ' 128)
>
> 7) בחלקה התחתון של האצבע המורה של יד ימין, לחצו על נקודה זו 6 פעמים.
>
>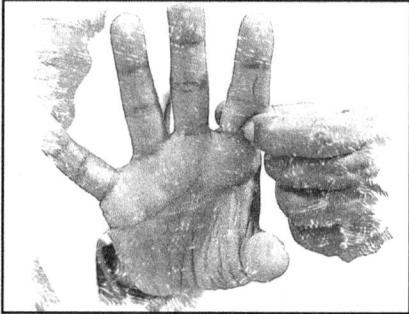
>
> 8) שאלו את עצמכם, "כשאהיה מי שאני רוצה להיות, איך זה ייראה בדיוק?"
>
> 9) רשמו את התשובות שעולות בראשכם והמשיכו לשאול את השאלות עד להשגת תמונה ברורה.
>
> *בונוס: כדי שד"ר נאראם ינחה אתכם בתהליך זה, אנא עיינו בסרטונים באתר החינמי MyAncientSecrets.com.

ד"ר נאראם השתהה ואמר, "כל הרצונות הללו נכנסו לליבי לפני שהיה לי ולו מטופל אחד. היה לי רק חלום. המאסטר שלי עודד אותי, אולם כשסיפרתי לחבריי ולבני משפחתי, הם צחקו. הם לא הצליחו להבין מדוע כל כך הרבה אנשים ירצו לבוא לראות אותי, או מדוע שהדלאי לאמה או אמא תרזה יתעניינו בריפוי הדופק שלי."

"כשלמישהו יש חלום, תמכו בו. אל תחבלו לו בתהליך," אמר ד"ר נאראם. "כמעט ויתרתי על החלום שלי כשזה קרה. אך בעידוד המאסטר שלי התחלתי בתהליך השינוי שלי להילר. ההתחלה הייתה מדודה, אך הקצב גבר עוד ועוד. המטרה שלי הייתה שאנשים יגיעו משש מדינות ואילו כעת הגיעו אנשים ממאה מדינות ויותר. אני הצלחתי לעזור להם. הוד קדושתו הדלאי למה בא אליי לאבחון הדופק שלו פעמים רבות. גם אמא תרזה הגיעה למרפאה שלי וחיבקה אותי."

"איך זה היה?" תהיתי.

"זה היה כמו אלף אמהות שמחבקות אותי. כשהיא כרכה את זרועותיה סביבי היא מיד שאלה, 'ד"ר נאראם, אתה בהריון?' הייתי בהלם. לא ידעתי למה היא

מתכוונת עד שהיא אמרה לי שהיא מופתעת מכמה אני שמן. באותה תקופה הייתי במשקל עודף מאוד של כמאה קילוגרמים. השאלה שלה עזרה לי לראות את הצביעות שבניסיון להבריא אחרים בעוד שלמען הבריאות שלי עצמי אין לי די זמן. זה כל כך זעזע אותי שפניתי ללמוד את כתבי היד העתיקים כדי לגלות את הסודות לירידה במשקל. איבדתי קרוב ל-45 קילוגרמים."*

לאחר אותה חוויה ראשונית של פגישה עם אמא תרזה, סיפר ד"ר נאראם שהיא החלה להתקשר אליו כדי לבדוק אם יכול היה לעזור לאנשים הנמצאים תחת השגחתה. "אמא תרזה באמת אהבה אנשים ולכן רצתה לראות אותם מחלימים," אמר לי ד"ר נאראם. כשניסתה לעזור עם אהבתה הגדולה ובעזרת מיטב השיטות המודרניות - שלא פעלו או שהיו בעלות תופעות לוואי רעות - היא לקחה את הדברים לליבה באופן אישי. ואז כשהתקשרה לד"ר נאראם לבקש עזרה וחזתה בשיפור במצבם של אנשים עם בעיות כה רבות, בבדיחות הדעת "כעסה" עליו.

"מדוע לא נפגשנו לפני שלושים שנה?!" אמרה. "יכולנו לעזור לאנשים רבים כל כך."

היא זיהתה שהיו לד"ר נאראם כלים שעזרו לרפא מחלות בצורה בטוחה, לא רעילה ולטווח ארוך. ד"ר נאראם אמר שהיום ההוא בו אמרה אמא תרזה, "ד"ר נאראם, עבודתך היא צורת הריפוי הנפלאה והטהורה ביותר על פני כדור הארץ. אני באמת אוהבת אותך. בוא נעבוד ביחד," היה אחד המאושרים בחייו.

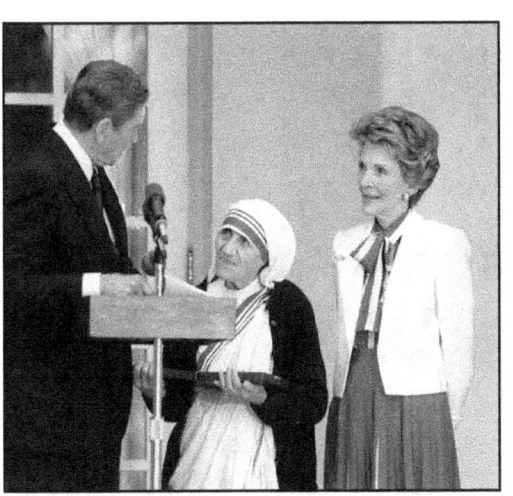

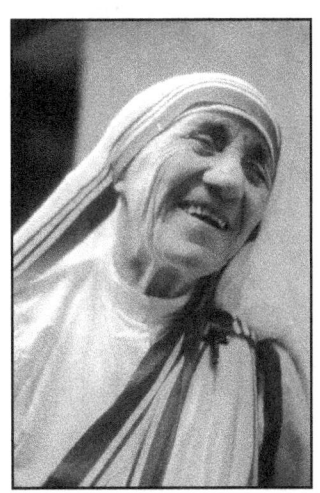

האם תרזה הקדושה מקבלת את מדליית החירות מהנשיא רונלד רייגן בשנת 1985. תמונות שנלקחו מוויקימדיה.

* בונוס: כדי לגלות את השיטה העתיקה בה השתמש ד"ר נאראם לירידה במשקל בצורה בריאה, שעזרה לאלפי אנשים ברחבי העולם, עיין בסרטונים באתר החינמי MyAncientSecrets.com.

ד"ר נאראם אמר, "אתה יכול לאהוב אנשים, אבל אם אין לך את הכלים או השיטות הנכונות לעזור להם, אתה חש תסכול וכאב. במיוחד כשאתה מנסה לעזור להם עם משהו והדרך שבה אתה 'עוזר' רק גורמת לבעיות נוספות. אני אסיר תודה כל כך שהמאסטר שלי נתן לי את ששת הכלים העתיקים האלה, שמביאים לריפוי עמוק. ואני אסיר תודה שאמא תרזה הראתה לי איך הם מהווים ביטוי אמיתי של אהבה."

ד"ר נאראם שלף משהו מתחת לחולצתו כדי להראות לי. סביב צווארו, מתחת למקטורן הלבן שלו, הוא ענד קרוב לליבו כמה פריטים משמעותיים. הייתה שם שרשרת מאלה ומחרוזת רודרקשה, שהוענקו לו על ידי המאסטר שלו; מחרוזת פניני תפילה מוסלמית שנתנה לו אישה מוסלמית אדוקה שאת חייה הציל; מדליון קדוש שהוענק לו על ידי מאסטר סיקי גדול; ושרשרת עם צלב נוצרי שהעניקה לו אמא תרזה הקדושה שבורכה על ידי האפיפיור יוחנן פאולוס השני.

"גלה בעצמך: מי אני? לאן אני הולך? וכיצד אוכל להגיע רחוק יותר, מהר יותר ובביטחון גדול יותר, על מנת שאגשים את עצמי בחיים?"

- ד"ר נאראם

"הנה, רציתי שתראה את מתנתה היקרה אליי. תמיד אעריך את הזמן שביליתי בחברת אמא תרזה." הוא כרך את אצבעותיו סביב התליון והידק עליו את אחיזתו, כאילו ביקש לחבקו בכף ידו ואמר, "אבל בוא נחזור לענייננו. אנחנו מדברים עליך. אם אתה באמת מאמין, אם תגלה באמת מה אתה רוצה מחייך, דברים עשויים להתחיל להתרחש. ברגע שתגלה מה החלום או מהי התשוקה הבוערת בך, אני ארצה להעניק לך עם הזמן את מה שהמאסטר שלי העניק לי – את הכלים לקחת את החלום הזה מתוך העל מודע שלך ולהכניס אותו אל תת המודע שלך ואל התודעה המודעת שלך, כדי שהחלום הזה יהפוך למציאות בחיים האלה."

כתבתי את זה בהערות שלי כי ביקשתי לזכור את זה, אך גם מהסיבה שלא יכולתי להסתכל בעיניו בזמן שדאג לי כל כך והקרין לעברי עוצמה כה גדולה. הייתי חסר ביטחון וטרוד באי הוודאות בחיי באותה תקופה. רציתי להאמין שאצליח לקבל בהירות, אך לא רציתי להתאכזב אם זה לעולם לא יקרה.

ד"ר נאראם שב ואמר בנחרצות: "העיקר הוא לדעת מה אתה רוצה, להשיג את מה שאתה רוצה ואז ליהנות ממה שהשגת."

שאלתי, "איך אני עושה את זה?"

לעולם אל תרדוף אחר כסף; רדוף אחר מצוינות

ד"ר נאראם אמר, "הייתי רוצה שתשתתף ביאג'נה."

יאג'נה היא טקס או תהליך שלו מטרה ספציפית. לדבריו, המוקד של זה הוא לגלות את עצמך על ידי השאלה, "מי אני? לאן אני הולך? וכיצד אוכל להגיע רחוק יותר, מהר יותר ובביטחון גדול יותר, על מנת שאגשים את עצמי בחיים?" היה מאוד ברור מדוע הוא הציע לי להשתתף.

"כצעד ראשון אבקש מד"ר ג'ובאני להראות לך אילו מאכלים עליך לאכול כדי להזין את גופך ואת נפשך כדי שתישאר בריא, ערני, ממוקד ומלא אנרגיה, כדי שתוכל להגשים את חלומותיך."

באותו רגע סימון מצא מקום חניה. לפני שיצאנו מהרכב ונכנסנו לקתדרלת הדואומו, פנה אליי ד"ר נאראם, "קלינט, המאסטר שלי אמר לי משהו שאני רוצה לומר לך." ובעוצמה שלעולם לא אשכח, אמר, "לעולם אל תרדוף אחרי כסף. אני רוצה שתרדוף אחר רעיונות – רעיונות גדולים ואני רוצה שתרדוף אחר חלומות גדולים ותגשים אותם. אל תרדוף אחר הצלחה. במקום זאת, רדוף אחר מצוינות והשג אותה."

הוא אמר לי שאם אוכל לגלות את משאלת ליבי וללכת אחריה, התשוקה בוא תבוא. ד"ר נאראם המשיך, "ברגע שתהיה מלא תשוקה ותשאף למצוינות, ההצלחה תגיע מאליה. אחריה יזרום בטבעיות די כסף ובחייך יתרחשו דברים חשובים."

"כמו מה?" שאלתי.

"אתה תהיה מאושר, מרוצה ובסופו של דבר תשיג הגשמה."

כתבתי את זה במהירות בהערות שלי לפני שיצאנו מהרכב. כשעברנו מתחת לכניסה היפה של הקתדרלה, אמר ד"ר נאראם, "רק כשתעשה זאת, אנשים באמת יקשיבו לך כשאתה תדבר. הם ישימו לב אליך ותהיה לך השפעה רבה. תאמין או לא, בכל יום כולם משפיעים על כולם, בצורה חיובית או שלילית. כשאתה מגלה מה אתה רוצה, משיג את מה שאתה רוצה ונהנה ממה שהשגת, אתה הופך להיות

> לעולם אל תרדוף אחרי כסף. רדוף אחר רעיונות – רעיונות גדולים. רדוף אחר חלומות גדולים והגשם אותם."
> – באבא רמדאס (המאסטר של ד"ר נאראם)

> "כשאתה מגלה מה אתה רוצה, משיג את מה שאתה רוצה ונהנה ממה שהשגת, אתה הופך להיות הגרעין שמייצר אדוות – אתה מתחיל להשפיע על העולם בדרכים חיוביות."
> – ד"ר נאראם

הגרעין שמייצר אדוות – אתה מתחיל להשפיע על העולם בדרכים חיוביות. אתה עוזר להפוך את העולם הזה למקום בריא ושמח יותר לחיות בו."

ד"ר נאראם עצר מלכת כדי להביט בי ישירות ואמר, "קלינט, אתה יודע למה אני מתעניין בך?"

נדתי בראשי לשלילה, וגופי נע באי נוחות. מצאתי את עצמי שוב במוקד תשומת ליבו. אולם על אף חוסר הנוחות שחשתי הסתקרנתי לדעת מדוע בילה איתי זמן רב כל כך.

"זה בגלל שאתה מגיע מ'סאי-וה' (שירות זולתני בסנסקריט). מעשיך מגלים כי ליבך עוסק באמת במתן שירות; לאביך, ברור, ולכל מי שאתה פוגש. רק נראה שאתה מעט מבולבל לגבי המקום בו אתה יכול להיות בשירות הנעלה ביותר. אני מאמין שיש לך תפקיד לסייע להפוך את העולם למקום טוב יותר – אחרת למה אתה כאן?! אני רוצה שתראה את תפקידך בעולם, יהא אשר יהא. חשוב לי שתדע את זה."

> "לבלות בשתיקה זה אחד הדברים החכמים והחזקים ביותר שאדם יכול לעשות בחייו."
>
> -ד"ר נאראם

הדופק שלי הואץ עם כל משפט שהוציא מפיו.

"לפני שמצאתי את מטרתי," המשיך ד"ר נאראם, "המאסטר שלי הנחה אותי לבלות עשרה ימים בשתיקה. זה אחד הדברים החכמים והחזקים ביותר שאדם יכול לעשות בחייו."

לדבריו, מעט מאוד אנשים מבלים זמן כה רב בשתיקה, אך הוא עשה זאת בקביעות וראה בדבר את אחד החלקים החשובים והמשפיעים ביותר בצמיחתו.

כשהתחלנו לצעוד שוב הוא שאל אותי, "למה אנשים שותים? למה אנשים מעשנים, מתמכרים לאוכל, לסרטים ומה לא? הם רוצים לברוח. הם לא רוצים להיות עם העצמי הפנימי שלהם. הם לא סבלניים מספיק אל מול אי הנוחות שלהם על מנת שיוכלו לגלות את השכבות העמוקות יותר של הווייתם."

התברר לי שאני תקוע בהרגל הזה של בריחה מעצמי. לא באמצעות סמים או אלכוהול, אלא באמצעות עבודה, נסיעות ובידור. ראיתי כיצד הפעילויות בהן הייתי בשירות היוו אף הן הסחת דעת מבורכת מאי הנוחות שלי בחברת עצמי. הבנתי שאיני יודע מי אני ושלא ידעתי להיות לבד עם עצמי די זמן על מנת לגלות. היה לי מושג קלוש מי אני וגם הוא היה ספון בערפילים והתבסס בעיקר על תפיסתי את האופן שבו אחרים רואים אותי. כדי להפחית מאי הנוחות שלי, עבדתי יותר קשה והגזמתי עוד יותר בבילוים ובהנאות. לעיתים הסחתי את דעתי בעזרת מערכת יחסים חדשה או באמצעות הצעצוע האלקטרוני החדש התורן. הריגוש מאותם רגעים התפוגג במהירות. הריקנות תפסה שוב ושוב את מקומו

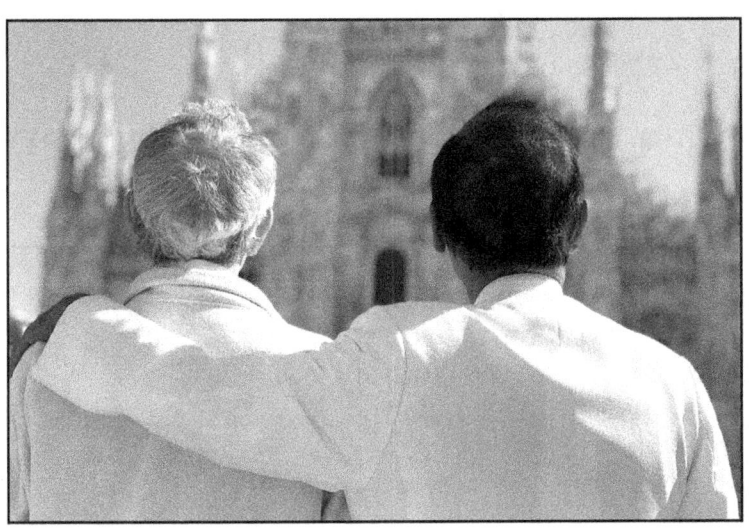

ד"ר נאראם עם ד"ר ג'ובאני, מביטים על הדואומו.

והזכירה לי שאני כנראה מפספס משהו – החיים חייבים להיות יותר מזה.

כשעמדנו בחוץ והסתכלנו על הדואומו, סיכם ד"ר נאראם, "ישנם הרבה סודות כאלה. כאשר תשוב להודו, כדאי שתיקח על עצמך תרגול שתיקה. אני יכול לתת לך כמה שאלות שתשאל את עצמך, אבל לפני כן עליך להיכנס לתוך דממה נקייה."

ידעתי שזה חשוב, אבל חשתי מתוסכל מכך שלא ידעתי לעשות יותר מאשר רק להקשיב. התיאוריה הייתה דבר אחד ואילו המציאות היומיומית שלי הייתה דבר אחר. כיצד אוכל לקחת את דבריו של ד"ר נאראם ולהפוך את ההערות בדפים שלי לחוויה אמיתית בפועל? כיצד אוכל ליישם את הדברים בחיי היום יום שלי?

הערות היומן שלכם

כדי להעמיק ולהגדיל את היתרונות שתחוו מקריאת ספר זה, הקדישו מספר דקות וענו בעצמכם על השאלות הבאות.

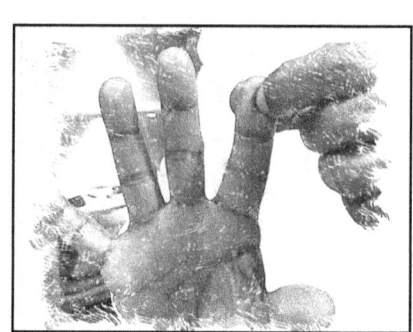

עצמו את עיניכם, לחצו על נקודת המרמה בחלקה העליון של האצבע המורה שלכם, בידכם הימנית ושאלו את עצמכם את השאלות הבאות לפי הסדר. לאחר כל שאלה, רשמו את המחשבות והרעיונות הראשונים שעולים בראשכם.

לו היו נותרים לכם רק שישה חודשים לחיות, מה הייתם הכי רוצים לעשות או מי הייתם רוצים להיות?

_____

_____

לו הייתם יודעים שאינכם יכולים להיכשל, מה הייתם הכי רוצים לעשות או מי הייתם רוצים להיות?

_____

_____

לו היו לכם 10 מיליון דולר בבנק ולעולם לא הייתם צריכים לעבוד שוב, מה הייתם הכי רוצים לעשות או מי הייתם רוצים להיות?

_____

_____

אילו תובנות, שאלות או הבנות נוספות קיבלתם מקריאת פרק זה?

_____

_____

פרק 15

פילים, פיתונים ורגעים יקרי ערך

לא חשוב כמה אתה עושה, אלא כמה אהבה אתה מכניס בתוך מה שאתה עושה.
- אמא תרזה הקדושה מכלכותה

מומבאי, הודו

לאחר שהותי באיטליה טסתי להודו כדי לבלות במחיצת אבי. כשהגעתי למרפאה שמחתי לראותו מתנועע וצועד. מעבר לכך, הוא זרח באופן שהרבה זמן לא ראיתי. מטופלים אחרים סיפרו לי על השינוי שראו אצלו מאז שהגיע. הוא חייך ואמר שלמרות שגופו עדיין במצב בריאותי עדין, הוא שם לב שכמה מהבעיות שהיו לו שככו. הוא ציפה לחזרה הביתה על מנת לערוך בדיקות חוזרות.

במהלך שהותי הקצרה לצד אבי בהודו, הזמין אותנו ד"ר נאראם לביתו. את פנינו קיבלה סמיטה אשתו, שניהלה את כלל המרפאות בהודו לרבות מרפאת הפאנצ'ה קארמה בה טופל אבי. היא קיבלה אותנו בחום לביתה. מיד כשנכנסו פגשנו את קרושנה, בנו בן העשר של ד"ר נאראם, שאחז פיתון עצום.

מהאינטראקציות הקצרות שהיו לי עם קרושנה, חשתי שהיה מיוחד. הוא לא היה מכור לטלפון או למשחקי וידאו, כמו ילדים רבים אחרים בגילו, במקום זאת נוכחותו של קרושנה עימנו בלטה מאוד. אף על פי שהיה בנו של אדם מפורסם, הוא היה כה צנוע ומלא אהבה. שמתי לב שכולם רצו בקרבתו, מכיוון שנוכחותו הסבה הרגשה טובה.

"האם תרצו להחזיק אותו?" הוא שאל אותנו. אף שזה היה מרתיע בהתחלה, זה היה מרתק לחוש במרקם, במשקל ובעוצמה של הנחש כשגופו נע בין ידיי וטיפס במעלה זרועותיי עד לצווארי, בעת שניסיתי לשמור על רוגע. כשאמרתי שהספיקה לי החוויה, סייע לי קרושנה להתיר אותו מעל לזרועותיי.

אחרי שאכלנו ארוחה טעימה של מרק מאש וירקות, מישהו התריע שפיל נמצא בחזית הבית. ניגשנו להאכיל אותו דלעת מהגינה. כשהוא לפת את המזון שהיה בידינו בעזרת החדק שלו, חשתי יראת כבוד אל מול גודלה העצום של חיה מדהימה זו. בשלב מסוים נתן ד"ר נאראם לפיל הוראה. הפיל נטל בעזרת חדקו שרשרת פרחים מידו של ד"ר נאראם ותלה אותה על צווארו של אבי. החיוך שהיה מרוח על פניו של אבי באותו רגע היה יקר מפז.

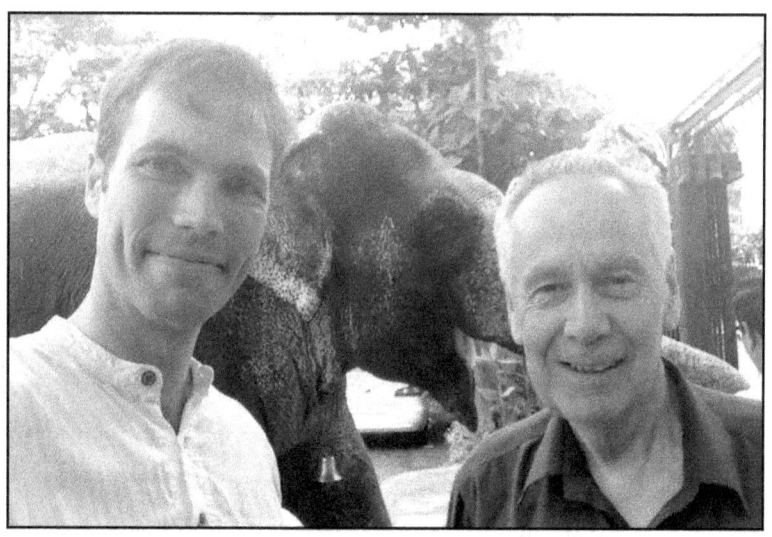

אבי ואני בהודו, עם לאקשמי הפיל.

כשהפיל עזב שאלתי את ד"ר נאראם על התהליך שאבי עבר ועל הדברים שעדיין הדאיגו אותי. אולי נתפסתי כמגונן יתר על המידה, אבל זה לא עצר מבעדי לחקור אותו לגבי הבטיחות והיעילות של הטיפול שאבי קיבל והחומרים שהוא נטל. לגבי חלק מהבעיות שעדיין היו לאבי ניכר שהייתי חסר סבלנות. ד"ר נאראם אמר לי, "זו אינה תוכנית לתיקון מהיר, קלינט. במצבים מסוימים ריפוי יכול להיות מיידי, אך ברוב המקרים הריפוי העתיק פועל לאורך זמן ומרפא אנשים באופן עמוק יותר ויותר. אינך יכול להיות בהריון ולומר לרופא שלך שאתה רוצה ללדת בעוד חודשיים, כשההריון אורך תשעה חודשים. חלק מהדברים פשוט דורשים זמן,

מאמץ ואנרגיה, אם נרצה בכך ואם לאו. המאסטר שלי לימד אותי דבר אחד מאוד חשוב: 'נדרש זמן לרפא את עצמך ואחרים'."

למרות שהבנתי את דבריו, חשתי בחוסר הסבלנות שלי להמתין ולהיווכח בתוצאות הסופיות במקרה של אבי. הייתי מודאג מכך שהוא נע על נתיב כל כך לא מוכר. שאלתי את ד"ר נאראם לגבי בטיחות תוספי הצמחים שאבי היה צריך ליטול גם לאחר עזיבתו את הודו. ד"ר נאראם אמר, "במקום שאענה על כל השאלות החשובות שלך, מה דעתך לבקר במפעל שבו הם מיוצרים?"

"זו אינה תוכנית לתיקון מהיר. ריפוי עתיק פועל לאורך זמן ומרפא אנשים באופן עמוק יותר ויותר. המאסטר שלי לימד אותי דבר אחד מאוד חשוב: 'נדרש זמן לרפא את עצמך ואחרים'."

- ד"ר נאראם

מדען מזויף?

לאחר שהעליתי את אבי על המטוס בחזרה הביתה, ביליתי את היומיים האחרונים שלי בהודו בנסיעות אל המפעלים והמעבדות שבהם הופקו ונבדקו צמחי המרפא של ד"ר נאראם. השתדלתי להגיע לבקר בהם כשלא ציפו לבואי.

התרשמתי מיד מרמת הניקיון והסדר. מישהו הסכים לקחת אותי לסיור. היה עליי לעטות על נעליי כיסוי סטרילי, לחטא את ידיי ולחבוש על ראשי רשת לשיער. המתקן היה מודרני. ציוד התקינה והבדיקה לבדו בוודאי עלה מאות אלפי דולרים. הקמת המתקן כולו עלתה בוודאות מיליונים. המקום פעל על פי תקינה תעשייתית בשם CGMP (תקינה שנאכפת על ידי ה–FDA). באמצע הסיור שלי אחד המנהלים העביר לי שיחה מד"ר נאראם. הערכתי בכנות את מה שראו עיניי ואמרתי לו שנראה שהאופרציה שלו הייתה ברמה עולמית.

ד"ר נאראם השיב במהירות, "אוי לא, זה לא טוב. המאסטר שלי אמר לי שאנחנו צריכים ליצור את הטוב ביותר בעולם. 'רמה עולמית' אינה מספיק טובה. אם אתה רואה משהו שנוכל לשפר, אנא ידע אותי."

הוא המשיך, "האם אתה יכול לדמיין שכשהתחלתי

"המאסטר שלי אמר לי שאנחנו צריכים ליצור את הטוב ביותר בעולם. 'רמה עולמית' אינה מספיק טובה."

- ד"ר נאראם

לראשונה, הכנתי את הפורמולות במטבח שלי? עברנו כברת דרך ארוכה מאז. ועדיין היום, אני מוודא בדיוק כפי שעשיתי אז, שכל פורמולה שאנו מייצרים מיוצרת באותה אהבה כמו שיש לאם שמאכילה את תינוקה."

אחרי הסיור התיישבתי ושוחחתי עם שניים מהמדענים שעבדו עם ד"ר נאראם במשך עשרות שנים, ד"ר פוג'ארי וגאי קאווארי. ד"ר פוג'ארי הראה לי בגאווה את מעבדת הבדיקות. "אנו מוודאים שכל טבליה ותחליב בטוחים לשימוש, נקיים מחיידקים וממתכות כבדות." הוא תיאר כיצד פעלו בדקדקנות ומסירות על מנת לוודא שכל בקבוקון של תמצית צמחים עמד בתקן האיכות והיה נקי מזיהום. המאסטרים הקדומים הדגישו את חשיבות שמירת האיזון עם הטבע, ואפילו להשתמש בחלקי הצמח כולם ולא רק בהפקת החומרים הפעילים מהצמח. לדבריו, לעיתים אנשים הביעו דאגה מכך ששני בקבוקונים של אותו תוסף צמחים הכילו תכולה בעלת צבע שונה. הוא הסביר שמכיוון שהם לא השתמשו בכימיקלים מלאכותיים או בתמציות צבע, השונות הטבעית של הצבעים של אותו הצמח יכולה הייתה לגרום לאצוות שונות של נוסחה זהה להופיע בגוון מעט שונה - בדיוק כפי ששני ראשי ברוקולי במכולת יכולים להיות בגוונים שונים של ירוק, אם כי שניהם ראשי ברוקולי טריים. "ההבדל הזה בצבע", אמר לי, "הוא אחד הסימנים לכך שהכול טבעי לחלוטין."

ד"ר פוג'ארי אמר כי התמחותו במחקר פרמצבטי גרמה לו לחוסר אמונה במדע הריפוי העתיק. ואז הוא פנה לערוך את בדיקותיו שלו ונוכח בתוצאות שהעידו על יעילות צמחי המרפא והשיטות הללו.

גאי קאווארי הסביר כי זמן קצר לאחר שהחל לעבוד עם ד"ר נאראם, היה לו ברור שלא קיים קודקס או מאגר מידע בהודו, באיורוודה, או בכל מקום במערב בהקשר של צמחי המרפא והתהליכים שד"ר נאראם היה מעוניין לעשות בהם שימוש. הם בנו מעבדה חדשה, בדקו בקפידה מאות תמציות צמחים, תיעדו את תכונותיהן ויצרו ספרייה משלהם.

כששאלתי את גאי כיצד היה מתאר את ד"ר נאראם כאדם. הוא השיב ללא היסוס, "בשתי מילים: הומניטרי וגאון."

הופתעתי כשהוא השיב בביטחון ומהירות שכזו. "למה?" שאלתי.

לדבריו, רוב האנשים בענף הזה רק רוצים להוזיל עלויות ולכן עשו שימוש בחומרי הגלם הזולים ביותר ובשיטות העיבוד המהירות ביותר. ד"ר נאראם לעומתם, רצה באיכות הגבוהה ביותר ללא קשר למחיר או לזמן שנדרש.

"זו הסיבה שתמציות הצמחים שלו יקרות יותר מרוב תוספי הצמחים האחרים?" שאלתי.

גאי אמר שהוא יודע מהי עלות הייצור של תמציות הצמחים בדרך זו וגם מה המחיר שבו מכר אותן ד"ר נאראם. "בקושי נותר רווח עבורו ובשל התשוקה הזו, אני קורא לו הומניטרי."

"ולמה גאון?" שאלתי.

"לפני שנים רבות, עוד בטרם ממשלות הודו או ארצות הברית היו מודאגות ממתכות כבדות, ד"ר נאראם התעקש שכל המוצרים שייצר יהיו ללא מתכות כבדות. לכן מתחילת דרכם הם איתרו את מיטב חומרי הגלם והתהליכים החדשניים כדי להבטיח שכל המוצרים יהיו נקיים ממתכות כבדות, ללא קשר למחיר או למאמץ שנדרש."

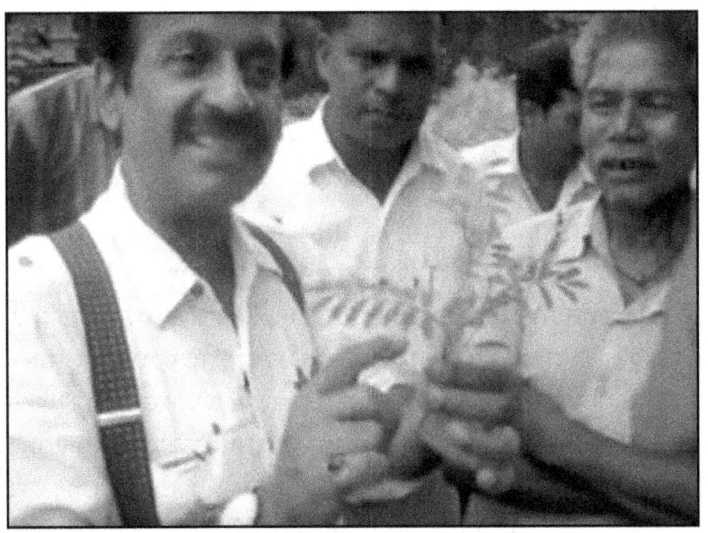

ד"ר נאראם באזור כפרי בו מלקטים צמחי מרפא, מחזיק צמח שהמיצוי שלו מסייע להפחתת כאב ולחיזוק מערכת החיסון.

מאוחר יותר סיפרתי לד"ר נאראם על חווייתי במפעל. הוא סיפר לי עד כמה הוא אסיר תודה על האנשים שפגשתי. הם וידאו כי ממלאים אחר הדרישות של התהליכים הקדומים. הם גם הבטיחו שכל פורמולה עומדת בסטנדרטים הגבוהים ביותר של בדיקות המזון המודרניות.

ד"ר נאראם התוודה בפניי על בעיות, חילוקי דעות וקשיים שהיו לו לעתים קרובות בעבודה עם מדען חדש. התהליכים שהטקסטים העתיקים פירטו ושהמאסטר שלו עודד היו שונים בתכלית מהנלמד באוניברסיטאות המודרניות. המדענים לא הבינו את התעקשותו של ד"ר נאראם לוודא שמנטרות מסוימות ייאמרו לפני ייצור תמציות הצמחים ובמהלכו, או מדוע יש לשלב דברים רק

באופנים וזמנים מסוימים – במיוחד כשהתהליך ארך זמן רב יותר ומחירו היה יקר יותר – הרי אפשר היה לעשות את הכול בצורה פשוטה יותר.

במקרה של גאי קאווארי, הסכסוך התגלע כאשר ד"ר נאראם אמר כי יש צורך לקצור צמח מסוים שהקל על דימומים כבדים בעת הווסת, אך ורק בחצות כשהירח במילואו. גאי חשב שזו שטות ואמר זאת לד"ר נאראם. לדבריו, כמדען הוא לא האמין בסיפורי אגדות וסירב לקצור את הצמח בחצות.

"אתה למעשה לא מדען בכלל," הגיב ד"ר נאראם "אתה מזויף."

גאי נעמד על המשמר ומיד הגן על עצמו, "אני מדען ולכן אני לא מאמין לשטויות האלה."

"אתה מדען מזויף. אתה מאמין שמשהו נכון על אף שאינך יודע," אמר ד"ר נאראם. "אם היית מדען אמיתי, היית יודע שיש לך בסך הכול השערה, אבל לא מסקנה, והיית בודק את זה כדי להיווכח מה נכון."

גאי הרגיש כאילו נזרקה לעברו כפפה והוא היה חייב להרימה ולכן הוא תכנן מחקר מקיף שיוכיח שד"ר נאראם טעה. הוא קצר את הצמח המסוים הזה בשעות שונות של היום, כולל בחצות של ירח מלא ואז בדק את עוצמת החומר הפעיל בעזרת הציוד שעמד לרשותו. הוא נטל את הדגימות השונות, ערבב אותן לפורמולות שונות ונתן אותן לנשים שסבלו מדימום רב בעת הווסת.

התוצאות היו מטלטלות עבור גאי. העוצמה של מיצוי הצמח שנקטף בחצות של ירח מלא הייתה כמעט פי עשרים חזקה יותר מזו של אותו צמח בדיוק, שנקטף בזמנים אחרים. כשערבבו אותו ויצרו תוסף שניתן לנשים שנזקקו לו, התוצאות היו טובות יותר באופן מובהק. מאותו רגע ואילך הסכים גאי לבצע את קציר הצמחים ואת ערבוב הפורמולות, בדיוק על פי המתואר בכתבי היד של הריפוי העתיק.

הוא גילה תגליות מרתקות נוספות במעבדה, שהיו מנוגדות לתפיסות על פיהן הוכשר. להפתעתו, רמות העיפוש פחתו וחיי המדף התארכו כשמילא אחר הוראות הטקסטים העתיקים.

שאלותיי לגבי בטיחותן של תמציות הצמחים נענו ובמקביל קיבלתי השראה מאותם אנשים שעבדו בתשוקה ומסירות רבות כל כך.

דוא"ל מדאיג מאבא שלי

מהודו טסתי לסין דרך תאילנד כדי להעביר מצגת בכנס אקדמי. סביבי היו פרופסורים וסטודנטים שדנו בהתפתחויות הטכנולוגיות השונות ואופן השפעתן על החינוך. אחרי הזמן שביליתי עם ד"ר נאראם, החזרה לחיי "הרגילים" הייתה מבלבלת עבורי, בלשון המעטה.

האופן שבו תפסתי את עצמי ואת העולם השתנה. כשניסיתי לשתף אחרים בדברים שהייתי עד להם, הם נתנו בי לעתים קרובות מבט של חוסר אמון שהביא לסיום את השיחה. החלטתי שלא היה זה מתפקידי לשכנע מישהו במשהו. מצבו של אבי היה טוב יותר וזה כל מה שהיה חשוב לי.

כשנחתתי בסין דאגתי לשלוח דוא"ל להוריי, להודיע להם שהגעתי בשלום, ולדרוש בשלומם. בתוך יממה הגיעו חדשות מטרידות לגבי אבי.

10 בספטמבר, 2010

הי בן,

אינך חדל מלהדהים אותי. אתה מספר על הלילה שעליך להישאר בבנגקוק ועל הנסיעה לסין, לפני שתמשיך בדרכך למדינה הבאה, כאילו נדמה היה שבילית את הלילה בפרובו והיית בדרך לביתנו בסולט לייק סיטי.

אני עדיין מנסה להתאושש מהנסיעה שלי להודו. לאחר שהגעתי הביתה חוויתי התמוטטות אנרגטית. איני מסוגל לעשות הרבה. תודה ששלחת לנו את לוח הזמנים שלך. מתי תהיה שוב בקשר עם ד"ר נאראם? אם זה יהיה בקרוב, יש לי כמה שאלות שאולי תוכל לקבל עליהן תשובות מאחר שאיני מבין את המתרחש בגופי.

אנא דע כי אני נושא אותך בתפילותיי ומייחל שהנסיעה שלך תהיה בטוחה ופורייה עבור כל המעורבים.

אוהב אותך מאוד,

אבא

השבתי לו במהירות עם פרטי הקשר למוקד הטלפוני של ד"ר נאראם, שיחבר אותו אליו. הרגשתי את העצב השקט שאינו נותן מנוח, שב לעטוף אותי כקדם. אחרי כל הזמן הזה – ההוצאות, המאמץ – האם הריפוי העתיק וד"ר נאראם כשלו עבור אבי?

הערות היומן שלכם

כדי להעמיק ולהגדיל את היתרונות שתחוו מקריאת ספר זה, הקדישו מספר דקות וענו בעצמכם על השאלות הבאות:

ציינו דבר או שניים, שהיו משנים את חייכם לגמרי אילו הייתם עושים אותם בהצטיינות רבה יותר:

_____

_____

_____

_____

אילו דברים טובים הופיעו בחייכם כתוצאה של סבלנות ומשמעת?

_____

_____

_____

_____

אילו תובנות, שאלות או הבנות נוספות קיבלתם מקריאת פרק זה?

_____

_____

_____

_____

פרק 16

בעיה חדשה לא צפויה

אל תאמר, "זהו בוקר" ותתעלם ממנו בשם של אתמול. ראה אותו בפעם הראשונה כילד שזה עתה נולד ואין לו שם.

- רבינדרנת טאגור

אחרי סין חזרתי לפינלנד לעבודתי באוניברסיטת ג'ואנסו (שהפכה לימים לאוניברסיטת מזרח פינלנד). גרתי בעיירה קטנה, מכוסה שלג, לא רחוק מהגבול הרוסי. למרות שיש לי אהבה עמוקה לפינלנד, לעם ולעבודה שלי שם, אחרי אותו דוא"ל מטריד הרגשתי צורך דחוף לפגוש את אבי. התחושה הזו הלכה וגברה כשאבי התקשר לשאול מתי אהיה שוב בבית כדי לדון בבריאותו באופן אישי. הוא הזכיר "בעיה חדשה". הייתי חרד, מבולבל וברגע שיכולתי עליתי על מטוס בחזרה הביתה.

כשעמדתי מחוץ לדלת בית הוריי, תהיתי במה רצה אבי שנדון. חלפה למעלה מחצי שנה מאז שהצגתי אותו לראשונה בפני ד"ר נאראם בלוס אנג'לס. האם היה במצב טוב יותר? האם אבחין בשינוי אצלו? אולי שלחתי אותו סתם לחצי השני של העולם? האם עדיין סבל? האם החמיר מצבו? רק חצי שנה קודם לכן הוא אמר לי שאולי לא יחיה לראות את בוקר המחרת. הזיכרון היה עדיין טרי.

אבי קיבל את פניי בדלת במבט שלא הצלחתי להבין את פשרו. נכנסנו למשרדו

וישבנו על אותם הכיסאות שעליהם ישבנו בפעם האחרונה שהייתי שם. אלא שהפעם במקום להביט אל הרצפה, הוא לא ניתק איתי קשר עין.

הוא נשם עמוק בזמן שהתיישב. "בן, יש בעיה חדשה", אמר.

ליבי שקע. העזתי לשאול, "למה אתה מתכוון?"

מאחורי שולחנו הוא שלף קופסת נעליים ופתח אותה. היא הייתה מלאה בבקבוקונים של כדורים. "הבעיה שלי היא שאני לא יודע מה לעשות עם כל הגלולות האלה. אני כבר לא צריך אותן!" חיוך ענק היה נסוך על פניו. מתוך שתים-עשרה התרופות שהוא נטל לפני שנסע להודו, הוא היה זקוק כעת רק לאחת. נשימתי השתחררה באחת ופלטתי אנחת רווחה גדולה! החיוך שלו היה מדבק ופרץ מתוכי צחוק מופתע.

התברר כי ההתמוטטות האנרגטית שהוא חווה לאחר ששב מהודו הייתה רגעית. היא התרחשה מכיוון שהחל לאכול את כל האוכל הישן והמוכר שהוא לא היה אמור לאכול ולכן סבל מההשלכות. ברגע שהחל ליטול את התרופות הביתיות והתאים שוב את התזונה שלו, החל מיד להרגיש טוב יותר.

לא האמנתי. רק חצי שנה קודם סבל מכאבי תופת ולא ידע כמה זמן עוד יחיה. גופו היה כה חלש, שדברים פשוטים כמו לקום מכיסא או ללכת במסדרון היוו עבורו אתגרים עצומים בגודלם. הוא סבל מעייפות שהדאיגה אותי. מוחו נטה לכיוון אלצהיימר והוא איבד את המילים ושכח דברים בקלות. כשראיתי אותו נופל לדיכאון קשה, זה קרע את ליבי.

והנה עכשיו, רק מספר חודשים לאחר שפגש את ד"ר נאראם, היה ממושמע ועקב אחר הנחייתו, הפך אבי לאדם שונה. כבר לא היו לו בעיות כולסטרול, לחץ הדם שלו היה תקין והוא לא נאבק עוד עם בעיות סוכר בדם. לאורך התהליך היו לו פגישות תקופתיות עם רופאיו הקבועים, אשר עקבו אחר התקדמותו והופתעו לגלות שבקרוב יהא עליהם למליץ על הפסקת תרופות מסוימות. כשפגשתי אותו, כמעט ולא היה לו צורך כבר בתרופות!

אולי הדבר המשמעותי ביותר עבור אבי היה שהכאבים ברגליים ובחזה שלו נעלמו. כעת הוא היה גם ללא משכך כאבים. "למעשה," אמר, "אין לי כלל כאבים בכל גופי!"

הוא תיאר כיצד הייתה לו פי עשרים יותר אנרגיה, מסוגלות פיזית וערנות נפשית. הוא יכול היה לעבוד שוב והרגיש שהוא מחולל שינוי על פני כדור הארץ. חזיתי באבי שחש חיוני ויצרני, שתרם לטובת הכלל. הרי זה היה ייעודו מאז ומעולם והדבר גרם לי להרגיש מסופק יותר מאי פעם.

מחשבותיי התרוצצו בראשי. זה באמת יכול לקרות?

איזה רגע קדוש! איזו מתנה יפה!

אפילו בעת כתיבת שורות אלה, אני מהרהר ברגע ההוא ודמעות של הודיה זולגות על לחיי.

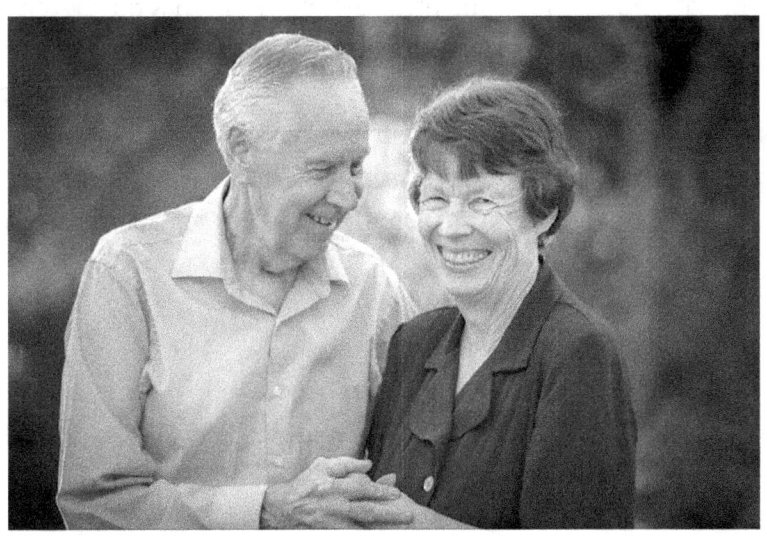

אבא ואמא צוחקים שוב.

הרגע המשמעותי ביותר היה כשאבי הביט בי היישר לתוך עיניי ואמר, "עכשיו יש לי בקשה חשובה נוספת אליך, בן."

ערימת התיקיות והדפים עם כל החומרים שאסף במהלך חייו תפסה את מקומה הראוי על שולחנו של אבי ולא נתחבה שוב אל תוך המגירה. זוכרים את הספר שאבי רצה לכתוב, שיאגד את מפעל חייו לסייע לילדים לזהות רעיונות טובים ולהחליט נכון? בעת שהיה חולה והדיכאון קינן בו, הוא איבד את החזון והתקווה להגשים מטרה זו.

אבי הניח את ידו על גבי ערימת הנייר ואמר, "אני רוצה לסיים את הכתיבה של החתיכה החסרה בחינוך ואני רוצה את עזרתך. בן, האם תהיה לי למחבר שותף?"

נמלאתי תחושת כבוד. למרות שלא יכולתי להפסיק לחייך, דמעות זלגו על פניי.

"בהחלט," עניתי.

כמה שונה הייתה הבקשה הזו לעומת הבקשה שביקש ממני חצי שנה קודם לכן! קיוויתי שכתיבת הספר תרפא את אבי, תביא עימה סיפוק רב ותהפוך לחלק ממורשתו. לא היה לי מושג שהיא תרפא גם אותי. אבל את הסיפור הזה אשמור לפעם אחרת.

לאחר ההתאוששות המדהימה של אבי התחלתי לתאר את מה שד"ר נאראם עשה למען אנשים כ"החלפת שמן" בגוף. כשאתם מחליפים את המסננים ברכב שלכם, אתם יכולים לראות כמה פסולת הצטברה. אנחנו לא רואים אותה בגופנו, אבל היא שם. אם איננו מנקים אותה ומטפלים בגוף כיאות, יתבטא הדבר כתקלה. כשנוקו המסננים בגופו של אבי, הבעיות הבריאותיות שלו נעלמו.

לאחר שראיתי במו עיניי את השינוי המדהים שחווה אבי, חשתי אסיר תודה כלפי ד"ר נאראם ומערכת הריפוי העתיקה הזו. התקשרתי להודות לד"ר נאראם, אך לא הייתה תשובה. מה שלא ידעתי הוא שבעת שמצבו הבריאותי של אבי השתפר בהתמדה, אביו של ד"ר נאראם נפל לתרדמת והוכרז כמת.

הערות היומן שלכם

כדי להעמיק ולהגדיל את היתרונות שתחוו מקריאת ספר זה, הקדישו מספר דקות וענו בעצמכם על השאלות הבאות:

מיהו האדם שאתם אוהבים? האם אתם יודעים מהו החלום הגדול ביותר של אדם זה?

_____
_____
_____
_____

כיצד תוכל לתמוך באותו אדם בהגשמת חלומו? או כיצד תוכלו לעזור לו להיות בהיר יותר אם עדיין אינו בטוח לגבי חלומו?

_____
_____
_____
_____

אילו תובנות, שאלות או הבנות נוספות קיבלתם מקריאת פרק זה?

_____
_____
_____
_____

פרק 17

נפרדים לשלום

מהו הדבר המדהים ביותר בעולם? שכולם ימותו, אולם אף לא אחד חושב שזה יקרה לו.

- פרפרזה מהבהגווד גיטה - טקסט בן 5,000 שנה

ד"ר נאראם ידע שמצבו של אביו אינו טוב. הוא ביקר אותו פעמים רבות בשנים האחרונות ותמיד הצליח לעזור לו. הפעם הפרוגנוזה על מצבו של אביו הייתה קשה. לפני שנסע לבית הוריו, הזמין ד"ר נאראם את ד"ר ג'ובאני, לוצ'יאנו ווינאיי, להתלוות אליו מאחר שלא ידע מה יפגוש.

כשהגיעו קיבלו את פניהם בכניסה בדמעות, אחיו של ד"ר נאראם, וידיוט, אמו, יתר בני משפחתו והרופא שזה עתה השלים את מילוי תעודת הפטירה. זה היה מאוחר מדי.

"אני רוצה לראות אותו." אמר ד"ר נאראם לאחיו.

ד"ר נאראם קרב אל המיטה בה נחה גופת אביו. הוא הושיט את ידו לאחוז במפרק כף היד של אביו ונדהם משהבחין בדבר מה. אצבעותיו זיהו דופק קלוש מאוד. הוא ביקש מיד מד"ר ג'ובאני להביא את מכשיר בדיקת לחץ הדם ולבדוק את לחץ הדם והדופק שלו. ד"ר ג'ובאני עשה כן והמכונה הראתה שאין דופק. ד"ר נאראם ביקש ממנו לבדוק שוב. התוצאה הייתה זהה, ללא דופק, ללא לחץ דם.

ד"ר נאראם ביקש מד"ר ג'ובאני להביא במהירות זנגביל ואבקת אג'ואן (כמנונית

קופטית) מהמטבח. כולם בבית שאלו את ד"ר ג'ובאני מדוע הוא זקוק להם. גם הרופא המטפל הפנה אליו מבט תמה. המשפחה הסבירה לו כי ד"ר נאראם הוא מרפא דופק. הוא הניד בראשו וחזר לניירת שלו.

ד"ר נאראם הורה לד"ר ג'ובאני למרוח את התערובת היבשה של אבקות האג'ואן והזנגביל על רגלי אביו. בד בבד, ד"ר נאראם מרח גהי ולחץ על נקודות מרמה ספציפיות על ידיו, רגליו, בטנו וראשו. לאחר מספר דקות הוא רכן קרוב לאוזנו של אביו ואמר, "אבא, אם אתה מודע, אם אתה יכול לשמוע אותי ורוצה לחיות, אז הרם את ידך, רגליך או אפילו אצבע. אם לא תעשה כן, הם עומדים לקחת את גופתך לשריפה עכשיו."

אביו הניף את כל היד!

ד"ר נאראם לא הצליח לעצור את התרגשותו ובישר לאחיו שאביהם עדיין חי. הרופא המטפל היה ספקן והאשים את ד"ר נאראם שהוא בעצמו הזיז את ידו של אביו. כולם נכנסו לחדר וצפו בד"ר נאראם חוזר על התהליך. הפעם אביו הניף את רגלו. הרופא המטפל ניתר ממקומו המום.

כשהאזנתי לחלק הזה צחקתי. דמיינתי את הסצנה כולה. הרופא חשב שזה עשוי להיות ריגור מורטיס ואז ד"ר נאראם המשיך בתהליך. אביו של ד"ר נאראם אהב את הגורו סאי באבא. ביודעו זאת ביקש ד"ר נאראם מד"ר ג'ובאני שיעזור בלחיצה על נקודות המרמה תוך כדי אמירת הברכה הידועה של חסידי סאי באבא, "סאי ראם". תשובה חלשה אך ברורה הגיעה מהמיטה, "סאי ראם."

כולם היו המומים. עם חיוך ענק של פליאה, אמר ד"ר ג'ובאני שוב, "סאי ראם."

"סאי ראם!" חזק עוד יותר הגיע מאביו של ד"ר נאראם. כולם בחדר צחקו משמחה למשמע אוזניהם - כמה מהם בדמעות זולגות.

רק הרופא לא חייך. הוא אחז בתעודת הפטירה החתומה שעדיין לא יבש בה הדיו. האירוע היה מעבר להבנתו. הוא הכריז על האיש כמת ועכשיו האיש דיבר?! במקום להיפרד מאביהם באותו לילה, נפרדה המשפחה לשלום מהרופא. הוא נותר

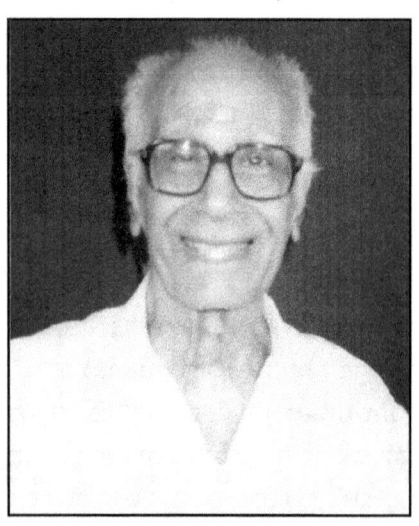

אביו של ד"ר נאראם,
פנקאג' קימג'י נאראם.

חסר מילים כשיצא את פתח הבית.

אביו של ד"ר נאראם, היה ער, מודע והתאושש דיו בשבוע שלאחר מכן, כך שהצליח לשבת, ללכת ולשוחח עם בני משפחתו. הרופא המטפל שחתם על תעודת הפטירה התקשר בכל כמה ימים לאחיו של ד"ר נאראם לצורך קבלת עדכון בנושא "המקרה המוזר ההוא" ובכל פעם הופתע מחדש משנודע לו שהמטופל עדיין חי ומשגשג.

אביו של ד"ר נאראם הרגיש עד מהרה טוב מספיק על מנת להשלים את ענייניו הלא גמורים, לחתום על מסמכים חשובים ולנהל שיחות מהותיות עם אשתו, ילדיו ונכדיו.

> "חשוב שנשלים דברים מסוימים בחיים כדי שנשמתנו תוכל לנוח בשלום."
> - ד"ר נאראם

"חשוב שנשלים דברים מסוימים בחיים כדי שנשמתנו תוכל לנוח בשלום," שיתף ד"ר נאראם.

כשהבעתי בפניו כמה מדהים בעיניי הדבר, חזר ד"ר נאראם על המילים של המאסטר שלו: "לעולם אל תוותר על התקווה!"

הערות היומן שלי

סודות ריפוי קדומים נוספים לעזרה לאדם בתרדמת * (המשך מפרק 1)

4) תרופה ביתית - מערבבים אבקת זנגביל יבשה ואבקת אג'ואן ומשפשפים על רגלי האדם בתרדמת.

5) מרמה שאקטי - תוך כדי לחיצה על הנקודות המתוארות בפרק 1 (בהערות היומן שלי), אמרו את שם האדם בצורה המוכרת לו ביותר.

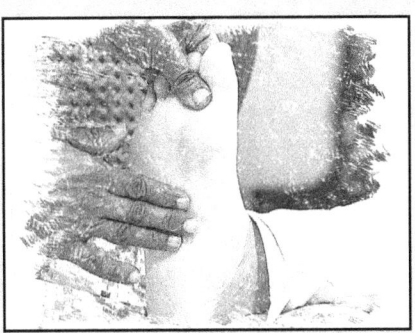

*בונוס: כדי לשמוע את ד"ר ג'ובאני וד"ר נאראם מדברים על הרגע הזה וכדי שתבינו את השיטה הזו יותר לעומק, אנא עיינו באתר החינמי MyAncientSecrets.com.

הערות היומן שלכם

כדי להעמיק ולהגדיל את היתרונות שתחוו מקריאת ספר זה, הקדישו מספר דקות וענו בעצמכם על השאלות הבאות:

אילו דברים בחייכם הייתם רוצים להשלים לפני שתמותו (למשל, להתמודד עם פחד כלשהו, לסלוח למישהו, להשיג משהו, לבקש סליחה ממישהו, להתגבר על אתגר כלשהו וכו')?

_____
_____
_____
_____

אילו תובנות, שאלות או הבנות נוספות קיבלתם מקריאת פרק זה?

_____
_____
_____
_____

פרק 18

חוכמה עתיקה, עולם מודרני

בכל המסעות יש יעדים סודיים שהמטייל אינו מודע להם.
- מרטין בובר

לאחר האירועים הניסיים לכאורה הללו, הזמין אותי ד"ר נאראם לטקס חלוקת פרסים בניו ג'רזי, שם הוא זכה לכבוד על עזרתו לכבאים ולצוותי הרפואה שלקחו חלק בפעולות החילוץ וההצלה בעת אסון התאומים. כשעמדתי בין אלפי אנשים ששוחחו ביניהם בהמתנה לתחילת הטקס, ידעתי בליבי שעליי לשאול את ד"ר נאראם שאלה שהטרידה אותי כבר זמן מה.

חייכתי כשראיתי את מרשל ואת חוזה, שניים ממייסדי "משרתים את אלה שמשרתים" אותם פגשתי קודם לכן בניו יורק. הם עזרו כעת לשורדים של אסונות אחרים וקיוו כי ד"ר נאראם ימשיך לתמוך בהם.

דוקטור נאראם חייך כשראה אותי. "כל כך שמח שיכולת לבוא, קלינט."

חשתי כבוד להיות שם. "אתה מתרגש?" שאלתי. "שמעתי שמושלת ניו ג'רזי כאן כדי להעניק לך את הפרס."

"יותר משאני נרגש אני חש ענווה," הוא ענה.

"למה?"

"אני יודע שהכוח טמון בשושלת זו, בסודות הרשומים בטקסטים העתיקים

ובמשנתו של המאסטר שלי. אני רק המתרגם של החוכמה העתיקה הזו לעולם המודרני. ואם כבר מדברים על המאסטר שלי, האם כבר שמעת את הסיפור על האופן שבו למדתי מה יכול לעזור לכבאים האלה של ה־11 בספטמבר?"

"איך ידעת מה לעשות?"

"ילדי רחוב במומבאי!" הוא אמר.

"ילדי רחוב?"

"כן, אחרי אלף ימי ההכשרה, המאסטר שלי נתן לי משימה למתן שירות, או משימת סאי־וה (שירות זולתני בסנסקריט). הוא אמר לי שהאנשים הראשונים שיקבלו עזרה יהיו בדאראווי, שכונת העוני השנייה בגודלה בעולם."

ד"ר נאראם תיאר כיצד פגש את ילדי הרחוב החיים שם, עם פרצופיהם המלוכלכים ובגדיהם הקרועים. הוא אבחן את הדופק שלהם ונתן להם צמחי מרפא שחשב שיעזרו להם. אבל משחזר, הוא גילה שצמחי המרפא לא עבדו והילדים היו עדיין חולים עם בעיות ריאות, בעיות שינה, דיכאון, חרדה ושיעול, והדופק שלהם עדיין העיד על הצטברות של רעלים בגופם. ד"ר נאראם נותר מבולבל ופנה להתייעץ עם המאסטר שלו, והוא אמר לו שעליו להעמיק וללמוד עוד על הילדים אלה.

ד"ר נאראם חזר ושאל את הילדים היכן הם גרים ועובדים. הוא גילה שהם עובדים במפעל כימיקלים. המפעל לא רצה לשלם עבור מכונות לערבוב בריכות הכימיקלים ולכן שכר את ילדי הרחוב לשחות בהם. הוא היה המום, דיווח על כך לרשויות וחזר למאסטר שלו על מנת לברר מה עוד ביכולתו לעשות כדי לעזור לילדים האלה.

יחד הם למדו את כתבי היד כדי לראות אם נעשה שימוש במשהו בימי קדם לסילוק רעלים קשים, כמו מתכות כבדות. הם היו נלהבים כשגילו פתרון אפשרי. במלחמות עתיקות טבלו החיילים את קצות החיצים והחניתות ברעלים כימיים. על המרפאים בשושלת סידהא־ודה היה למצוא דרכים לעזור לאנשים לשחרר את הרעל. הם זיהו עשרים ושבעה צמחים (כולל כורכום ונים) שיכולים לעזור בהסרת המתכות הכבדות הרעילות האלה. על סמך מה שמצאו, ד"ר נאראם והמאסטר שלו יצרו פורמולה חדשה במטרה לנסות אותה על ילדי הרחוב.

"זה עבד. מצבם של הילדים השתפר! הרעלים פונו מגופם. האמונה שלי בעקרונות של המאסטר שלי ובטקסטים העתיקים הללו גדלה, לנוכח עזרתם במקרה הכה דרמטי הזה. ואז התרחש אסון ה־11 בספטמבר. זה היה משהו שארצות הברית ושאר העולם מעולם לא ראו קודם לכן."

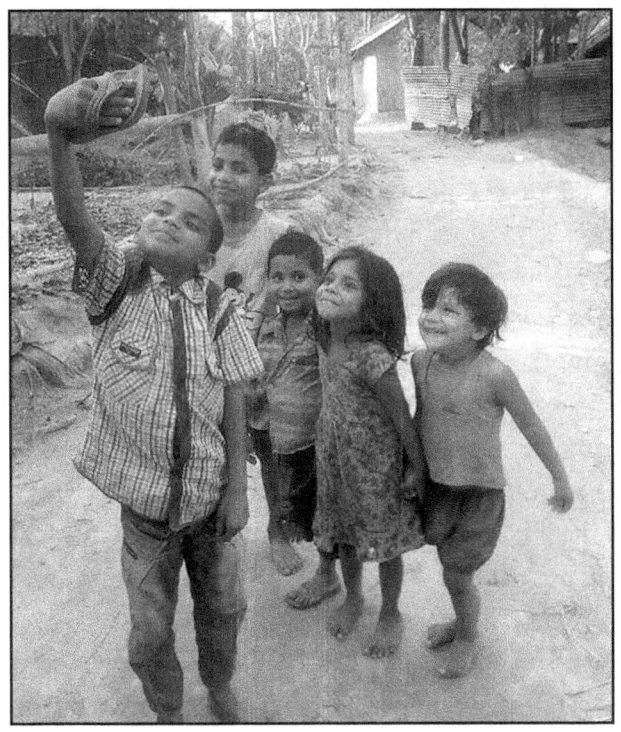

תמונה ויראלית מהמרשתת של ילדי רחוב ש"מצלמים סלפי" עם הסנדל שלהם. נלקח מגוגל תמונות.

כאשר ד"ר נאראם הוזמן לעזור לכבאים שעבדו יומם ולילה במכתש שנוצר בגראונד זירו, הוא ידע שגם בגופם הצטברו רעלים דומים משאיפת אדים וממגע עם פסולת רעילה רבה כל כך. הוא ידע גם שלרפואה המערבית לא הייתה עדיין דרך להסיר את הרעלים הללו. "היה לי העונג והכבוד להיות בשירות. אני מודה למאסטר שלי שלימד אותי כיצד להיות כה חיוני עבור אלה הזקוקים לעזרה. כולם, גם בחיי היומיום שלהם, נושאים מידה מסוימת של זיהום בגופם. כולם שואפים אדי פליטה של מכוניות ומשאיות, אוכלים מזון מעובד או מהונדס אשר מושקה לעיתים קרובות בגשם חומצי, נחשפים לקרינת טלפון סלולרי, אוכלים בשר או צמחים מזוהמים וחווים אור שמש באיכות שונה עקב בעיות בשכבת האוזון באטמוספירה. לכן, גם אם לא היינו בניו יורק ב–11 בספטמבר, כולנו זקוקים לסודות העתיקים האלה להסרת רעלי הסביבה מגופנו."

על אף שהסיפור ריתק אותי מאוד, לא יכולתי לשכוח את השאלה שבערה בי

ורציתי תשובה עליה. בדיוק כשעמדתי לפתוח את פי, קטע אותנו מישהו שבא ללוות את ד"ר נאראם לבמה.

ישבתי במקום מושבי בתוך הקהל וקראתי את התוכנייה שהכילה סיפורים נוספים של הכבאים וצוותי הרפואה שנתרמו מהעזרה שהגיש להם ד"ר נאראם. אחד מהם היה דארן טיילור, כבאי ממחלקת כיבוי האש של ניו יורק. הוא כתב:

"הועברתי לגראונד זירו יומיים לאחר ההתקפות על מרכז הסחר העולמי. המשימות שניתנו לי כללו חיפוש וחילוץ גופות, סיור שוטף וכיבוי שריפות. התחלתי לשים לב להשפעות שהתרחשו בבריאותי כחודש לאחר שהורו לי לבצע סיורים שוטפים ברחבי העיר. הצטננתי בתדירות גבוהה יותר. לעיתים התעוררתי בלילות עם התקפים של שיעול יבש. חשתי מדוכדך ומערכת החיסון שלי הייתה ירודה. באופן כללי הייתי חולה יותר – לא בקו הבריאות כפי שהייתי בדרך כלל. כששמעתי לראשונה על התוכנית הזו ועל עשבי המרפא הללו, לא גיליתי עניין. אולם חודשים לאחר שהותי בגראונד זירו, התסמינים שלי החריפו. הם גרמו לי לדאגה של ממש והבנתי שאין לי מה להפסיד אם אנסה משהו טבעי. אני שמח שעשיתי את זה. לאחר שנטלתי את עשבי המרפא לזמן מה, הבחנתי בהצטננות שהלכה ונעלמה ובהתקפי השיעול שדעכו. הייתה לי חיוניות רבה יותר. פשוט הרגשתי טוב יותר. הייתי פחות מדוכדך. יכולתי להמשיך בחיי ולהשאיר מאחור את החששות הבריאותיים. ישנתי הרבה יותר וטוב יותר. עכשיו, אני מרגיש טוב מאוד באופן כללי. תודה לכולכם על השירות שאתם מציעים. בהצלחה עם העזרה לאנשים רבים נוספים."

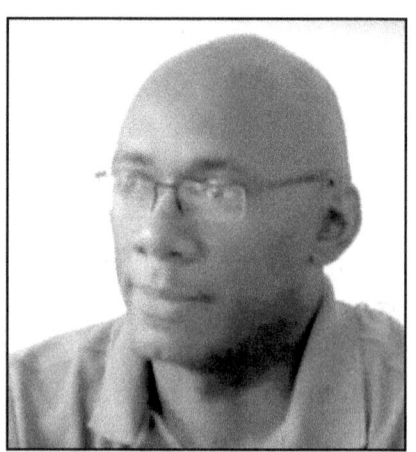

הכבאי מ-11/9 דארן טיילור, FDNY, השתמש בצמחי המרפא של ד"ר נאראם לסילוק הרעלים מגופו, לחיזוק מערכת החיסון, לשיפור השינה ולחיים בריאים ומאושרים יותר!

אשת צוות עזרה ראשונה נוספת סיפרה שנטלה את עשבי המרפא במשך כשנה ואז קרה משהו מדהים – בדיקות תפקודי הריאות שלה הראו תוצאות תקינות. לראשונה מזה שנים היא ויתרה על המשאפים שלה. וכך היא כתבה:

"ישנו אפקט לוואי שהוא מתנה – הצלחתי להפסיק לעשן לחלוטין בעזרת

עשבי המרפא. יכולתי להריח את הריח של הסיגריות שמשתחרר מגופי. על אף שחדלתי מלעשן במשך שנה, תמיד עלה בי החשק לסיגריה. אני חושבת שצמחי המרפא סילקו מגופי כל שארית של ניקוטין שעדיין הייתה בו. לפעמים בזמן מתן שתן היה עולה ריח כמו ממאפרה ואני תהיתי, 'מאיפה זה בא?' אני חושבת שצמחי המרפא שחררו את הניקוטין מהמערכת שלי. הכול השתפר כל כך במהלך השנה האחרונה ואני מייחסת זאת לצמחי המרפא של ד"ר נאראם. אני מניחה שהם מוציאים רעל מכל חלק בגופך."

המשכתי לקרוא סיפור אחר סיפור. חשבתי כמה עוצמתי היה זה שיד נעלמה הפגישה בין חוזה לד"ר נאראם כדי להקים ארגון שסייע לאנשי העזרה ראשונה שהיו באסון התאומים. אני בטוח שלא היה לחוזה מושג כאשר פגש לראשונה את ד"ר נאראם שחייו ייקחו אותו בדרך הזו.

אחר כך שוב הרהרתי ברשמה ורבאט. ככל הנראה לא היה לה מושג בעת שצפתה לראשונה בטלוויזיה בד"ר נאראם שהיא תובל לפגוש אותו על מנת שיציל את חייה של בתה. כאשר ד"ר ג'ובאני פגש לראשונה את ד"ר נאראם, לא היה לו מושג שכל חייו יוקדשו ללימוד סודות הריפוי העתיקים ולליישום שלהם עם מטופליו. הרהרתי בהדרכה המכוונת ובנס הבלתי צפוי של כל זה.

בדיוק אז נזכרתי בתפילה שנהגתי לומר בילדותי, בעת שהתמודדתי עם מותה של אחותי דניס. התפללתי שאלוהים ינחה אותי לכל מקום שאוכל להיות בו לשירות, כדי שאוכל לעזור לכל מי שסובל.

עצמתי את עיניי והרהרתי בתעלומה של כל מה שנגלה בפניי מאז. מות אחותי הוביל אותי לגארי מלכין ולפרויקט "חוכמת העולם". כדי לתמוך בהצלחה שלו, פגשתי את גייל קינגסברי שהציגה אותי בפני ד"ר נאראם. ההתאהבות שלי באלישיה הובילה אותי להודו. מצבו הבריאותי של אבי הוביל אותי לחקור יותר לעומק את סודות הריפוי העתיקים וכן הלאה. בכל אחד מהמקרים נדהמתי לראות שהדברים הטובים בחיי קרו כשניסיתי להיות בשירות למען אחרים. היה ניתן לראות בבירור שבאותם זמנים, במיוחד כאשר ליבי היה ממוקד בעזרה לזולת, כוח נשגב וגבוה יותר הוביל אותי למצבים שבהם הוענק ריפוי לכולנו. המום מעט ממבול התובנות, תהיתי לאן החיים יובילו אותי עכשיו.

כששמעתי את הכרוז מדבר לתוך המיקרופון, פקחתי את עיניי ומיקדתי את תשומת ליבי בבמה. לאחר ההקדמות הכלליות והפורמליות, ניגשה למיקרופון מושלת ניו ג'רזי לשעבר, כריסטין טוד ויטמן. היא הודתה לד"ר נאראם על עזרתו לאלפי כבאים, שוטרים ואנשי עזרה ראשונה אחרים. היא הרימה את הפרס

שהוענק לד"ר נאראם בשם הרשות המחוקקת של מדינת ניו ג'רזי והקריאה פסקה מהכתוב: "הסנאט והאסיפה הכללית של מדינת ניו ג'רזי שמחים להצדיע ולהעניק אות כבוד לד"ר פנקאג' נאראם, מומחה מוערך מאוד של ריפוי עתיק ואבחון דופק, הידוע במאמציו הפילנתרופיים, על המחשת רוח האדיבות והחמלה בשירות למען צוותי העזרה הראשונה בפיגוע של ה-11 בספטמבר, על השירות הדגול לקהילה שלנו בתחום הבריאות ועל קידום מדע הריפוי העתיק ברחבי העולם."

המושלת ויטמן סיימה להקריא את המכתב ואז ביקשה מד"ר נאראם לעלות לבמה. היא לחצה את ידו בגאווה והעניקה לו את הפרס. היא החוותה לעבר המיקרופון. חליפתו הלבנה בלטה על רקע הצבעים הכהים מאחוריו. ד"ר נאראם החל לדבר בדרכו המיוחדת.

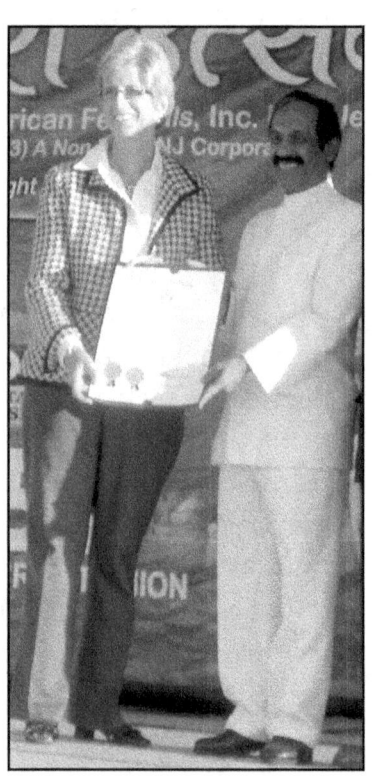

ד"ר נאראם מקבל פרס ממדינת ניו ג'רזי, הניתן על ידי המושלת לשעבר, כריסטין טוד ויטמן, על העזרה לאלפי כבאים ואנשי עזרה ראשונה של ה-11 בספטמבר.

"נמסטה. מוענק לי הפרס הזה כאות כבוד יחד עם שאר מייסדי 'משרתים את אלה שמשרתים' – מרשל, חוזה, נחמיה ורוזמרי. אבל הגיבורים האמיתיים של היום הם הכבאים, המשטרה ואחרים שצעדו אל לב הסכנה וסיכנו את חייהם. המעט שאנו יכולים לעשות זה לעזור להם להשיב את בריאותם ואת חייהם.

"בשושלת המרפאים שלי אנחנו לא רואים את עצמנו כגיבורים. אנחנו רואים את אלה שמגיעים אלינו כאנשים שעושים לנו טובה בכך שהם מאפשרים לנו להשתמש בשיטות העתיקות שלנו כדי לעזור להם. המאסטר שלי אמר שזו דרך אחת אל ההארה. מה עושים האנשים על מנת להשיג אושר או כפי שאנחנו מכנים אותו מוקשה, שהיא הארה או הגשמה? חלקם הולכים בדרך המדיטציה, חלקם בדרך התפילה, חלקם בדרך ההצלחה בעסקים או בקרב. בהודו, אנו קוראים לנתיבים אלה קארמהיוג, בהקטייוג או גיאניוג. לדברי המאסטר שלי, בנתיב החיים כמרפא אתה מקבל הארה או הגשמה רק אם המטופלים שלך מאושרים. העזרה לאנשים להירפא היא המקור שלנו

להארה ולאושר. אנו מתייחסים לכל אדם כאל מקדש. ניתן לומר שהמטופל הוא מקדש, כנסיה, מסגד או גורודווארה. כל אלה הם שמות מקומות פולחן. המאסטר שלי לימד אותי שאלוהים שוכן בכל אחד מאיתנו, אז אנחנו המקדש. ואם זה נכון, מתי אלוהים הופך למאושר? כשאנחנו מנקים את המקדש! לכל אדם יש מרכיבים רבים כמו תודעה, רגשות ונשמה. כאשר מרכיבים אלה מתנקים, אנו חווים טרנספורמציה פיזית, נפשית ורגשית. כתוצאה מכך אנו יכולים להמשיך ולהשיג כל מה שנרצה בחיים. אני כה אסיר תודה למאסטר שלי שלימד אותי את עקרונות המדע העתיק שמנגיש את האפשרויות הטרנספורמטיביות העמוקות יותר לכל המשתמשים בו."

בזמן שהוא דיבר חשבתי על החיוך על פניו של אבי כשהראה לי את קופסת התרופות שכבר לא היה לו צורך בה. הייתי אסיר תודה שד"ר נאראם עזר לסלק את הרעלים מגופו ולאזן מחדש את הדושות שלו. חייכתי שעכשיו ידעתי אפילו מה משמעות המילה דושה! תהיתי אילו עקרונות עתיקים אחרים אוכל ללמוד שיעזרו לי ולאחרים. חשבתי על הילדה בת האחת-עשרה רבאט שיצאה מתרדמתה ואמרה "אמא" כשהתעוררה. חשבתי על הדמעות בעיני אמה. הרהרתי בעליצות של אחות בית החולים שאותה שיטה סייעה גם לאחותה הצעירה. חשבתי על הרב סטיבן רובינס מקליפורניה, שעבר מהיותו על ערש דווי והזדקקותו לכיסא גלגלים למצב שבו הוא מתאמן בחדר הכושר, נראה ומרגיש צעיר בעשר שנים. נזכרתי באיש עם הכתף הקפואה שזכה בניידות מלאה של הכתף, בג'ובאני והדבוראים שהצילו את הכוורת שלהם, באישה שילדה לאחר גיל המעבר ובכל האנשים הרבים שאמרו לי "ד"ר נאראם הציל את חיי." הרהרתי באנשים שבמפעל של ד"ר נאראם שהכינו את צמחי המרפא לפי השיטות העתיקות בכל כך הרבה דיוק ואהבה, ובכל הכבאים שנהנו מהם.

"זה ידוע בשם 'סאי-וה' או השירות של המרפא. המאסטר שלי לימד אותי שזה לא למען המטופל, אלא למען המרפא," המשיך ד"ר נאראם. "המאסטר שלי גם לימד אותי שהמרפא צריך לטפל תחילה בשני מכשולים כדי לעזור לאנשים. מה הם שני המכשולים? אגו ופחד.

"בתוך סכנה שלא ניתן לתארה במילים, הכבאים, השוטרים והצוותים האחרים הנפלאים שפעלו לסייע ב-11 בספטמבר הותירו מאחור את האגו והפחד. הם מהווים דוגמה מצוינת לסוג של 'סאי-וה' או שירות אמיתי אשר מביא להגשמה. המאסטר שלי לימד אותי שאלוהים נמצא כאן בכל אחד מכם וזה הכבוד שלי לשרת את הגיבור האלוהי בכל אחד מכם, בכל דרך שאוכל."

הקהל פרץ בתשואות. כשירד ד"ר נאראם מהבמה הקיף אותו ההמון. כשצפיתי

בו חשתי את ליבי מתרחב מתוך הערכה מלאה לאדם שהוא, לכך שהקדיש את חייו למטרה זו ולברכה שזה הביא לכל כך הרבה אנשים.

כשעברתי מהתבוננות בד"ר נאראם בחזרה אל ההתבוננות פנימה, ראיתי שאותו ספקן שקינן בתוכי בהתחלה כמעט ונעלם לגמרי. יתרה מזאת, הרגשתי שיש ייעוד לחיי וחשתי את השלווה העמוקה ביותר שאי פעם חשתי בחיי. זה לא היה המסע שתכננתי לעשות, אולם חיי בכל זאת הובילו אותי בדרך זו. הרגשתי שחייבת להיות סיבה כלשהי לכך. כמובן שהיו עדיין אזורים אפורים רבים – דברים רבים מאוד שעדיין לא הצלחתי להבין. אך במקום לבטל אותם באופן אוטומטי, תודעתי נפתחה אל סקרנות בלתי נלאית לגביהם. רציתי לבדוק אותם בעצמי ולגלות מה פועל מאחוריהם.

רק מאוחר יותר באותו ערב היה לי שוב רגע פנוי עם ד"ר נאראם. סוף סוף יכולתי לשאול את השאלה שבערה בי.

השאלה שבערה בי

כשהקהל התפזר לבסוף, היה רגע של שקט. ד"ר נאראם ואני המתנו למכונית שאמורה הייתה להגיע לאסוף אותו. הוא דיבר על המאסטר שלו ואמר לי שהוא מאמין שבאבא רמדאס היה גאה לראות שהסודות העתיקים סייעו לאנשים בכל רחבי העולם בדרכים העמוקות ביותר. "האם אתה מכיר את אחד הסודות הגדולים ביותר לאושר והצלחה, קלינט? הכרת תודה. תן תמיד קרדיט למי שלימד אותך."

"אחד הסודות הגדולים ביותר לאושר והצלחה, הוא הכרת תודה. תן תמיד קרדיט למי שלימד אותך."
– ד"ר נאראם

ד"ר נאראם דיבר ממקום רך ביותר, "לפני שהמאסטר שלי עזב את גופו, הוא עזר לי לגלות את מפעל חיי ומשימתי. הוא לימד אותי שהמשימה הזו היא מעבר לאומה, לדת, לפוליטיקה, לקסטה, לאמונה ולגזע. היא למען כל האנושות.

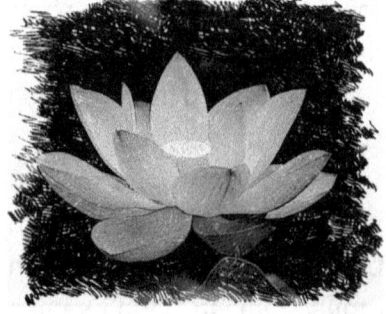

המאסטר של ד"ר נאראם אמר שהוא צריך להיות כמו פרח הלוטוס.

לדבריו, סודות הריפוי העתיקים הם כמו פרח הלוטוס. האם אתה מכיר את פרח הלוטוס?"

ורשה, אחותו של ד"ר נאראם, סיפרה לי פעם ששמו הפרטי של ד"ר נאראם הוא פנקאג'. בתרגום לאנגלית פירושו "לוטוס".

"המאסטר שלי אמר שכמו שפרח הלוטוס הלבן והמבריק עולה מתוך הבוץ הכהה כדי לחלוק את בהירותו וניחוחו עם כולנו, כך על סודות הריפוי העתיקים הללו להיפתח ולחשוף את יופיים המרפא והעמוק ביותר שלהם עם כלל האנושות. זו אינה דת, כת או משהו דומה. זו פשוט אסכולה שכל אדם יכול להצטרף אליה ולהרוויח ממנה – בעזרת הלימוד שיסייע לעצמו ולאחרים להירפא עמוק יותר ויותר. המאסטר שלי גם עזר לי לגלות את הייעוד שלי – להגן על סודות אלה, לשמר אותם ולהביא את היתרונות שלהם לכל לב ולכל בית עלי אדמות."

> "משימת הריפוי העתיקה היא מעבר לאומה, לדת, לפוליטיקה, לקסטה, לאמונה ולגזע. היא למען כל האנושות. זו אסכולה שכל אדם יכול להרוויח ממנה - בעזרת הלימוד שיסייע לעצמו ולאחרים להירפא עמוק יותר ויותר."
>
> - ד"ר נאראם

הקשבתי בעודי מתרשם ממצב הכרת התודה שמתוכו דיבר ד"ר נאראם. לא יכולתי להמתין עוד, ואמרתי, "ד"ר נאראם, האם אני יכול לשאול אותך שאלה חשובה?"

הוא הנהן.

"אני משוכנע שעוד אנשים צריכים לדעת ששיטות הריפוי העתיקות הללו הן אפשרות עבורם. מה שאתה יודע ועושה יכול לעזור לכל כך הרבה אנשים על פני הפלנטה הזו. אולי הם לא יבחרו בדרך הזו, אבל לפחות עליהם לדעת שיש להם את הבחירה." לבסוף, השאלה הבוערת שלי נפלטה מפי, "איך אני יכול לעזור לך?"

רגע הרצינות התהומית הזה חלף כשד"ר נאראם העלה חיוך על פניו והשמיע צחוק שקט בתגובה לשאלתי. חשתי כה מבולבל וזה כנראה ניכר על פניי. הוא השיב, "תודה, קלינט. אני רוצה עזרה וזקוק לעזרה, אך לא ממך."

הייתי המום. מצחי התכווץ כשניסיתי להבין אם שמעתי אותו נכון.

הוא אמר, "אני מכיר אותך וכעת מוחך טרוד יתר על המידה." הוא צחק שוב.

"אני... אני לא מבין."

ד"ר נאראם הביט בי בנועם ואמר, "אתה מכיר כעת את שש המפתחות לריפוי העמוק יותר של הסידהא-ודה. אני מקווה שתכיר כל אחד מהם טוב יותר על ידי שימוש בו למען חייך וחיי הזולת. אבל כרגע קלינט, גם אם הייתי חולק

איתך כמה מהסודות הבסיסיים האחרים שהמאסטר שלי לימד אותי, לא היית מבין אותם כראוי. היית מנסה להבין אותם בשכלך, במקום להבין אותם בליבך או לשלב אותם בהווייתך. כפי שאמרתי, המוח שלך טרוד מדי."

הרגשתי אבוד ושאלתי, "מה אני יכול לעשות אם כן?"

"אהיה מוכן לחלוק איתך כל כך הרבה דברים, סודות עמוקים עוד יותר, ברגע שתהיה מוכן." הוא עצר ואז המשיך, "אבל לפני שתוכל באמת לעזור לי, עליך קודם כול לעשות משהו עבור עצמך."

"אני רוצה ללמוד. אעשה כל דבר! מה אתה רוצה שאעשה?"

ד"ר נאראם חייך ואמר, "תבוא מחר."

הערות היומן שלכם

כדי להעמיק ולהגדיל את היתרונות שתחוו מקריאת ספר זה, הקדישו מספר דקות וענו בעצמכם על השאלות הבאות:

על מה אתם אסירי תודה ביותר בחייכם?

_____
_____
_____
_____

עם מי לדעתכם הפגישה אתכם ההדרכה העליונה בחייכם והאם תהיו מוכנים ליצור עימם קשר ולהביע את הכרת התודה על כך?

_____
_____
_____
_____

אילו תובנות, שאלות או הבנות נוספות קיבלתם מקריאת פרק זה ומשהשלמתם את הקריאה בספר כולו?

_____
_____
_____
_____

הקדשה

אני מקדיש את הספר הזה לזכרה המיוחד של אחותי דניס.
אני אוהב אותך לעד.

יכול להיות שלא היו לי את הכלים או הידע שיכולים היו לעזור לך בזמן שהיית בחיים... אבל אני מקדיש את הספר הזה לשמך, בתקווה שהוא יוביל אנשים רבים למצוא תקווה ודרך של ריפוי עמוק יותר.

והקדשה מיוחדת למאסטר הילר האגדי, ד"ר נאראם.

תודה שהקדשת את כוח החיים שלך לשליטה בסודות הריפוי העתיקים הללו ולשיתופם, לטובת כל בית וכל לב עלי אדמות.

קוראים יקרים,

תודה שקראתם את ספרי הראשון ושהצטרפתם אליי לשנה הראשונה מתוך המסע עם ד"ר נאראם ששינה את חיי!

בדפים הנותרים ישנו אפילוג (עם עדכון לגבי מה שקרה מאז ואיך זה קשור אליכם), הערת המחבר (עם מידע על מתנה יקרה מפז שיש לי עבורכם) ונספח (עם מילון מונחים של מילים חדשות, כמה בונוסים סודיים עתיקים ומידע מועיל נוסף).

ראשית, רציתי לחלוק אפילוג קצר שאני חושב שתיהנה ממנו.

אפילוג

הכוונה אלוהית, סודות לריפוי עצמי והעקרונות להפיכת חלומותיכם למציאות

אל תכתוב את שמך על החול, גלים ישטפו אותו. אל תכתוב את שמך בשמיים, הרוח עלולה להעיף אותו. כתוב את שמך בלב האנשים שאיתם אתה בא במגע. שם הוא ישאר.
- מחבר לא ידוע

דאקה, בנגלדש (שלוש שנים לאחר מכן)

המטוס נחת. ד"ר ג'ובאני ואני נכנסנו לשדה התעופה ולא ידענו למה לצפות. למרות שבמהלך ארבע השנים מאז שנפגשנו לראשונה טיילנו יחד לעתים קרובות, אף לא אחד מאיתנו היה בבנגלדש. הפחד שלנו התפוגג במהירות. קציני ההגירה ושוטרי הגבולות היו ידידותיים, מועילים ומצחיקים. גיליתי שבנגלדש נפרדה מהודו כחלק מפקיסטן בשנת 1947, לפני שהפכה לאומה עצמאית בשנת 1971. מאז היו למדינה שתי ראשות ממשלה נשים. הייתי צריך להתמודד עם הדעות הקדומות שלי לגבי האופן שבו תפסתי מדינה מוסלמית. למרות שבכלי התקשורת האמריקאיים הדגישו שמספר מדינות מוסלמיות לא מתירות לנשים

לנהוג, הפתיע אותי להיווכח שלמדינה המוסלמית הזו כבר הייתה ראשת ממשלה שנייה. בארצות הברית עדיין לא הייתה לנו אפילו נשיאה אחת.

לאחר שקיבלנו את המזוודות פגשנו בלובי את קאלים חוסיין.

"א סלאם עליכום," הוא בירך אותנו בברכה המסורתית בבנגלדש שמשמעותה "שלום עליכם".

לפני שהגעתי למדתי את התגובה הנכונה: "וועליכום – א סלאם," כלומר "ועליכם השלום."

"הבת שלי מצפה מאוד לראותך," הוא אמר.

יצאנו אל מחוץ לשדה התעופה וראינו מספר אנשים ובתוכם צעירה יפהפייה. כשהתקרבנו זיהיתי את עיניה ואת חיוכה. בהיתי בפליאה.

"א סלאם עליכום, ד"ר קלינט, ד"ר ג'ובאני," אמרה.

ראבאט הייתה עכשיו בת ארבע-עשרה. תהיתי מי הנערה הזו, כל כך יפה, כה אינטליגנטית, כל כך חיה? היא הייתה לא אחרת מאשר אותה ילדה קטנה שהתעוררה מתרדמת בבית החולים במומבאי. אף על פי שהמראה שלה השתנה לחלוטין בשלוש השנים שחלפו מאז שראינו אותה, היה קולה זהה לחלוטין. האינטונציה העדינה והקצבית שלו הייתה מנגינה מרגיעה לאוזניי ולנשמתי.

"וועליכום – א סלאם," אמרתי ובקושי הייתי מסוגל לדבר.

לא יכולתי להסיר את עיניי ממנה. האנגלית שלה הייתה טובה עוד יותר מאז שנפגשנו קודם. היא שידרה אדיבות וביטחון מדהימים. לא המתנתי עוד זמן רב בטרם שאלתי אם אוכל לצלמה. כשעמדה ליד ד"ר ג'ובאני, שמתי לב שהם היו כעת כמעט באותו גובה.

שנה קודם לכן קיבלתי בקשה לחברות בפייסבוק. בהתחלה לא זיהיתי ממי היא הגיעה. שמחתי להבין שמדובר היה ברבאט! זה השיב אליי את כל הרגשות שחוויתי בעת ההתאוששות המדהימה שלה. כמה העולם הזה מעניין, חשבתי. עד כמה כולנו קשורים זה בזה בצורה מורכבת.

ברגע שנכנסנו לרכב, שאלתי אותה על עניין שסקרן אותי: "מדוע שמך בפייסבוק הוא סוון בלה?"

"אתה מכיר את הספר דמדומים?" היא שאלה.

"כן."

"זה שם הדמות הראשית."

"קראת את הספר?" שאלתי.

"לא, פשוט אהבתי את השם."

שנינו צחקנו.

243 | אפילוג

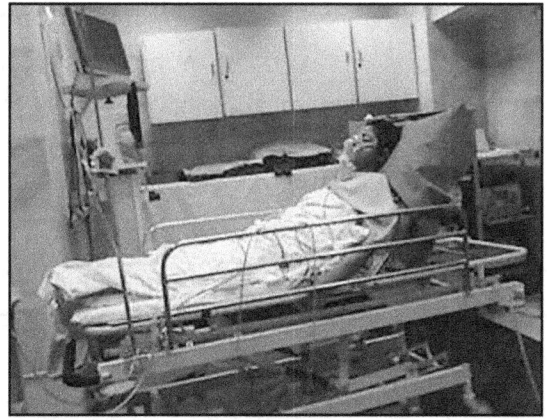

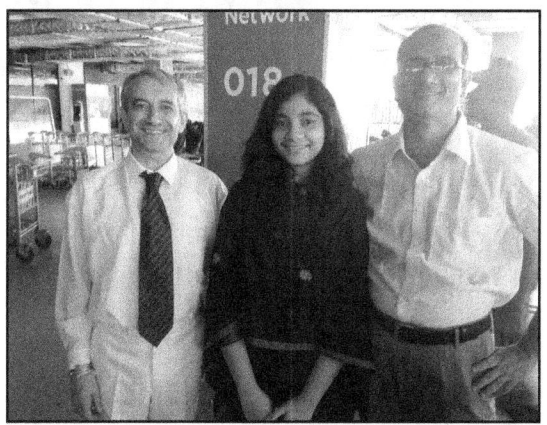

למעלה: רבאט כשפגשנו אותה לראשונה בבית החולים במומבאי.
למטה: עם ד"ר ג'ובאני ואביה בשדה התעופה בדאקה.

"מה שלומך עכשיו?" שאלתי אותה.
"חזקה כמו סוס."
לאחר שהגענו לביתה קיבלו את פנינו רשמה, אמה של רבאט, אחיה וכמה קרובי משפחה. רשמה שמחה לקבל את פנינו.
"בבנגלדש יש לנו מסורת לתת משהו מתוק לאורחים שלנו," אמרה והוציאה צלחת מלאה במגוון מתוקים שמעולם לא ראיתי.
"גם לנו יש מתנה עבורך," אמר ד"ר ג'ובאני.
"לא, המתנה היא אתם, שבאתם. אנחנו כל כך שמחים," אמרה רשמה.
ד"ר ג'ובאני הביא מד"ר נאראם מספר צמידים ומדליונים לרבאט ולמשפחתה.
הם הגישו לנו ארוחה נהדרת עם אורז וירקות ואחר כך מתוקים נוספים. דיברנו, לעיתים במאמץ להבין זה את זה, אבל צחקנו וחייכנו הרבה.

לאחר הארוחה רבאט ודאניש (מבוטא דה-ניש), אחד משני אחיה הצעירים, הלכו איתנו לראות את בית הספר שלהם.

לדאניש היה אותו שיער כהה, עיניים נוצצות וסקרנות לגבי העולם שהיו לרבאט. הוא היה נעים הליכות, ידידותי ואינטליגנטי מאוד. הוא היה נלהב לגבי החיים וזה היה מידבק.

כשצעדנו ארבעתנו ברחוב הצר בדרך לבית הספר, חלפנו על פני דוכני מזון וחנויות. אנשים התעכבו על המפתנים. פרות ותרנגולות הסתובבו ברחובות ועצרנו כדי להאכילן. רבאט ודאניש קנו קוקוס לכל אחד מאיתנו מאחד הדוכנים והמוכר פיצח אותם עבורנו בסכין החדה שלו. שתינו את המים המתוקים היישר מתוכם ודאניש הראה לי כיצד לאכול את העיסה הלבנה שבתוך אגוז הקוקוס.

קבוצת ילדות קטנות עקבה אחרינו, וחשבתי שהילדות אולי רעבות. הצעתי להן מעט מהקוקוס שלי. הן הסתובבו ונמלטו מהר ככל שהצליחו ונעלמו מאחורי פינה. רגע לאחר מכן ראינו שהציצו והביטו בנו, דיברו וצחקקו זו עם זו. עד מהרה שמתי לב שכולם הביטו בנו כשעברנו ברחובות.

"הם סקרנים," אמר דאניש וצחק. "הם לא רואים לעיתים קרובות זרים כמוכם."

"איך הם יכולים לדעת שאנחנו זרים?" שאלתי.

"אתם כל כך גבוהים ועורכם כל כך חיוור. אתה יודע איך אנחנו מכנים אנשים כמוכם?"

"איך?"

"אנשים מתים," הוא אמר. "בגלל שהעור שלכם כה חיוור, נראה כאילו אתם כבר מתים. אתם נראים כמו ערפדים."

צחקנו מכמה זה נשמע מצחיק.

עד שהגענו לבית הספר, כבר עקבה אחרינו קבוצה גדולה של ילדים. רציתי ליצור איתם קשר ושאלתי אותם, בעזרת דאניש, אם היו מוכנים לשיר שיר. הם התחילו לשיר את ההמנון הלאומי של בנגלדש וקולותיהם הצעירים התמזגו בצורה הרמונית.

ילדים נוספים ומספר מבוגרים התכנסו לחזות באירוע. ברגע שסיימו את שירם, קם ד"ר ג'ובאני ושר לעיני כולם את ההמנון הלאומי של איטליה. כולם אהבו את זה.

לא יכולתי לחכות לשיחה עם הוריי. רציתי כבר לספר לאמי ולאבי על החוויה המדהימה והמשמעותית של המפגש עם רבאט והשהות בבנגלדש. ידעתי שאבי אהב מאוד לשמוע כל פרט מהנה ומרתק מנסיעותיי.

כאשר רבאט הראתה לנו את בית הספר, היא הסבירה שזה בית ספר בשפה

האנגלית ואחד המקצועות הטובים ביותר שלה הוא מתמטיקה והיא נתנה לנו דוגמה: "כשהייתי בתרדמת, הרופא הראשי בבית החולים המליץ לנתק אותי ממכונת ההחייאה ולתת לי למות. רופא אחר נתן לי סיכוי של 10 אחוז לשרוד. אבל ד"ר נאראם לקח את ה-10 אחוזים בריבוע."

"למה את מתכוונת?" שאל ד"ר ג'ובאני.

"הוא לקח את זה בריבוע," היא הסבירה, "עשר בריבוע שווה לעשר פעמים עשר. ד"ר נאראם נתן לי סיכוי של 100 אחוז לשרוד."

כולנו חייכנו וצחקנו.

"איך את מרגישה עכשיו?" שאלתי.

"עכשיו אני מרגישה 110 אחוז."

ואז רבאט נהייתה רצינית. "אמא אמרה לי שהיא ויתרה על הכול," אמרה. "כשלקחה אותי להודו לטיפולים בבית החולים, כל הכסף שלנו אזל. היא הייתה רחוקה מאבי, מילדיה האחרים, ממשפחתנו, מהבית – מהכול. הפסדנו הרבה ובכל זאת היא אמרה שהיא מצאה את הדבר הכי חשוב וזכתה בו – אלה החיים שלי."

ראבאט ודאניש לקחו אותנו לפגוש בני משפחה נוספים שגרו בקרבת מקום. כולם כיבדו אותנו במתוקים. ד"ר ג'ובאני ואני כבר היינו מלאים ולקחנו בנימוס את אלה הקטנים ביותר. פגשנו את הוריו של אחד מבני הדודים הצעירים שלהם. הבנו שהם היו חולים וסבלו מהקאות. ד"ר ג'ובאני נתן להם כמה צמחי מרפא ותרופות ביתיות.

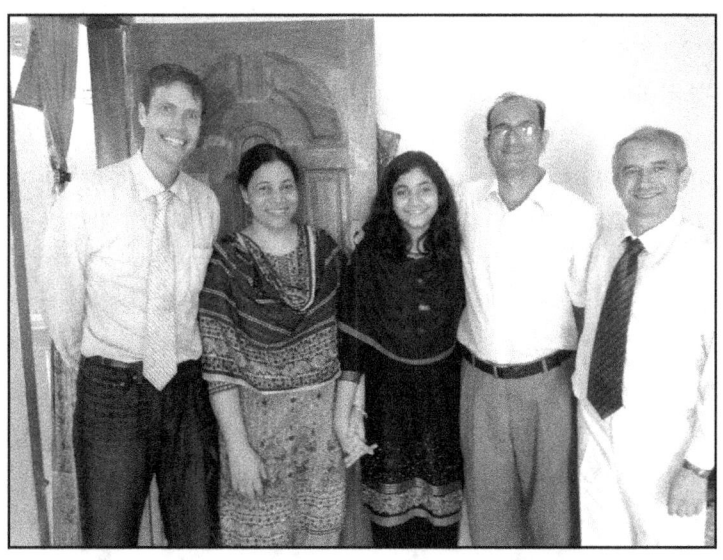

משמאל: אני, רשמה, רבאט, אביה וד"ר ג'ובאני בביתם בבנגלדש.

כשחזרנו לביתה של רבאט, הקראתי את הפרקים הראשונים מהספר באוזני רשמה, רבאט ומשפחתה.

הם הקשיבו בתשומת לב, חיו מחדש כל פרט ושיתפו בהקשרים נוספים.

"האם תשתף את הסיפור שלנו?" שאלה רשמה.

"כן, אני חושב שזה יביא תקווה לכל כך הרבה אנשים," אמרתי. "אני מתאר לעצמי שהם יתמלאו השראה מעצם הידיעה שאם ילכו בעקבות ליבם ויקשיבו לקול הפנימי שמגיע מאלוהים, שניתן לקרוא לו הרוח או אללה, ריפוי עמוק יותר שכזה יהיה אפשרי עבורם. הסיפור שלכם שינה את חיי, ואני מקווה שהוא יעזור גם לרבים אחרים."

"היינו בתחתית הייאוש," אמרה רשמה. "אבל היה פתרון, הייתה תקווה. אנא ספר את סיפורנו כך שיותר אנשים יוכלו לדעת. זה נס – רבאט איתנו."

הטלפון של ד"ר ג'ובאני צלצל. היה זה ד"ר נאראם שביקש לדבר עם רבאט תחילה ואחר כך עם רשמה. היא הייתה מוצפת דמעות בזמן שדיברה איתו. נזכרתי בפעם הראשונה שראיתי אותה, וכמה שונות היו הדמעות האלה מהדמעות שראיתי על לחייה אז. לבסוף היא הגישה לי את הטלפון.

"עכשיו אתה יודע," אמר ד"ר נאראם באיטיות, "איך אני יכול לישון טוב כל כך בלילה. אתה ראית מספר מקרים, אבל תחשוב כמה מקרים היו ב–36 השנים האחרונות לעבודתי ובאלפי השנים של השושלת שלי. זה לא אני. אני יודע זאת. אבל אני אסיר תודה על היותי חלק מזה. אני מודה בכל יום למאסטר שלי שלימד אותי את הסודות האלה, כדי שאוכל לשרת אחרים."

"אתה עוזר לאנשים באופן עמוק," אמרתי והרהרתי במה שראיתי וחוויתי מאז שפגשתי את ד"ר נאראם ובכמה שלמדתי על לב האדם, על תקווה, על ריפוי וחסינות. "הלוואי שאנשים נוספים יוכלו לפגוש אותך, ד"ר נאראם."

"זכור, לא אני הייתי זה שעזר לרבאט, זה היה ד"ר ג'ובאני. אפילו לא הייתי צריך להיות שם, כשעקרונות ושיטות הריפוי העתיקות היו שם. והייתה זו אמונתה של אמה, רשמה, שיצרה את השינוי. כל מי שבוערים בו רצון ואמונה מסוג זה יכול ללמוד להשתמש בסודות העתיקים הללו כדי להועיל לאחרים ולשנות את חייהם. במובן מסוים, אני מניח שתוכל לקרוא להם סודות לריפוי עצמי."

לפני שנפרד אמר ד"ר נאראם, "להשיב בריאות וחיים זה דבר אחד. עכשיו עולה השאלה האמיתית לרבאט, אליך קלינט, אליי ואל כולם – 'מה אנחנו עושים עם החיים שלנו בזמן שיש לנו אותם?' מה שאני הכי מבקש עבורך זה שתגלה מה אתה רוצה ואיך לבטא את חלומותיך במציאות." לפני שסיים את שיחת הטלפון

אמר ד"ר נאראם בנחישות, "כאשר אתה באמת מבין את עקרונות המדע העתיק הזה קלינט, זה ישנה את הכול."

רק כעת, לאחר יותר מעשור מאז הפגישה הראשונה עם ד"ר נאראם, אני יכול לראות עד כמה אמירה זו התבררה כנכונה.

הערות היומן שלכם

מה הן התובנות, השאלות או ההבנות החשובות ביותר שקיבלתם בעת קריאת ספר זה?

_____

_____

_____

_____

מה הייתם רוצים להתחייב לעשות אחרת בחייכם, אם בכלל, מנקודה זו ואילך?

_____

_____

_____

_____

אחרית דבר

ניסי אהבה מיסטיים

כשהתלמיד מוכן, המורה מופיע. כשהתלמיד באמת מוכן, המורה נעלם.
- לאו צו

קראתם עכשיו את הספר המספר את סיפורה של השנה הראשונה שלי עם ד"ר נאראם. המסע שלי איתו נמשך למעלה מעשר שנים וכעת אתם חלק ממנו.

התחלתי את הספר הזה במילים, "אתם לא קוראים את המילים האלה במקרה... אני מאמין שהובלתם אל הספר הזה בנקודת זמן זו מסיבה מסוימת."

האם אתם יודעים כבר מהי הסיבה שלכם? מה עשתה לכם קריאת הספר? אשמח לתמוך בכם במסע שלכם אל המקום אליו תוביל אתכם דרככם כעת. בהערות המחבר שבהמשך, אעניק לכם מתנה הכוללת משאבים יקרי ערך שאספתי עבורכם.

אולם לפני כן, אני רוצה לחלוק מליבי אל ליבכם חוויה שקרתה ממש לפני פרסום הספר. היא ממחישה כמה יקר כל יום בחיינו.

ב-19 בפברואר 2020, קיבלתי חדשות קורעות לב שהודיעו לי שעליי למהר להגיע ללא דיחוי למומבאי, מכיוון שד"ר נאראם נפטר במפתיע. בהתחלה לא

יכולתי להאמין. אפילו כשהרופאים הכריזו עליו כמת, חשבתי שהוא ימצא דרך מילוט מגורלו.

ד"ר נאראם נסע לבדו לסיור בנפאל ובדובאי. בדרך כלל ליוויתי אותו בכל סיור, אך הפעם הוא ביקש ממני להישאר בהודו ולהשתתף בכנס שנערך בדלהי. קיבלתי ממנו הודעות ושיחות טלפון בכל יום בזמן שהותו שם. הוא חלק עימי את הבהירות ואת תגליותיו החדשות. הוא סיפר לי למשל בהתלהבות שראה עשרים ושבע מגמות ואתגרים עיקריים שהעולם נע לקראתם, בכללם מגיפה שתפרוץ מנגיף וכיצד סודות הריפוי העתיקים יכולים לסייע בכל אחד מהם. כששוחחנו על האתגרים הבאים, הייתי אסיר תודה על כך שאל מול כל מה שממתין לנו, יש לנו את ד"ר נאראם ואת הסודות העתיקים שיסייעו בידינו.

אחד המטופלים האחרונים שד"ר נאראם ראה בדובאי, אמר לי, "הוא היה מלא באנרגיה חיונית, נגע בליבנו, נתן לנו תקווה והצחיק את כולנו. מעולם לא חשבנו שזו עלולה להיות הפעם האחרונה שלנו במחיצתו."

כאשר ד"ר נאראם עלה על טיסתו בחזרה להודו, הוא התקשר לביתו ושוחח עם בנו קרושנה, אשתו סמיטה וכמה מבקרים ששהו בביתו, אינגה וג'ק קנפילד (ג'ק הוא המחבר המשותף של סדרת הספרים מרק עוף לנשמה). הם הגיעו להודו, כמו אבי, כדי לחוות חודש של ריטריט בריאות של פאנצ'ה קארמה. השיחה שניהל ד"ר

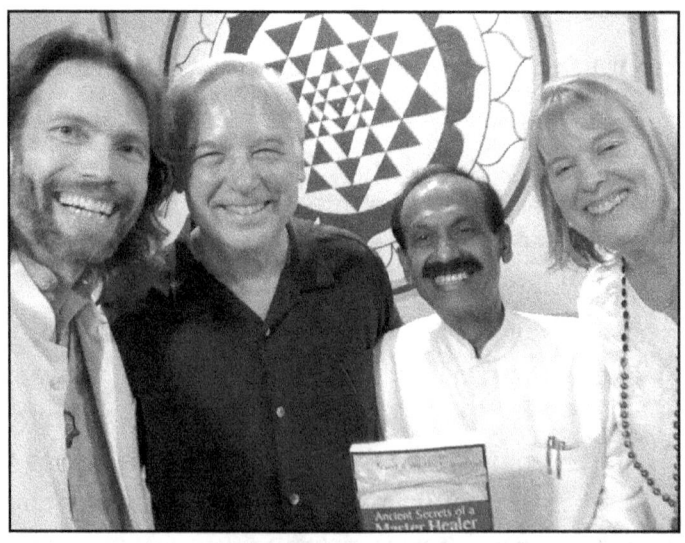

ד"ר קלינט ג. רוג'רס עם ג'ק ואינגה קנפילד וד"ר נאראם.
התמונה צולמה יום לפני שד"ר נאראם עזב את הודו בדרכו לנפאל.

נאראם עם כל אחד מהם הייתה קלילה, משמחת ומלאת אהבה.

ברגע שטיסתו נחתה במומבאי, התקשר ד"ר נאראם לווינאיי לומר שהגיע בשלום ושאל אם המכונית שם כדי לאסוף אותו. איפשהו בין היציאה מהמטוס למעבר המכס, דיווחו אנשי שדה התעופה כי ד"ר נאראם התמוטט לפתע. הוא הובהל מיד באמבולנס לבית החולים, שם הכריזו עם הגעתו על מותו. מבלי לבצע נתיחה, הם טענו כי סיבת המוות הייתה אי ספיקת לב והגופה נשרפה כעבור פחות מ–12 שעות. בהודו נהוג לשרוף את הגופה מהר מאוד, שכן קיימת האמונה כי אז הרוח יכולה להיות חופשייה יותר להמשיך בדרכה.

ראשי לא הצליח לקלוט דבר ממה שקרה. הייתי עם ד"ר נאראם בברלין רק כמה חודשים קודם לכן, רופא גרמני ביצע אז מספר בדיקות לב ומצא שליבו מתפקד בטווח הנורמלי של גבר בגילו. זו סיבה נוספת לקושי שהיה לי להאמין לחדשות.

מאחר שעדיין הייתי בדלהי, מיהרתי מיד חזרה למומבאי. גופי חש קהה והמום כשעליתי על מונית היישר משדה התעופה למשרפה. כשפילסנו דרך בתנועה הצפופה, מחשבות מכאיבות המשיכו להתרוצץ בראשי. "זה לא יכול להיות. הוא נראה כל כך בלתי מנוצח! איך זה יכול היה לקרות למנטור שלי, למורה שלי, לחבר שלי?! אנחנו זקוקים לו!" המונית שלי הגיעה מיד אחרי שמשפחתו של ד"ר נאראם הגיעה עם הגופה למשרפה.

כשעברתי בין קהל האנשים לעבר גופתו, יצרתי קשר עין עם כל אחד מהאנשים ומבול של זיכרונות שטף אותי. הכרתי את סיפוריהם וידעתי עד כמה ד"ר נאראם אהב אותם ועזר לכל אחד מהם. לא יכולתי לעצור את הדמעות. ככל שהמציאות של פטירתו הייתה נוכחת יותר, חשתי את נטל האובדן הכבד מנשוא – בשביל כל אלה שהכירו אותו ובשביל כל אלה שלא יוכלו לפגוש אותו עוד.

בשנים האחרונות לחייו של ד"ר נאראם שימשתי כצל עבורו. כעת חיבקו אותי אחיו, תלמידיו וחבריו הקרובים. רבים אמרו כמה היו אסירי תודה על פועלי – איסוף הסודות וסיפורי חייו של ד"ר נאראם.

לא די שהיה קשה מספיק עבורי להכיל את רגשותיי, דמיינו כיצד חשתי בעת שעברתי ליד בנו של ד"ר נאראם. כשנפגשנו לראשונה, קרושנה היה בן עשר. כעת הוא היה בן עשרים והיה אחד מחבריי הטובים ביותר במשך שנים. חודש קודם לכן ראיתי את קרושנה מדבר לפני קהל של 300,000 איש ונוגע בלב כולם. נסענו יחד לארצות הברית, נפאל ואירופה וחווינו כל כך הרבה יחד ועם זאת מעולם לא צפינו רגע שכזה. כשהנחתי את זרועי סביב כתפו כדי לתמוך בו, זרם דמעות טרי עשה את דרכו במורד לחיי.

ואז היה זה קרושנה שניחם אותי. הוא דיבר אליי ואל אחרים שהיו בקרבתנו

בקול רגוע וברור. "אתה יודע שהוא אינו הגוף שלו. הגוף שלו הוא בדיוק כמו חולצה ועכשיו הוא הלך להשיג חולצה חדשה. אין להתאבל על מותו, אלא לחגוג את חייו."

חשתי יראת כבוד. איך היה קרושנה כה מקורקע, חכם ואוהב, גם במצב הקשה ביותר הזה? הוא עבר מאדם לאדם, אחז בידיהם של האנשים, לעיתים הניח את ידו על ליבם או סביב כתפם וניחם כל אדם שבו הוא נגע.

בזמן שהייתי עד לכך הרגשתי ששמעתי את קולו של ד"ר נאראם בראשי, עם מילים מרירות מתוקות שעלו בזיכרוני. עשרות פעמים במהלך השנים שבילינו יחד, בכל פעם שהוא התלהב כשרק למדתי את אחד מסודות המפתח של שושלתו, אמר לי ד"ר נאראם בשמחה, "אני כל כך שמח שלמדת סוף סוף את הדבר הזה! עכשיו תוכל לחלוק את זה עם קרושנה ועם אחרים בעתיד." אולם, כשצפיתי בקרושנה עכשיו, הרגשתי שיש הרבה דברים שאני רוצה ללמוד ממנו.

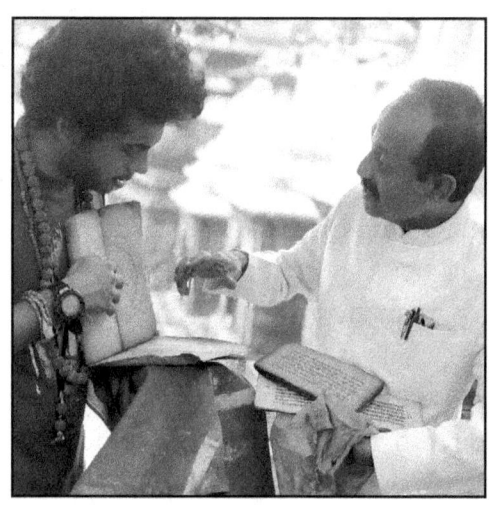

ד"ר נאראם מלמד את בנו, קרושנה, עקרונות סודיים בפעולתן של תרופות הסידהא-ודה העתיקות.

במהלך עשר השנים האחרונות צילמתי תמונות וסרטונים רבים של ד"ר נאראם ברחבי העולם, שתיעדו את שליחותו ועבודת הריפוי שלו. מתוך הרגל שלפתי את הטלפון שלי כדי ללכוד גם כמה רגעים במשרפה, עד שזה היה עבורי יותר מדי. התחושה הייתה כל כך סוריאליסטית לצלם את גופתו, שוכבת בשלווה על קרש עץ ומכוסה בזרי פרחים. החזרתי את הטלפון לכיס והחלטתי פשוט להיות נוכח. כשהסתכלתי עליו שוכב שם, רציתי מאוד שהוא יקום, יספר לנו סיפור שיעורר אותנו, יגרום לנו לצחוק ויעזור לנו להרגיש שהכול יהיה בסדר. אבל הוא פשוט שכב שם, עיניו עצומות וחסרות תנועה.

לאחר כמה טקסים, הקיפו הגברים ממשפחתו של ד"ר נאראם את גופתו והרימו אותה. אחיו הגדול של ד"ר נאראם, וידיוט, סימן לי להצטרף כאחד מבני המשפחה לנשיאת הגופה. סובבנו את הגופה סביב ערימת העץ מספר פעמים

ובסופו של דבר הנחנו אותה עליה.

זמן קצר לאחר מכן קרושנה החזיק לפניו פיסת עץ בוערת והצית את מיטת מנוחתו האחרונה של ד"ר נאראם. כשצפיתי בלהבות שהחלו לעלות ולהתפצפץ סביב גופתו, הרהרתי בכל אותן שנים שחזיתי בו כה מלא חיות ואנרגיית ריפוי. לפעמים היינו נשארים במרפאה עד שלוש או ארבע לפנות בוקר והייתה לו עוד יותר אנרגיה מאשר בתחילת היום.

כשקרושנה עמד ליד הגופה הבוערת, נזכרתי ברגע יקר מפז שהיה לי במחיצת שניהם רק כמה שבועות לפני כן. היום הארוך האחרון במרפאה בהודו הסתיים אחרי חצות וכולנו חשבנו שאנחנו חוזרים הביתה. ד"ר נאראם לעומת זאת, הפתיע את תלמידיו ואת קרושנה והוציא את כולנו לרחובות מומבאי. תא המטען של מכוניתו היה מלא בשמיכות ואנחנו בילינו את השעות שלאחר מכן בחיפוש אחר גברים, נשים וילדים חסרי בית ברחובות וכיסינו אותם בשמיכות בזמן שישנו.

למרות שזו לא הייתה הפעם הראשונה שעשינו זאת, תהיתי מדוע בסוף יום מרפאה כה ארוך, רצה ד"ר נאראם לקחת את כולנו לפעילות הזו. הוא אמר לי, "קלינט, למרות שהיום שלנו בקליניקה הסתיים, האנשים האלה עדיין סובלים מקור. עלינו לעזור להם. כשהייתי צעיר ונזרקתי מביתי הייתי צריך לישון בלילה הראשון ברחובות ואני זוכר כמה בודד הייתי וכמה קר היה לי. במהלך אותו לילה זר כיסה אותי בשמיכה. שמתי לב לכך רק כשהתעוררתי. לעולם לא אדע מי הוא היה, אבל בירכתי אותו והתחייבתי בעתיד לעזור לאחרים שהיו כמוני במצוקה." תיארתי לעצמי עד כמה אסיר תודה הוא היה, לאחר שהוצא מביתו וישן ברחובות, כשהאהבה נגעה בו באותו רגע קריטי שהוא היה זקוק לה ביותר. "כשאתה עושה דבר כזה באופן אנונימי, ללא צורך בתמורה, בסופו של דבר אלוהים מברך אותך בתחושה ששום כסף לא יוכל לקנות," הוא אמר.

כששמיכת האש חיממה כעת את גופתו של ד"ר נאראם, נזכרתי בשנים שהייתי איתו ובהן כל מאות השמיכות שהנחנו על אנשים שישנו בפינות הרחוב ומתחת לגשרים. נזכרתי גם במבט על פניהם של חלק מהאנשים, שהתעוררו לנוכח חסדם של זרים. לכל מקום שהלכתי עם ד"ר נאראם, תמיד היו ברשותו מזון או כסף, ברכבו או בכיסו, על מנת לתת לכל אלה שפנו אליו במצוקתם – אנשים, בעלי חיים, כולם. לדבריו, "המאסטר שלי לימד אותי ש'אדיטי דבו בהאווה' (אורחים הם כמו אלוהים) הוא לא רק מושג, אלא דרך חיים." ראיתי שזה היה כך עבורו. לד"ר נאראם תמיד היה מה לתת לילדים חסרי בית שבאו לדפוק על חלון מכוניתו או עוגיות כדי לתת לכלבי רחוב רעבים שחצו את דרכו, ללא חשיבות לשעה המאוחרת או לכמות העבודה שהייתה לו באותו יום.

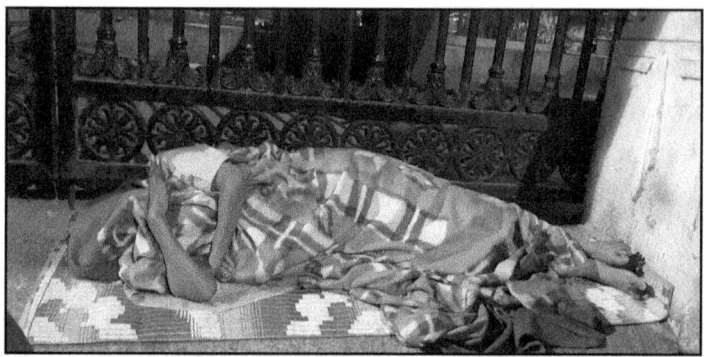

דייר רחוב שחיבק את השמיכה שקרושנה הניח עליו.

באותו לילה, כשהסתובבנו והנחנו שמיכה אחר שמיכה על האנשים, ראיתי שד"ר נאראם היה מאושר יותר ויותר. כשד"ר נאראם ואני צפינו בקרושנה חוצה את הרחוב כדי להניח שמיכות על אישה וילדיה, חסרי הבית הישנים, הוא נאנח ואמר לי, "אני רוצה שקרושנה ידע שככל שאדם רם יותר, עליו להיות עניו יותר. אנשים לא מגיעים אליי מרחבי העולם כי אני 'רופא גדול'. הם באים כי אני אוהב אותם, כי אני מבין אותם ובגלל שאני מוצא פתרונות לבעיות הבוערות שלהם. כשאני רואה את קרושנה עושה את זה בכל כך הרבה אהבה, אני מרגיש כה גאה. אני מבין שאני כבר לא צריך לדאוג לו, מכיוון שהוא יודע שאין ברכה טובה יותר מאשר כשאדם באמת יכול לאהוב ולשרת אנשים נזקקים."

מותו של מאסטר, לידתה של תנועה

בראיון הרדיו הראשון שלי לאחר פטירתו של ד"ר נאראם, שאל אותי המנחה שאלה שלדעתי כל כך הרבה אנשים ברחבי העולם שאלו את עצמם. "המאסטר של ד"ר נאראם חי כל כך הרבה שנים ובכל זאת ד"ר נאראם נפטר כה צעיר, רק בן 65. איך זה ייתכן?"

התחלתי להשיב למנחה ברדיו, "יש דברים שאולי לעולם לא נדע את הסיבה להם..." אני מניח שסביר שכולנו קיבלנו כמובן מאליו שד"ר נאראם יחיה זמן רב יותר וכך הנחנו. אבל בסופו של דבר, על אף הסודות העתיקים, כולנו בני תמותה.

255 | אחרית דבר

איננו יודעים מתי תהיה נשימתנו האחרונה. חשבתי על החוויה שלי עם רבאט בטיפול נמרץ, שמתי לב לאוויר שנכנס ויצא מריאותיי, והבנתי שכל נשימה היא מתנה.

בעת שעצרתי לנשום נזכרתי במילים היפות שאחותי אמרה לי: "האמת לגבי המוות היא שאף אחד לא יכול לעכב אותו לנצח. וחשוב יותר מאיך הוא מת הוא איך חי ואיך אהב."

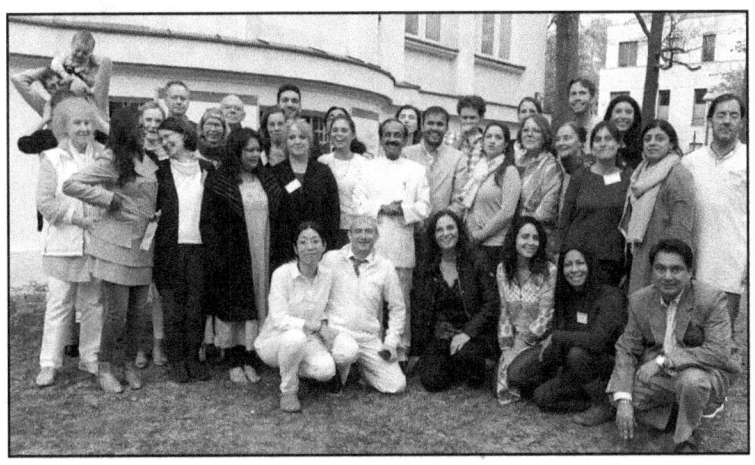

ד"ר נאראם עם תלמידיו בקורס הסמכה למסורות ריפוי עתיקות באוניברסיטה בברלין.

בן רגע נדדו מחשבותיי לכל האנשים שד"ר נאראם אהב: מטופליו, חבריו ומשפחתו. חשבתי על רבים מתלמידיו שהוא אהב, שטרם הוזכרו בספר זה, כמו סנדייה מיפן; ד"ר מהטה, סאהג', פראניטה ואחרים מהודו; אלווארו ווידה מאיטליה; סריטה, סאשה ורבקה מאנגליה; יוטה מאוסטריה; ראדו מרומניה; ד"ר סידיקווי מבנגלדש; ריצ'רד מנורווגיה; דיפיקה מאוסטרליה; סויוג'י, אלינור, דוברבקה, ג'ונאס, מירה, אן, פוג'ה, מוקשה ושיטל מגרמניה; וכל כך הרבה אחרים. הייתי אסיר תודה על כל שאר הרופאים והמתרגלים שלימד באיטליה ועל רבים אחרים מרחבי העולם שהשתתפו בקורס ההסמכה של ד"ר נאראם דרך האוניברסיטה בברלין. במשך יותר משלושים ושש שנים הוא לימד כל כך הרבה סטודנטים והיה לי הכבוד להיות אחד מהם.

חשבתי אז על אשתו של ד"ר נאראם, ד"ר סמיטה, שליוותה אותו כל כך הרבה שנים, ניהלה את כל מרפאת הפאנצ'ה קארמה במומבאי וכן הכשירה רופאים אחרים. חשבתי על בנו, קרושנה ועל הגאווה הרבה שחש ד"ר נאראם לגבי האיש שהפך להיות. קרושנה הוכשר בריפוי דופק מהרגע שהיה בוגר דיו כדי לשבת על

ברכיו של אביו וכבר עכשיו יכולתו לעזור לאנשים הייתה מעוררת השראה.

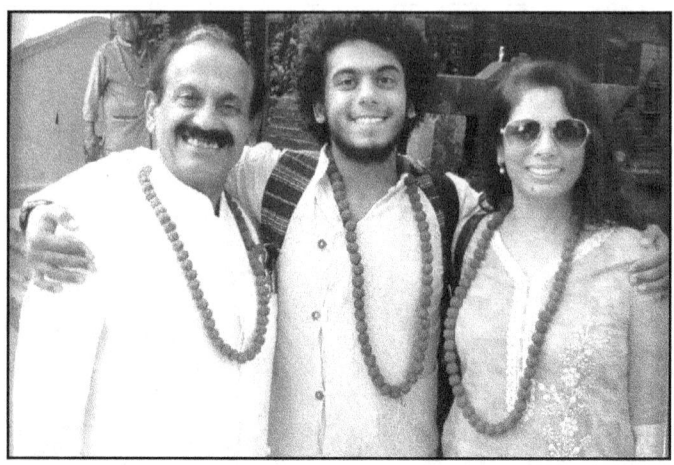

ד"ר נאראם, קרושנה וסמיטה בנפאל.

חשבתי גם על הספר שאתם קוראים עכשיו ועל כל שאר האנשים שילמדו דרכו על מדע הריפוי העתיק. בכל דבר יכולתי לראות כיצד מותו של המאסטר אינו הסוף, מכיוון שהוא כבר הביא ללידתה של תנועה.

התחושה השלווה בליבי עוררה השראה לתשובתי הבאה. למארח הרדיו השבתי בציטוט של לאו צה שחברתי אמרותיה שלחה לי לא מכבר. נראה שהוא הדהד לי כמדויק באותו רגע: "כשהתלמיד מוכן המורה מופיע. כשהתלמיד באמת מוכן, המורה נעלם."

ביטויים של ניסי אהבה מיסטיים

רק כעבור זמן מה הבנתי שהבעיה במילה "נעלם" היא שהיא נותנת את הרושם שאם אדם עזב את גופו, זה הסוף. אבל מה אם האמת היא אחרת? מה אם ד"ר נאראם מעולם לא נעלם בפועל, והוא אף איתנו יותר מתמיד?

בתקופה שחלפה מאז פטירתו של ד"ר נאראם, אנשים רבים דיווחו על דברים מיסטיים שמתרחשים. מספר מנהיגים רוחניים סיפרו לי כמעט באותן מילים, "ליקום/לאלוהים בוודאי היה צורך מאוד גדול, שלקח את ד"ר נאראם כל כך

מהר. עבור נשמה של מאסטר כשלו, עזיבת הגוף בצורה שכזאת מחייבת נסיבות חשובות. כעת, כאשר ד"ר נאראם אינו מוגבל על ידי גוף, הוא יכול ליהנות מעבודת הריפוי שלו בקנה מידה גדול יותר מאי פעם."

שמתי לב שגם אם איננו מודעים לחלוטין לנוכחותו של ד"ר נאראם ברוחו, ישנם דברים מיסטיים וקסומים שקורים כל הזמן מאז פטירתו. נראה שרבים מהם, דרך אגב, נעשים בבירור על ידו. אתם יכולים רק לדמיין את החיוך שלו מהצד האחר בעת שהוא ממשיך לסייע בתזמור של ניסים?

כאחת הדוגמאות לדברים, ישנם כבר עשרות אנשים, בהם קרושנה, סמיטה, ידידתי מינה (שביקרה באותה תקופה בהודו), שסיפרו לי על התגלויות מדהימות של ד"ר נאראם בפניהם מאז פטירתו. בדרך כלל זה היה בחלומם, אך לעיתים זה היה כשהיו ערים. כל התגלות שכזו העבירה מסר או חוויה חשובים לאותו אדם.

גם אתם נמשכתם לקרוא את הספר ואת סיפורו מסיבה כלשהי. לאור זאת, אני מתאר לעצמי שד"ר נאראם מרגיש מחובר אליכם ואולי גם תרגישו בנוכחותו. על אף שבאופן אישי לא ראיתי אותו מאז שעבר מן העולם, הייתה לי חוויה אחת בלתי מוסברת למדי שאני מבקש לחלוק עימכם.

בבוקר שלאחר טקס התפילה עבור ד"ר נאראם, התעוררתי בסביבות השעה 05:30 והרגשתי אבוד ובודד במיוחד. ענן כהה מבשר דיכאון החל לכסות את ליבי. בחוץ היה עדיין חשוך, אבל לא יכולתי לישון. קמתי מהמיטה, נעלתי נעליים ויצאתי להליכה. כעבור עשרים דקות של שיטוט חסר מטרה נוכחתי פתאום שמישהו עוקב אחריי. בהתחלה זה הבהיל אותי, אבל אז ראיתי שזה כלב. היו לו רגליים, ראש וזנב חומים ופרווה שחורה על גבו, כמעט כמו מעיל. בטנו וחלק ניכר מאפו היו לבנים. כשעצרתי להתבונן בו, הוא עצר והתבונן בי. כשהמשכתי ללכת, הוא עקב אחריי מקרוב. הייתי מבולבל. מדוע הכלב הזה עוקב אחריי?

לא היה איתי אוכל וידיי היו ריקות. זו הייתה הליכה ארוכה ולא משנה לאיזו דרך פניתי או באיזו דרך עברתי, הכלב הזה נשאר מאחוריי. זה היה משעשע ומבלבל כאחד. מבעד לעצב שלי בצבצה המחשבה – נזכרתי שלד"ר נאראם היה תמיד משהו לכלבים או לכל מי שבא אליו. שמעתי את קולו במוחי, "אתיטי דבו בהאווה." (התייחס אל האורח הבלתי צפוי כאילו האל/האלה בעצמם באו לבקר אותך.) כשהשמש עלתה והחנויות נפתחו, קניתי כמה רקיקים עבור האורח הבלתי צפוי. הוא ישב בסבלנות על הקרקע והמתין לי. אולם כאשר הנחתי את הביסקוויטים על האדמה לפניו, הכלב רחרח אותם ואז הביט בי שוב מבלי שנגס בהם או אפילו ליקק אותם.

הייתי מבולבל עוד יותר. אם הוא לא היה רעב, אז מה רצה ממני?

המשכתי ללכת ואכן הוא קם, הלך אחריי והשאיר את הרקיקים מאחור לכלב או לבעל חיים בר מזל אחר. באותו רגע כל העצב שחשתי נעלם ואת מקומו תפסה הודיה עמוקה על שהתרחש. כשהלכנו יחד התחלתי להיזכר בדברים רבים שלימד אותי ד"ר נאראם, שלאור פטירתו השפיעו עליי בדרכים חדשות. בעודי חש את הערך של כל החוויה הזו ואת הקסם שבמראה הכלב הזה, שלפתי את מכשיר הטלפון וצילמתי סרטון לייב לחשבון הפייסבוק שלי כדי לשתף אחרים שייתכן שסבלו גם כן מהחדשות על פטירתו של ד"ר נאראם.

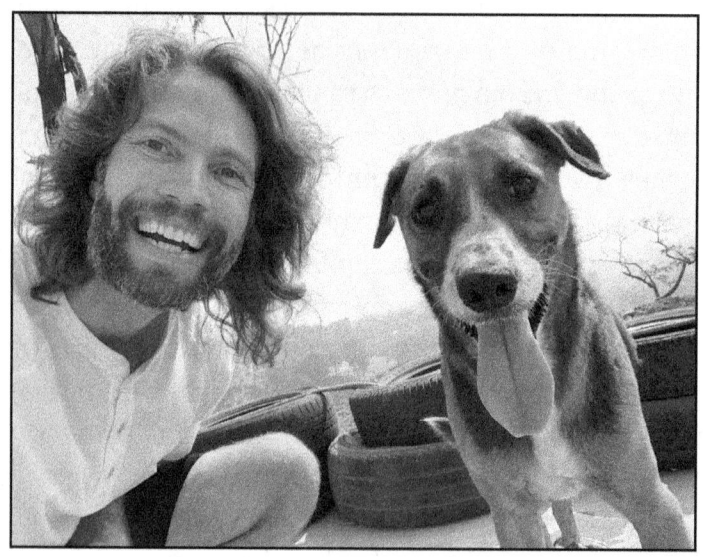

כלב הניסים מיילו ואני אחרי אחת ההליכות הראשונות שלנו יחד.

התגובות לסרטון היו פנומנליות. אנשים בכל רחבי העולם השאירו תגובות על האופן שבו הדבר עזר להם בתהליך הריפוי שלהם. מיד לאחר מכן נפגשתי עם קרושנה. כשראה את הכלב עלו גם בו זיכרונות. התובנות שצפו ועלו ריגשו אותנו.

לעומת זאת, באותו ערב ניצב בפניי אתגר. לא ידעתי מה עליי לעשות כשהכלב ינבח או יילל אם אשאיר אותו מחוץ לדלת. בסופו של דבר החלטתי להתייחס לאורח הבלתי צפוי כאילו באמת אלוהים בעצמו הגיע. הרי לא הייתי משאיר את אלוהים לישון ברחוב, נכון?! לכן הכנסתי את הכלב בזהירות פנימה. הופתעתי לטובה שהוא לא שרט רהיט כלשהו ולא השתין על הרצפה. תודה לאל. הוא פשוט נשכב על הרצפה בכל חדר שבו שהיתי והביט בי. כשהגיע הזמן לישון, הוא הפסיק

לייבב רק כאשר הרשיתי לו לשכב על הרצפה ממש בסמוך למיטתי כשידי מונחת על ראשו.

יש כל כך הרבה שיכולתי לומר על הכלב הנשגב הזה. עכשיו אני מכנה אותו בהיראבה (שהוא התגלמות האלוהים בדמות כלב) או מיילו הניסי – כי מצאתי אותו כשהייתי באנרגיה נמוכה (My Low) ובואו רומם אותי למצב אהבה (My Love). הופעתו הקסומה בחיי עוררה ריפוי עמוק. נוכחותו הראתה לי שאנחנו באמת אף פעם לא לבד. ישנם סימנים של אהבה נשגבת סביבנו וכל שעלינו לעשות הוא לחפשם.

כששמעתי לראשונה על פטירתו של ד"ר נאראם חשבתי, "האם זה הסוף? מה הלאה?" הריפוי שמיילו העניק לי היה תזכורת כה נהדרת שהפטירה שלו אינה הסוף. רק שהסיפור קיבל תפנית שונה ממה שציפינו או רצינו. יש לי עוד הרבה סיפורים מהעבר עם ד"ר נאראם לחלוק איתכם, אך מיילו גם לימד אותי שעוד הרבה סיפורים יגיעו בעתיד.

הדבר שמרגש אותי מאוד הוא שאתם עכשיו גם כן חלק מסיפור מתמשך זה. אני סקרן מאוד לראות איזה חלק תמלאו אתם בהמשך הסיפור ואיזה חלק נחווה יחדיו. התקופה שלי עם מיילו הזכירה לי שכולנו בתוך המסע הזה ביחד ושאף אחד מאיתנו לא באמת לבד.

על פי קווים מנחים אלה, הנה החוויה האחרונה שאשתף בה אתכם. ביום השני שמיילו היה איתי, חברתי מינה ואני היינו צריכים ללכת למרפאה. לא ידעתי מה לעשות עם מיילו. כשהתקשרתי לאובר, מיילו הלך אחריי לעבר המכונית. ברגע שמינה ואני נכנסנו למכונית, מיילו קפץ מיד אחרינו וישב על הברכיים שלי. נהג האובר לא נראה מאושר מכך, אך למרבה המזל החליט להסיע אותנו בכל מקרה.

מיילו ישב על ברכיי לאורך כל 35 דקות הנסיעה. מינה ציינה שמאוד מוזר ומסקרן שכלב רחוב נוהג בצורה שכזאת. כשהגענו למרפאה מיילו קפץ מהרכב ומיד החל לקשקש בזנבו. לא חשתי בנוח לתת לו להתלוות אלי במסדרונות המרפאה, אבל לא הייתה שום אפשרות אחרת. מצאתי הצדקה לכך במחשבתי שמאחר שאנשים רבים הביאו את חיות המחמד שלהם לפגישה עם ד"ר נאראם, הנחתי שהצוות הורגל בכך. באחת הפעמים התרחש בקליניקה דבר מדהים נוסף. תיעדתי אותו בסרטון לייב בחשבון הפייסבוק שלי.

בקומה השנייה של הבניין הכלב עזב אותי והלך היישר למשרד שבו ד"ר נאראם פגש מטופלים. איש צוות פתח את הדלת וכולנו הופתענו לחלוטין כאשר מיילו נכנס היישר פנימה, הרים את מבטו אל תמונתם של ד"ר נאראם וסמיטה עם הדלאי למה ואז הביט בכיסא שבו ד"ר נאראם נהג לשבת. לאחר מכן מיילו התיישב

ממש מול השולחן כאילו הוא שייך למשרד. דמעות החלו לזלוג מעיניהם של חברי הצוות שהגיעו לחזות באירוע המיסטי. גם אני הייתי צריך לחזור ולצפות בסרטון שלי בפייסבוק כדי לוודא שאכן כך קרתה ההתרחשות ושלא היו לי דמיונות שווא.

כאשר רבים מאנשי הצוות הגיעו לראות את מיילו ולהצטלם איתו, התחדשו אצל כולנו תחושות של פליאה והשתאות לנוכח החוויה. זמן קצר אחר כך סגרתי את דלתות המשרד. מינה, מיילו ואני ישבנו שם זמן מה. מינה ואני עצמנו עיניים לתרגול מדיטציה ובזמן השתיקה עלה בי זיכרון על אחת מהפעמים הראשונות שביליתי בחדר הזה, כשביקרתי לראשונה לפני עשר שנים, עם אלישיה בהודו.

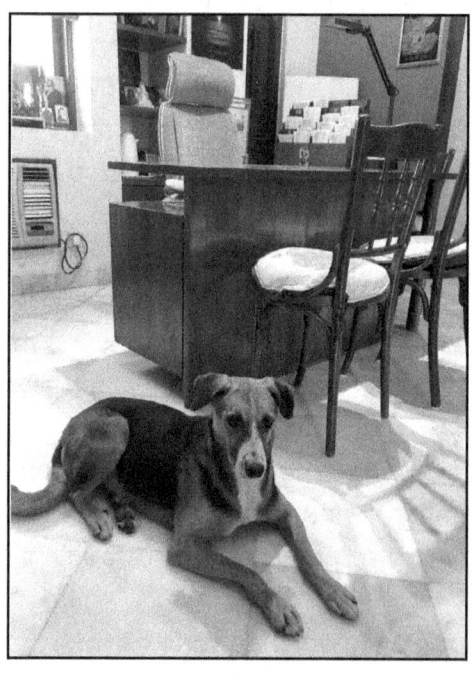

מיילו, יושב על הרצפה מול שולחנו של ד"ר נאראם.

ממש בסמוך למקום שבו רבץ כעת מיילו, שלף אותי ד"ר נאראם החוצה מתוך קהל האנשים שהמתין. חשבתי כמה מוזר שהוא בחר אותי באופן ספציפי כדי לשוחח עימי ולכן הקשבתי בסקרנות כשדיבר, "אני לא יודע למה דווקא אתה, קלינט, אבל אני מאמין בך." הוא השתהה. "אולי יש סיבה שאתה כאן. יש לי תחושה חזקה שתעשה משהו נהדר בחייך, שתצליח לעשות את הדברים שאתה רוצה לעשות." כשידו על זרועי, הוא הביט בעיניי ואמר, "השאלה העיקרית היא, מה אתה רוצה?"

כשעלה בי הזיכרון הזה, חיוך גדול התפשט על שפתיי בשעה שזרם דמעות שטף את לחיי.

וזו השאלה יקיריי שגם אני אשאיר אתכם איתה עכשיו.

מה אתם רוצים?

הערת המחבר

מה הלאה?

חיה כאילו מחר תמות.
למד כאילו תחיה לנצח.
- מהטמה גנדי

א ז מה צופנת הדרך עבורכם? אנשים שואלים אותי, "קלינט, עכשיו כשד"ר נאראם עבר מן העולם, לאן עליי לפנות על מנת לחוות את הסודות העתיקים?"

ד"ר נאראם לימד אותי כי ב-80 אחוז מהמקרים יש דברים פשוטים שביכולתכם לעשות על מנת לרפא את עצמכם. עליכם רק ליישם עקרונות מסוימים ולקבל מעט תמיכה. היכן תגלו עוד דברים?

הירשמו עכשיו לאתר החינמי:

www.MyAncientSecrets.com/Belong

1. תקבלו קישורים לתרגולים בווידאו של ד"ר נאראם, שלי ושל אחרים, בהתאמה לכל פרק, עם תרופות ביתיות, תרופות צמחיות, מרמה וסודות תזונה שיכולים לעזור לכם.

2. תוכלו לראות כיצד לשוחח עם מישהו באופן אישי על מצבכם, אם תרצו.

3. תקבלו קישורים לכל אירוע או תרגול (בשידור חי ומקוון) ותוכלו לגלות כיצד להזמין אותי או מישהו אחר מהמצוות להרצות באירוע שלכם.

4. תוכלו ללמוד עוד על חוברת העבודה הצמודה לספר זה, בשם גלו את עצמכם: יישום סודות קדומים שיכולים לשנות את חייכם (הכוללת תוכן מתקדם שלא נמצא בספר זה). היא תעזור לכם להתאים אישית את החוכמה העתיקה הזו עבור הרווחה הפיזית, הנפשית, הרגשית והרוחנית שלכם, וליישמה.

5. כבונוס מהנה, יצרנו עבורכם משחק שנקרא 30 יום להפעלת הכוח הסודי העתיק שלכם. בזמן שאתם משחקים, זה יכול לעזור לכם לחוות בריאות חיונית יותר, אנרגיה בלתי נדלית ושקט נפשי.

6. תוכלו להתחבר מיד לקהילה שרוצה לחולל שינוי על פני כדור הארץ ותהפכו להיות חלק מהמשפחה שלנו.

אני נרגש לגלות מה יקרה בחייכם כשתצטרפו אלינו.

הערה: ככל הידוע לי, זהו הספר הראשון שפורסם באנגלית על סודות הריפוי העתיקים של ד"ר נאראם. לא נתבקשתי לכתוב ולא קיבלתי תשלום עבור כתיבת הספר. הרגשתי השראה לכתוב את הספר. ספר זה אינו העבודה המקיפה והסופית על ד"ר נאראם ולא על הסידהא-ודה, אלא נקודת המבט האישית שלי בלבד. אני

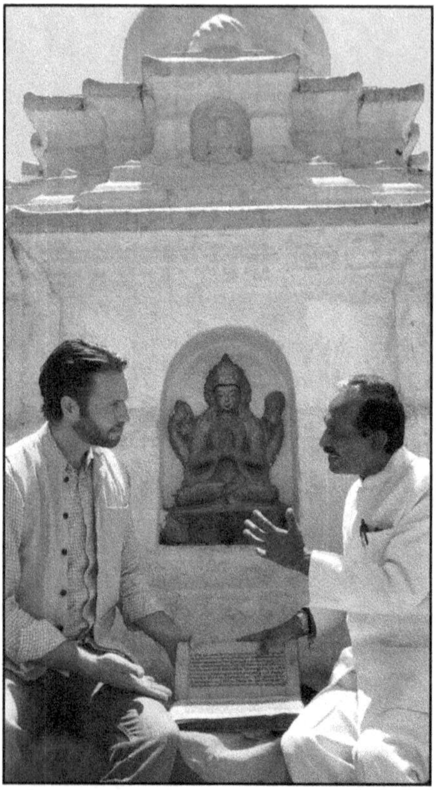

ד"ר נאראם ואני בדיוק באותו מקום בו לימד אותו המאסטר שלו.

מקווה שהוא מבטא ומכבד את האופי התוסס והדינמי של האיש המיוחד והמאסטר הילר שהוא היה, כמו גם את הרגשות של אלה ששיתפו אותי בסיפוריהם. חלק מהאנשים שראיינתי ביקשו להישאר בעילום שם ולכן שיניתי את שמם. השאר נתנו אישור לשתף את סיפוריהם בפומבי ובמקרים מסוימים אישרו לשתף את פרטי הקשר שלהם עם כל מי שירצה בכך. בכמה מהמקרים יצרתי דמויות מורכבות שמסייעות לאלה שביקשו להישאר אנונימיים תוך כדי שמירה על זרימת הסיפור. כל האנשים ששיתפו את חוויותיהם הביעו תקווה שסיפוריהם יסייעו לעורר אחרים הזקוקים לכך ביותר. ערכתי ראיונות וסרטוני המשך עם רבים מהאנשים המוזכרים בספר זה, כמו רבאט, כדי שתוכלו לגלות מה קורה בחייהם כעת. גם את כל אלה תוכלו למצוא באתר החינמי MyAncientSecrets.com.

תודה מיוחדת והוקרה: רשימת האנשים שעליי להודות להם כה ארוכה, שנאלצתי להכניסה לאתר MyAncientSecrets.com. לכל אלה שעזרו בדרך כלשהי בשיתוף הסיפורים, בסקירה, בעריכה ובמתן המשובים על ספר זה, אני קד בפניכם לאות תודה עמוקה. ברכתה של אהבתכם מורגשת בכל עמוד בספר זה.

הספר הבא: מכיוון שספר זה מפרט רק קומץ מאינספור הסיפורים והתרופות הביתיות שתיעדתי, אני כבר עמל על הספר הבא בסדרה, שיכלול סיפורים וסודות משני חיים נוספים. כשתצטרפו לאתר, תוכלו לראות כיצד לקבל עדכונים כאשר הספר הבא יצא לאור MyAncientSecrets.com/Belong.

המסע שלכם: מהטמה גנדי הצהיר כי כולנו קשורים זה לזה. בכל פעם שאדם אחד סובל, כולנו סובלים באותה מידה. לעומת זאת, כאשר אדם אחד נעזר, האנושות כולה מתעלה באותה המידה. אם ספר זה עזר לכם בכל דרך שהיא, אני מזמין אתכם להשאיר ביקורת של חמישה כוכבים באתר Amazon.com ולשתף את מה שלמדתם עם אלה שאתם אוהבים. על כל אדם שבו אתם נוגעים ומסייעים לו להשתפר, האנושות כולה יוצאת נשכרת באותה מידה.

ספר זה למעשה אינו עוסק בד"ר נאראם ומעולם לא התיימר לכך. הוא גם אינו עוסק בי. ייתכן שלעולם לא תוכלו לפגוש אף לא אחד מאיתנו או לעקוב אחר שיטת ריפוי זו.

הספר הזה עוסק בכם ותמיד היה כך. הוא מפנה את הראייה שלכם אל הנשגב שבתוככם והוא שיכול להנחות אתכם אל החוויות, המורים והריפוי המדויקים והמושלמים עבורכם. תקוותי היא שכתוצאה מהצטרפותכם למסע הקריאה בספר זה תרגישו יותר אהבה, רצון לטפל טוב יותר בעצמכם ותחושו השתאות גדולה יותר לנוכח נס החיים.

אתם באמת חלק יפהפה, ייחודי ומבריק מהפסיפס הנשגב של הקיום. החיים אינם קורים לכם אלא עבורכם.

ואתם מקבלים הדרכה. כראיה למציאות זו – אתם קוראים את המילים הללו כעת.

ייתכן שאפילו קיבלתם השראה מודרכת בעת קריאת הספר לגבי מספר פעולות שעליכם לבצע ואני ממליץ לכם לנקוט בפעולות אלה. אולי עלתה בכם מחשבה על אדם שעימו תרצו לחלוק ספר זה. לעולם לא תדעו מי זקוק למתנת האהבה כרגע.

יש לי בקשה קטנה אחת אחרונה מכם.

אני מזמין אתכם עכשיו לשהות למשך כמה דקות, ולעצום עיניים או לכתוב בסגנון כתיבה חופשי וזורם בשורות שמופיעות כאן למטה.

קחו לכם כעת קצת זמן וכתבו על כל רגע, דמות וחוויה מזיכרונכם שתרמו לחייכם ושאתם אסירי תודה עבורם:

_____

_____

_____

_____

_____

_____

התבוננו שוב ברשימה שלכם עכשיו, ובזמן שאתם קוראים כל אחת מהתשובות אמרו בליבכם "תודה" לחיים. ואז לבסוף אמרו "תודה" על המתנה של להיות אתם, בדיוק מי שהינכם, בדיוק היכן שאתם נמצאים, ברגע מדויק זה בזמן. תודה

בדיוק כפי שהונחיתי לעזור לאבי, וכפי שהוצבו בדרכי אנשים וחוויות רבים בצורה מושלמת על מנת להוביל אותי למקום שבו אני נמצא כעת, גם אתם הונחיתם וזו האמת. הונחיתם על ידי אהבה. האמינו שתמשיכו להיות מונחים על ידי האהבה, בדיוק למקום המדויק עבורכם.

אני מקווה שתמיד תזכרו של כל הבעיות שתיתקלו בהן – לכל אחת מהן ישנו פתרון. וכפי שאמר ד"ר נאראם אפילו טוב יותר, "בכל בעיה או אתגר ישנם הזרעים של תועלת השווה להם או עולה עליהם."

נמסטה,
ד"ר קלינט ג. רוג'רס

נ.ב. אשמח להישאר איתכם בקשר, לשמוע את סיפורכם – כיצד הובלתם לקריאת ספר זה ואת חוויותיכם מקריאתו. תוכלו ליצור איתי קשר באמצעות הפייסבוק, האינסטגרם והדוא"ל בכתובת DrClint@MyAncientSecrets.com.

נספח

מדריך למילים חדשות

MyAncientSecrets.com, האתר החינמי ברישום מראש = מתנה עבורכם עם קריאת ספר זה ומשאב ללימוד וליישום מיידי של סודות הריפוי העתיקים הללו בחייכם. התחילו כאן: www.MyAncientSecrets.com/Belong.

אאם (**או אמה**) = רעלים

אגני = מונח קדום המשמש לתיאור אש או כוח עיכול

אטמייטה (**מבוטא אהט-מי-יה-טה**) = עקרון חיים עוצמתי שלימד האריפראסאד סוואמיג'י ונוהג המיושם על ידי חברי האגודה האלוהית של יוגי - לא משנה איך מישהו מתייחס אליכם, אתם יכולים להגיב באהבה ובכבוד.

איורוודה = מדע החיים; מדע רפואה מהודו בן למעלה מ-5,000 שנה שמתמקד הן בהתגברות על מחלות והן באורח חיים המסייע מלכתחילה למנוע אותן.

אלופתיה, או רפואה אלופתית = מערכת פרקטיקות רפואיות שמטרתה להילחם במחלות על ידי שימוש בכלי ריפוי (כגון תרופות וניתוחים) בעלי השפעות מנוגדות או לא תואמות לאלה המופקות על ידי המחלה המטופלת (הגדרת המילון הרפואי Merriam-Webster).

אמרפאלי = נחשבת לאחת הנשים היפות ביותר שנולדו אי פעם; תוך שימוש בסודות עתיקים להשבת נעורים של הסידהא-ודה וסודות יופי שלמדה מג'יוואקה, היא שמרה על נעוריה ויופיה עד כדי כך שהמלך הצעיר, שכבר הייתה לו אישה צעירה ויפה, התאהב בה למרות שהייתה מבוגרת ממנו בלמעלה משני עשורים.

"אתיתי דבו בהבה" = אמירה הודית שמשמעותה להתייחס לכל אורח באשר הוא ולא משנה אם הביקור אינו נוח, כאילו אלוהים בעצמו הגיע לביתכם. בשושלת הריפוי של הסידהא-ודה, לוקחים את האמרה הזו מאוד ללב ורואים בכל אדם שמגיע ביטוי של האלוהים.

בודהה = מאסטר רוחני שנקרא במקור סידהארטה גוטאמה, שנולד בהודו לפני כ-2,500 שנה; נודע בוויתורו על חיים פריבילגיים בארמון כדי ללמוד את הדרך להארה ובהמשך ללמד אותה.

גהי = חמאה מזוקקת המיוצרת על ידי הסרת מוצקי החלב בבישול, ומשמשת לבישול ולמטרות רפואיות.

גורודוורה = מקום פולחן לאנשי האמונה הסיקית.

ג'יוואקה = מאסטר הילר שחי בסביבות שנת 500 לפני הספירה, הידוע כמאסטר הראשון בשושלת סידהא-ודה. הוא היה גם הרופא האישי של לורד בודהה, אמרפאלי, שנחשבה לאחת הנשים היפות בעולם והמלך ההודי בימביסארה. הוא לימד, תיעד בכתבי יד קדומים והעביר לתלמידיו את הידע הסודי שגילה על יצירת בריאות חיונית, אנרגיה בלתי מוגבלת ושקט נפשי בכל גיל.

דארד מוקטי (מבוטא דהרד מוק-תה) = דארד פירושו "כאב", ומוקטי פירושו "חופש מ"; סודות ריפוי עתיקים המסייעים להקלה על אי נוחות במפרקים או בשרירים שונים.

דושות = ייצוגים בגוף של היסודות הקיימים בטבע (קאפה – אדמה/מים, ואטה – רוח/אתר, פיטה – אש); כאשר הדושות שלנו באיזון, אנחנו בריאים. כשהן לא מאוזנות, חוסר האיזון יוצר אי נוחות.

ואטה = דושה (אלמנט החיים) הקשורה לרוח/אתר.

ויידיה = מילה בסנסקריט שמשמעה "רופא", המשמשת בהודו לתאר אדם המטפל באמצעות שיטות הרפואה ההודיות המקוריות.

חסימות (**פיזית, נפשית, רגשית, זוגית, רוחנית, כלכלית וכו'**) = היכן שהחיים נתקעים ואז הופכים לקשים. ריפוי עמוק יותר מגיע כאשר אנחנו יכולים לזהות ולהסיר את החסימות בצורה בטוחה וארוכת טווח.

יאגנה (**מבוטא יהג-נה**) = סוג של טקס עם מטרה ספציפית.

מודע, תת מודע, על מודע = שלוש רמות תודעה, המופעלות באמצעות מרמה שאקטי.

מוקשה = מצב של הארה או הגשמה.

מחלה = ד"ר נאראם מדבר על חוסר איזון – כשיש חוסר איזון, היוצר חוסר נוחות או תקלה. כשמסירים את החסימה ומאזנים מחדש את המערכת, הקלילות שבה לחייכם.

מסורות ריפוי עתיקות (ATH) = קורס הסמכה דו-שנתי בשיטות הריפוי העתיקות של ד"ר נאראם והסידהא-ודה, שהוצע במקור דרך אוניברסיטה בברלין וכעת מתפשט לאוניברסיטאות אחרות ברחבי העולם.

מרמה שאקטי = טכנולוגיה עתיקה של טרנספורמציה עמוקה יותר, הפועלת בכל הרמות – גוף, נפש, רגשות ורוח. ביודעין או שלא ביודעין, כולם מתוכנתים על ידי החברה. מרמה היא טכנולוגיה עתיקה לתכנות מחדש של העצמי כדי לכוון את החיים אל המטרה האמיתית שלכם. היא יכולה לסייע בהסרת חסימות ובאיזון מחדש של המערכת שלכם. טכנולוגיה עתיקה זו יכולה להפחית או להעלים כאב פיזי וגם לעזור לכם להשיג את כל מה שאתם רוצים בחיים.

נמסטה (**מבוטא נה-מה-סטה**) **או נמאסקר** (**מבוטא נה-מה-סקר**) = ברכה בהודו שנעשית על ידי לחיצת כפות הידיים זו לזו מול הלב. משמעה "האל / האלה הנשגב שבי משתחווה לאל / האלה הנשגב שבך, ואני מכבד/ת את המקום שבו אנחנו אחד."

סאי-וה (**מבוטא סיי-ואה**) = פירושו בסנסקריט שירות זולתני.

סידהא-ודה (או סידהא-והרשאיאם) = שושלת ריפוי או אסכולה בעלת סודות לריפוי עמוק יותר שמתפרסים אל מעבר לאיורוודה, נלמדים ממאסטר לתלמידיו ומכילים סודות או "טכנולוגיה" שעוזרים לגלות ולהשיג את מה שאתם רוצים וליהנות מזה.

95 אחוז מהאנשים על פני כדור הארץ אינם יודעים מה הם רוצים;
3 אחוזים מהאנשים יודעים מה הם רוצים אך אינם מצליחים להשיג זאת;
1 אחוז מהאנשים יודעים מה הם רוצים, משיגים את זה, אבל לא נהנים מזה.
ורק אחוז אחד מהאנשים יודעים מה הם רוצים, משיגים את זה ונהנים מזה.

פאנצ'ה קארמה או אסתה קארמה (מבוטא פאנצ'-אה-קאהר-מה ו אהסט-אה-קאהר-מה) = מקבץ תהליכים לניקוי ובנייה מחודשת של מערכות הליבה בגוף, אחד משש המפתחות לריפוי עמוק יותר של הסידהא-ודה. קארמה פירושה "פעולה" ופאנצ'ה פירושה "חמש". אז פאנצ'ה קארמה מורכבת מחמש פעולות להסרת רעלים מהגוף או לטיהור שלו. באסתה קארמה יש שמונה פעולות, או שלושה צעדים נוספים לניקוי, לטיהור ולאיזון מחדש של הגוף מהפנים החוצה.

פאקודה (מבוטא פאה-קו-דה) = מאכל הודי הדומה לטבעות בצל, שד"ר נאראם השתמש בו כדי להיפטר מכאב הראש העז שלי ולהדגים את העיקרון שהכול יכול להיות תרופה או רעל, תלוי באופן, בזמן ובמקום שעושים בו שימוש.

פיטה = דושה (אלמנט החיים) הקשורה לאש.

פנקאג' נאראם (מבוטא פאהן-קאג'-נה-רהם) = מאסטר הילר (ד"ר נאראם) שעליו מסופר בספר זה, נולד ב-4 במאי 1955 ועזב את גופו ב-19 בפברואר 2020.

קאפה = דושה (אלמנט החיים) הקשורה לאדמה/מים.

קארמהיוג, בהקטייוג וגיאניוג = דרכים שונות אל המוקשה – מצב של הארה או הגשמה (כלומר דרך של מדיטציה, דרך של תפילה, דרך של הצלחה בעסקים או בקרב).

ריפוי דופק = שיטת אבחון עתיקה שבה המרפא חש את הדופק של המטופל, ועל בסיס האיכות והשתנות הדופק, ניתן לקבוע את חוסר האיזון והחסימות בגוף

וכיצד הם משפיעים על הבריאות הפיזית, הנפשית, הרגשית והרוחנית.

ריפוי עמוק יותר = התייחסות אל מעבר לתסמינים שעל פני השטח כדי לפתור את שורש הבעיה ברמה הפיזית, הנפשית, הרגשית והרוחנית.

ריפוי עתיק = איננו "מאבק במחלות" אלא יצירת איזון בגוף, לרוב באמצעות טיהור מרעלים, שבאמצעותו הגוף מרפא את עצמו.

שאקטי = מוגדר כ"כוח"; או הכוח האלוהי לעשות דברים או ליצור דברים. לדברי ד"ר נאראם, הכוח הזה כבר קיים בכם. מרמה שאקטי היא מכשיר עתיק העוזר להוציא כוח זה החוצה וביחד עם הכלים האחרים של הסידהא-ודה עוזר לאנשים לחוות בריאות וחיוניות.

ששת המפתחות לריפוי העמוק יותר של הסידהא-ודה = תזונה, תרופות ביתיות, צמחי מרפא, מרמה שאקטי, אורח חיים ופאנצ'ה קארמה/אסטה קארמה. כל אלה עוזרים לאנשים להיראות ולהרגיש צעירים בכל גיל.

השוואה בין אלופתיה (רפואה מערבית מודרנית), איורוודה וסידהא-ודה

	אלופתיה	**איורוודה**	**סידהא-ודה**
בת כמה השיטה?	בת +200 נקראה כך לראשונה בשנת 1810	בת +5,000	בת +2,500
מי התחיל את השיטה?	סמואל האנמן (1755–1843) טבע את המונח "אלופתיה" כדי להבדיל בינה לבין "הוֹמאופתיה"	אחד המלומדים המקוריים, שושרותא, אמר כי למד את שיטת הרפואה הזו מדהנוונטרי, שהתגלם בתור מלך ורנאסי באותו זמן	ג'יוואקה (רופאו של בודהה ומפורסמים אחרים בני זמנו)
איך היא עוברת הלאה?	בתי ספר לרפואה ופקולטות	ספרים, אוניברסיטאות ופרקטיקה	חניכה של מאסטר לתלמיד, בשושלת מתמשכת
מהו המיקוד הבסיסי שלה?	טיפול בתסמיני מחלה באמצעות תרופות וניתוחים; חלוקת הגוף לחלקים, כאשר מומחים מתמקדים בחלקים בודדים	מוגדרת כ"מדע החיים", מתמקדת בחיים נכונים שגם מסייעים במניעה או התגברות על מחלות (מיושמת על בסיס פרטני בהתאם למערוכת הדושה של האדם) – רואה חיבור הדדי בין כל חלקי הגוף, הנפש והרגשות ויוצרת אמצעי ריפוי על פי ההבנה הזו	עזרה לאנשים בהשגת בריאות תוססת, אנרגיה בלתי מוגבלת ושלוות נפש (מיושמת על בסיס פרטני בהתאם למערוכת הדושה של האדם) – רואה חיבור הדדי בין כל חלקי הגוף, הנפש והרגשות ויוצרת אמצעי ריפוי על פי ההבנה הזו; בנוסף עוזרת לאנשים לגלות מה הם רוצים, להשיג את מה שהם רוצים וליהנות ממה שהשיגו

מה הן שיטות האבחון?	שימוש במכשירים חיצוניים כדי לאסוף נתונים מדידים (למשל, טמפרטורה, לחץ דם, רמות סוכר בדם וכו')	שימוש באבחון ישיר של רופא (למשל, דרך דופק, לשון, אבחון השתן וכו')	שימוש באבחון ישיר של רופא (למשל, דרך דופק ושיטות אחרות בהתאם למצב)
מה הם הכלים ושיטות הריפוי העיקריות?	תרופות וניתוחים	פורמולות צמחים, תרופות ביתיות, תזונה, אורח חיים	6 כלים, או "מפתחות", לריפוי: תרופות ביתיות, תזונה, מרמה שאקטי, פורמולות צמחים, פנצ'ה קארמה/אסתה קארמה, אורח חיים
שיטות אימות?	מחקרים כפולי סמיות (המבודדים משתנים ובודקים אותם בסביבה מבוקרת לאורך חודשים או שנים)	השפעה מיידית של התרופה על הבריאות. תצפית לאורך זמן ממושך, על מגוון אנשים, במשך אלפי שנים	השפעה מיידית של התרופה על הבריאות. תצפית לאורך זמן ממושך, על מגוון אנשים, במשך אלפי שנים
מה הן נקודות החוזקה?	לעיתים קרובות ייתכן פתרון מהיר	ממוקדת בתועלת ארוכת טווח	ממוקדת בריפוי עמוק יותר ובתועלת ארוכת טווח. הצמחים תמיד באיכות גבוהה וללא מתכות כבדות
מה הם החסרונות?	לעיתים קרובות ישנן תופעות לוואי שליליות של הטיפולים. לעיתים קרובות יש צורך לפנות למומחה או שיהיה כיסוי ביטוחי, אחרת יקרה מאוד	לעתים קרובות נדרש זמן, מאמץ, שינוי באורח החיים וסבלנות כדי לראות תוצאות. איכות משתנה של רופא או צמחי מרפא. לעיתים ישנן מתכות כבדות בצמחי המרפא	המתנה ארוכה לפגישה עם רופא עקב הביקוש הרב. לעתים קרובות נדרש זמן, מאמץ ושינוי באורח החיים וסבלנות כדי לראות תוצאות. מחירי צמחי המרפא מתומחרים במחירים גבוהים בשל איכותם.

* באתר MyAncientSecrets.com תוכלו למצוא דיונים נוספים על ההבחנות בין שלוש המתודולוגיות לעיל, כמו גם צורות אחרות של ריפוי מסורתי ו"אלטרנטיבי".

הערות היומן שלי (סוד-בונוס עבורכם)

הסוד של אמרפאלי

שלושה סודות קדומים לתמיכה בנשים בכל גיל

(מגיל 15 עד גיל +60) לרמות הורמונליות אופטימליות *

1) **תרופת הבית הסודית של אמרפאלי על פי מתכון של ד"ר נאראם**

250 גרם אבקת שומר

250 גרם אבקת כמון

50 גרם אבקת אג'ואן

50 גרם מלח שחור

50 גרם זרעי שמיר

25 גרם אבקת כוסברה

10 גרם אבקת חלתית (אספטידה/הינג)

מערבבים את כל החומרים יחד ומחלקים ל-60 מנות שוות (ניתן להזמין רכיבים רבים שאינם שכיחים באופן מקוון).

על מנת ליטול מנה, יש להשרות תחילה את התערובת במים חמים למשך 30-60 דקות ולשתות את כל הרכיבים. בכל יום יש ליטול 4 מנות כאלה, המחולקות לאורך היום. יש להמשיך בתהליך לאורך 6 חודשים לפחות.

2) **מרמה שאקטי לסוד של אמרפאלי** - על פרק כף היד השמאלית מתחת לאגודל סופרים שלוש נקודות לכיוון הזרוע, ולוחצים על נקודה זו 6 פעמים, פעמים רבות ביום.

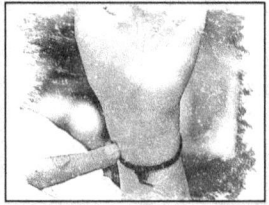

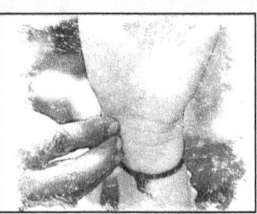

3) **תרופות צמחיות** - היו בעבר תמציות צמחים כנוזל או טבליות לתמיכה בבריאות ההורמונים אצל נשים, שכללו מרכיבים כמו שומר, אספרגוס הודי (שאטוווארי), סלרי וזרעי שיח אברהם מצוי.

*בונוס: תוכלו למצוא עוד סודות של אמרפאלי באתר החינמי, MyAncientSecrets.com/Belong.

* זכרו שכתב ויתור האחריות הרפואי חל על כל פרט בספר זה ובאתר המקוון.

הערות היומן שלי (סוד-בונוס עבורכם)
סודות עתיקים להגברת החיסוניות

בפרק 12, ד"ר ג'ובאני עזר לדבורים שבכוורת להתגבר על נגיף, בין השאר בעזרת צמחי מרפא ותרופה ביתית להגברת החיסוניות שלהן. הוא קיבל את הסודות העתיקים הללו מד"ר נאראם שהשתמש בהם כדי לעזור לאנשים רבים והעניק להם בריאות חיונית יותר, אנרגיה בלתי נדלית ושקט נפשי.

1) תזונה - הרתיחו פרוסות שורש זנגביל במים עם 1/2 כפית אבקת כורכום ולגמו מזה לאורך כל היום. הימנעו מחיטה ומוצרי חלב, כמו גם ממזון חמוץ ותוסס. במקום זאת אכלו מרק מאש וירקות עליים ירוקים מבושלים.

2) מרמה שאקטי - על יד ימין, באצבע האמה בחלקה העליון ביותר, לחצו 6 פעמים, פעמים רבות ביום.

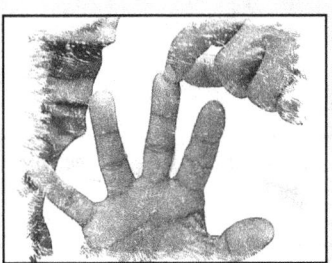

3) תרופת הבית העתיקה והחזקה של ד"ר נאראם לתמיכה במערכת החיסון:
1 כפית דבש
1/2 כפית מיץ זנגביל
1/2 כפית אבקת כורכום
1/4 כפית אבקת קינמון
11-12 עלי טולסי (בזיליקום)
1/8 כפית אבקת ציפורן
1 שן שום (אם מסיבה דתית אתם נמנעים משום, אפשר לוותר)
מערבבים הכול בחצי כוס מים חמים ושותים 2-4 פעמים ביום.

4) תרופות צמחיות - ד"ר ג'ובאני יצר פורמולה של צמחי מרפא לתמיכה במערכת החיסון שכוללת מרכיבים כמו קליפת רימונים, גודוצ'י (טינוספורה הודית), שורשי ליקריץ, קליפת הולרהנה (טליצ'רי), שורשי אנדרוגרפיס, זנגביל ועלי ריחן הודי.

* בונוס: תוכלו לראות את המרמה שהודגמה וכיצד להכין תרופה זו באתר החינמי MyAncientSecrets.com.
זכרו שכתב ויתור האחריות הרפואי חל על כל פרט בספר זה ובאתר המקוון.

נוסחאות צמחי מרפא המוזכרות בספר זה

ד"ר נאראם יצר יותר מ–300 נוסחאות צמחים שמסייעות לאנשים בריפוי עמוק יותר. בארצות שונות היו להן שמות שונים. הוא יצר נוסחאות אלה תוך שימוש בעקרונות שלמד מהמאסטר שלו, מכתבי היד הקדומים ומניסיונו הרב כשסייע ללמעלה ממיליון איש במשך יותר מ–36 שנים. ראיתי כיצד השתמש בתהליכים עתיקים סודיים כדי להפיק את היתרונות האלכימיים משילוב מרכיבים ספציפיים. במקביל עשה שימוש במתקנים מדעיים מודרניים כדי להבטיח ניקיון, סטנדרטיזציה ובטיחות. המשאלה שלי היא שכל מי שיוצר מוצרים צמחיים יעשה זאת באותה רמת מצוינות. בכל תוספי הצמחים שבהם אתם משתמשים, כדאי לבדוק אם הם כוללים מרכיבים טריים ולהבטיח שהם אינם מכילים מתכות כבדות.

הנה תרשים המפרט כמה מהמרכיבים בחלק מתכשירי הצמחים המוזכרים בספר זה למטרות חינוכיות בלבד. זו אינה אמורה להיות רשימה ממצה או מקיפה. למידע נוסף בנושא זה, חפשו במרשתת או מצאו מורים טובים לנושא.

*** תמיכה בתפקוד בריא של:**	*** כמה נוסחאות צמחים עשויות לכלול מרכיבים כמו אלה:**
לחץ דם	קליפת ארג'ונה, סנטלה, בוהריה, טפרוסיה נאה, שום
תפקוד מוחי	תהילת בוקר ננסית (Dwarf Morning Glory/Blue Daze), גוטו קולה, פשטה שרועה, אספרגוס הודי (שאטוואַרי), דלעת לבנה, שמן זרעי סלסטרוס
רוגע	ויתניה משכרת (אשווגנדה), פשטה שרועה, גוטו קולה, תהילת בוקר ננסית (Blue Daze), כורכום וליקריץ
שיער	שמן שומשום, פרי אמלה/אמבליק, סנטלה, אל–ציצית לבנה, אזדרכת הודית (נים), פרי ספינדוס, עלי חינה
חסינות	קליפת רימונים, טינוספורה הודית, שורשי ליקריץ, קליפת הולרהנה (טליצ'רי), זנגביל ועלי ריחן הודי

מפרקים	קליפת קיסוסן (winged treebine), לבונה הודית, עלי שיח אברהם מצוי, זנגביל ושרף הגוגול
כבד	פלנתוס, טינוספורה הודית, בורהביה, צ'בוליק מירובלין (chebulic myrobalin), אנדרוגראפיס, שיח צלף
ריאות	פרי רימונים, שורשי "פרי-צהוב" (Yellow-fruit), עלי עץ יוסטיציה אדטודה (אגוז מלבר/ואסאקה), שורשי ליקריץ, ריחן הודי, שורשי חבוש בנגלי (עץ באאל), שורשי עץ פרול/פדרי ריחני
הורמונים של גברים	זרעי שומשום, קטב מצוי (טריבולוס), טינוספורה הודית, שורשי אשווגנדה, קנה שורש קודזו הודי, זרעי שעועית קטיפה
לשרירים/מפרקים הקלה "חמה"	מנטה, שמן אתרי ווינטרגרין, אורוקסילום, פלוכאה, שמן קינמון, זנגביל, שורשי גומא, כורכום, עלי שיח אברהם מצוי
עור	אזדרכת הודית (נים), כורכום, שמן קוקוס, ריחן הודי, אינדרג'או (indrajao) מתוק, קינמון, הל, כסיית האבוב, אמלה/אמבוליק, עץ סל, פלפל שחור
הורמונים של נשים	שומר, שטאוורי, סלרי, זרעי שיח אברהם מצוי, שורשי היביסקוס שוקולד (אברומה אוגוסטה), קליפת עץ אשוקה, כמון

הערה לגבי תמציות הצמחים והתרופות הביתיות

אם חסרים מספר מרכיבים או שנוסחאות צמחים אינן זמינות במדינתכם, אל דאגה. ישנם עדיין כל כך הרבה דברים אחרים שאתם יכולים לעשות. זוכרים את ששת המפתחות של הסידהא-ודה? אתם יכולים לשנות את התזונה שלכם, ללחוץ על נקודות מרמה שאקטי, או להכין תרופות ביתיות עם דברים מהמטבח שלכם. ד"ר נאראם לעיתים קרובות התאים את המרכיבים בתרופות לאנשים על פי מצבם, הדושה שלהם, גילם, מינם ובחלק מהמקרים גם מיקומם. הוא היה שם לב גם למה שקרה בגופם בזמן שהם נטלו אותן ועשה שינויים על פי הצורך. אז בכל מה שתעשו, היו קשובים לגופכם ואם תוכלו, מצאו אנשי מתרגלים מיומנים שיעזרו לכם. ד"ר נאראם היה אומר, "מסע של אלף מילין מתחיל בצעד אחד. התחילו עם מה שיש לכם גישה אליו ועשו כל מה שאתם יכולים לעשות." ואז סמכו על כך שתקבלו הנחיה אם תזדקקו לכל דבר אחר.

* בנוגע לתרופות בספר זה או באתר - אנא קראו את הצהרות האחריות הרפואית.

באהיה ג'ושי, מנהיג ה-RSS (ארגון לאומי התנדבותי בהודו - נ.א.):
"סודות אלה הם אוצר יקר מפז, אנשים מהודו ומרחבי העולם יכולים להתגאות בהם."

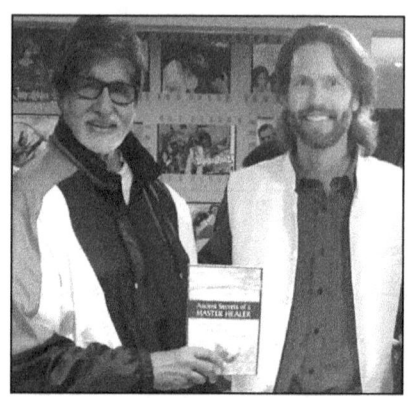

ד"ר קלינט ג. רוג'רס עם כוכב בוליווד אמיתאב באצ'אן.

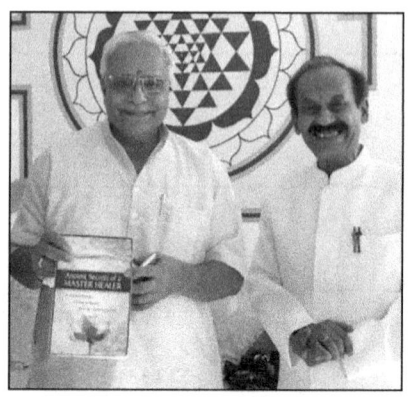

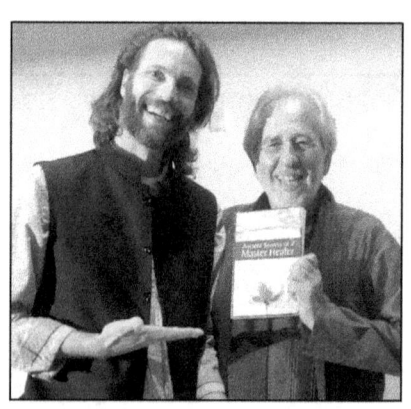

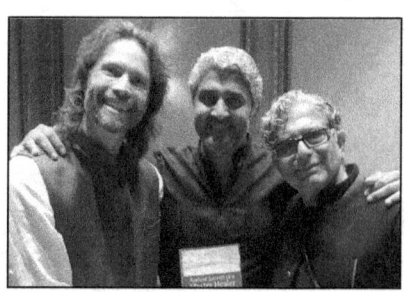

ד"ר קלינט ג. רוג'רס עם פונאצ'ה מאצ'איה וד"ר דיפאק צ'ופרה.

ד"ר קלינט ג. רוג'רס עם ד"ר ברוס ליפטון, ביולוג ומחבר רבי מכר.

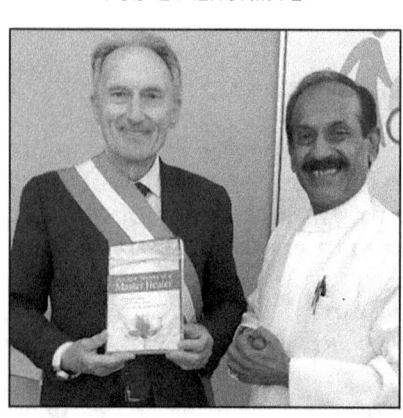

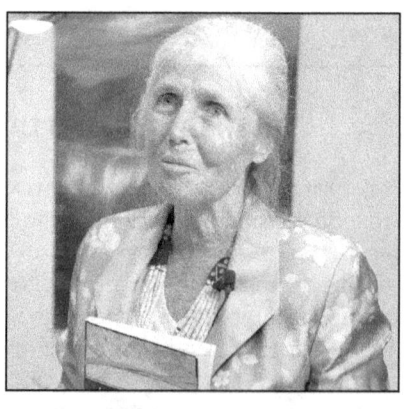

ד"ר דגמר אוקר, רופאה גרמנייה מכובדת, הביאה את ד"ר נאראם למרפאתה בגרמניה מדי שנה כדי לפתור מקרים שאיש לא ידע כיצד ניתן לסייע בהם.

פייטרו טנציני, ראש עיריית בוצ'ינה (AR), בטוסקנה, איטליה, מכנה את ד"ר נאראם "גורו של ריפוי".

תמונות משמחות וברכות

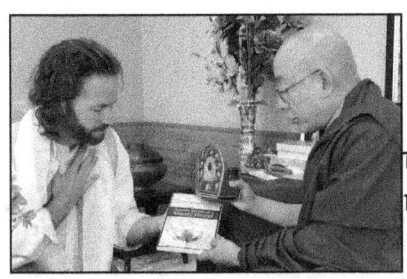

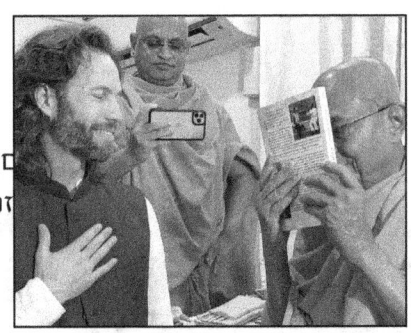

הוד רוממותו סוואמי האריפרסאד

האורקל של הוד רוממותו הדלאי לאמה ה-14

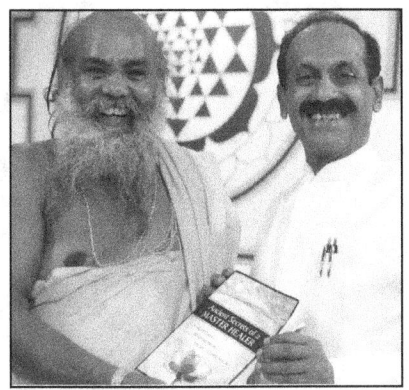

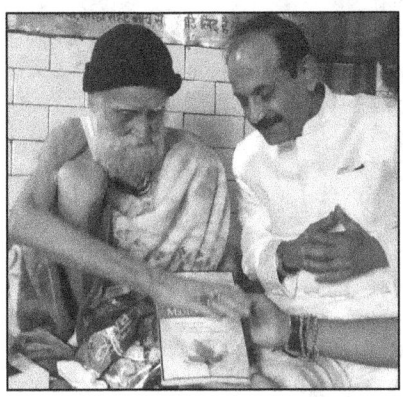

ד"ר טיאגינאת אגהורי באבא

סוואמי אומקר דאס ג'י מהאראג'

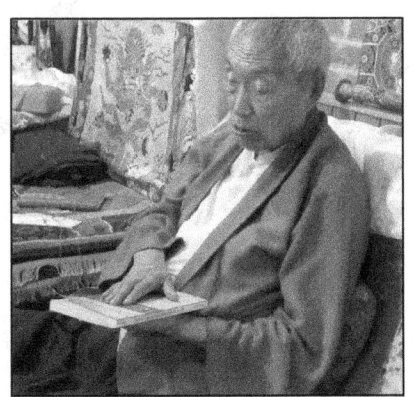

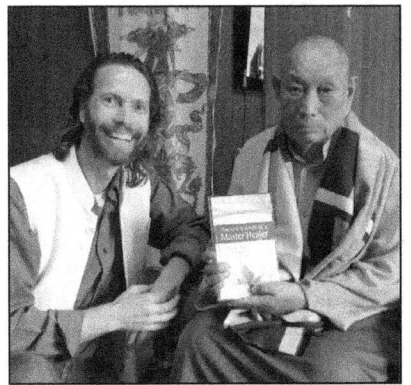

ד"ר ישי דהונדן,
מרפא ברפואה טיבטית

כבודו נאמקה דרימד רנג'אם רינפוצ'ה

* עוד על ברכותיהם, וברכות אחרות שהוענקו על ידי מנהיגים רוחניים ממסורות רבות,
ניתן למצוא באתר MyAncientSecrets.com.

מכתבים מקדושים, מלומדים ותומכים:

הוד קדושתו סוואמי האריפרסאד, אגודת יוגי דיוויין

Swami Shreeji

H. H. Hariprasad Swamiji

YOGI DIVINE SOCIETY Haridham, SOKHADA - 391 745, Dist. Vadodara, Guj., INDIA

Dt: 4 Sep 2018
Haridham, Sokhada.

"Dr. Clint Rogers has done a great seva (service) with this book. The world is in need of great help, as it is polluted not just in way most think. Also mental pollution, emotional pollution, spiritual pollution, relationship pollution. This book can help with all these pollutions. Ancient healing of Dr. Naram revealed in this book is a deeper solution for the world's biggest problems today.

I've known and respected Dr. Naram for more than 40+ years, since 1978.

I personally met Dr. Naram's guru master Baba Ramdas, and know the power of this unbroken healing lineage ultimately coming from Jivaka, personal physician of Gautama Buddha. Dr. Naram has a siddhi (power) for healing given by grace of his master.

When devotees in my own spiritual community need urgent help, I've sent them to Dr. Pankaj Naram. Even when other doctors have had no hope, Dr. Naram has created a transformation solution. I've seen him use the ancient healing principles of his master and lineage to help the people I've sent to him to reverse and overcome rheumatoid arthritis, epilepsy, severe menstrual bleeding, liver infection, lung infection, multiple sclerosis, heart blocks, cancers, infertility, fibroids, diabetes, thyroid problems, complications in pregnancy, high cholesterol, high blood pressure, hair fall, ascites, urinary tract problems, tailbone fracture, severe hernias, psoriasis, autism, eczema, cervical spondylosis, and brain challenges, just to name a few. The secrets of ancient healing in this lineage which are revealed in this book, are needed more than ever as an antidote for the sicknesses from the pollutions we are experiencing on every level."

Sadhu Hariprasad-das

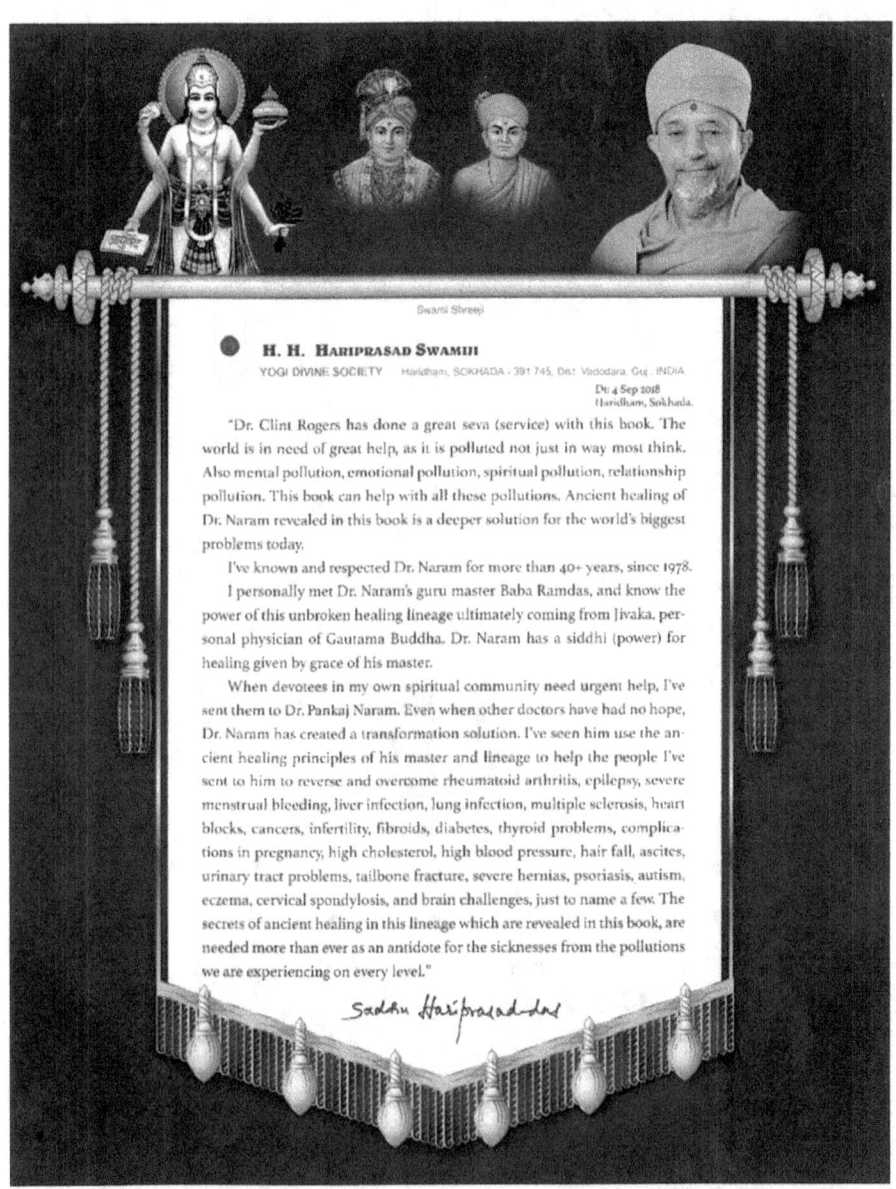

האורקל של הוד קדושתו הדלאי לאמה ה-14

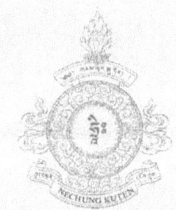

༄༅། །གནས་ཆུང་སྐུ་རྟེན། །

Ven. Thupten Ngodup

(The Medium of Tibet's Chief State Oracle)
Nechung Dorje Drayangling Monastery

"I am very much interested in Clint Rogers' upcoming book of Ancient Secrets of a Master Healer, because it is exactly related with Lord Buddha's teachings - 'Oh Bhikshus & Wise men, as one assays gold by rubbing, cutting & melting, so examine well my words & accept them. But not because you respect me.'

Clint Rogers has researched thoroughly about Dr. Naram's lineage of ancient techniques to cure lots of illness, especially in this century where there are so many different diseases. It is very necessary to combine both ancient and modern techniques of healing. My blessing and prayer is on this book and the millions who will read it, that their lives will be blessed with deep healing, happiness, and peace of mind."

Ngodup

Ven. Thupten Ngodup (Medium of Tibet's Chief State Oracle)

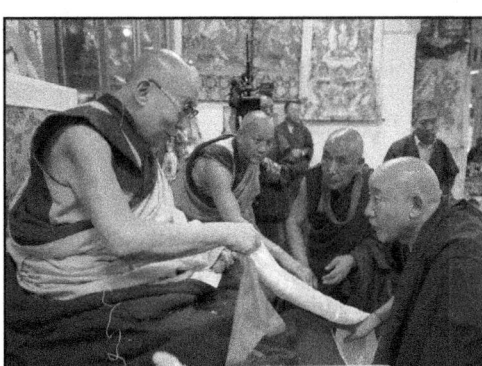

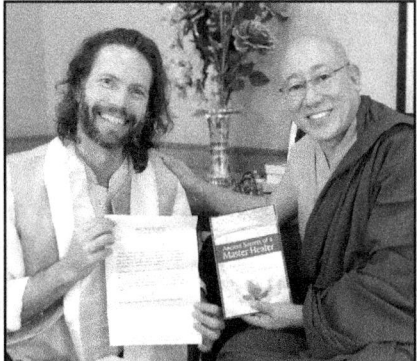

דוגמנית העל, מיס עולם ורופאה שהוכשרה בהרווארד

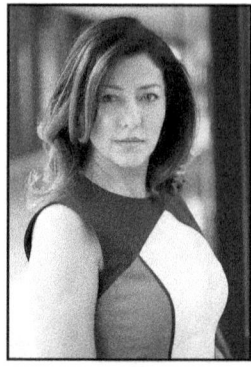
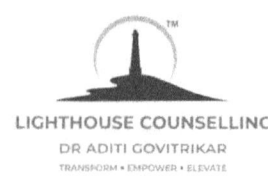

This book "Ancient Secrets of a Master Healer" by Dr. Clint G Rogers is a gift, and I want not only the people I love but every single person on this planet to read it. It is written from the heart, with timeless wisdom integrated into each engaging story—and acts like a bible of time-tested home remedies you can apply whenever you need them.

The first chapter pulled me in, and I didn't want to put it down... it was so intriguing. Simple and easy to read, it kept me on the edge of my seat always wondering, what's next?

I loved the way the stories throughout were interwoven with profound, timeless wisdom (or 'gyan' as we call it in India). It is practical and inspiring — getting me to ask important questions that make my life better—physically, emotionally and spiritually.

This book is like the Gita (or the Bible, Quran, etc) — whatever age or stage of life you are in, you will benefit from reading it. Everyone can find wisdom in it that applies to what you are experiencing at this point in your life. And every time you read it, you will find something new.

As a mother, I want every child to read the book. As a woman and model, I'm excited to apply the ancient secrets in it to look and feel younger. And as a medical doctor, I appreciate how this ancient healing science resets the body from the core. I've come to realize only ego keeps any doctor or healer from accepting the effectiveness of other forms of treatment that are different from the one that they personally practice.

With the unexpected passing of Dr. Naram, this book is needed now more than ever. As I approached the last chapter, I kept wishing the story would not end. I'm already looking forward to Dr. Clint G Rogers publishing the next book!

~ Dr. Aditi Govitrikar (Medical doctor, Harvard trained Psychologist, Mrs. World, Supermodel and Actress)

יו"ר L&T, אחת מאימפריות העסקים המוערכות ביותר בהודו

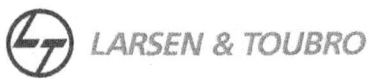

A. M. Naik
Group Chairman

September 05, 2018

Ancient Secrets of a Master Healer

I have known Dr. Pankaj Naram for over 30 years, and seen his mission to spread healing across the world grow steadily over time.

I am delighted to have been asked to write the recommendation for this book as we share common values of integrity, hard work and most importantly, unwavering passion for whatever we may do – including propagating the relevance of ancient healing teachings in modern society.

Dr. Naram has brought to the world, ancient healing practices that had been lost over the generations. Moreover, he has helped demystify these practices and share them in a manner that can be adopted by just about anyone.

Even after touching the lives of over a million people across the globe, his devotion to his cause keeps him going from strength to strength. At an age when most people would retire, he is more passionate than ever about protecting, preserving, and bringing to the forefront ancient healing secrets (gleaned from the handwritten manuscripts of the Himalayan masters) to help heal this world more effectively.

I am sure that you will find Dr. Naram's life story as shared by university researcher Dr. Clint Rogers truly fascinating and inspiring, as you discover gems of ancient wisdom that you can apply in your daily life in this book.

I wish him all the best in his noble endeavour.

Best Regards,

A. M. Naik
Group Chairman - Larsen & Toubro

Larsen & Toubro Limited, Landmark Bldg., 'A' Wing, Suren Road, Chakala, Andheri (East), Mumbai - 400 093, INDIA
Tel: +91 22 6696 5333 Fax: +91 22 6696 5334 Email: amn@Larsentoubro.com www.Larsentoubro.com
Registered Office: L&T House, N. M. Marg, Ballard Estate, Mumbai - 400 001, INDIA CIN: L99999MH1946PLC004768

הוד קדושתה, דיוויין פרמבן

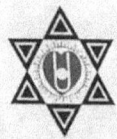

Swami Shreeji

YOGI MAHILA KENDRA

(Bombay Pumblic Trust Act Reg. No. BRD / E / 2593, Dt. 19-8-1978)
(Income Tax Act Reg. No. 110-Y-1)

President : H.D.H. Hariprasad Swamiji
Secretary : Vitthaldas S. Patel

HARIDHAM, Po. : SOKHADA - 391 745, Di. Vadodara, Gujarat
Ph:(0265) 86011/'22/'33/'44/'55,86242, Fax:(0265) 86503,86526,86142

"Dr Pankaj Naram is a world authority in Ancient Healing Secrets.

My Guru H.H.Hariprasad Swami Maharaj (Founder - President of Yogi Divine Society) has known Dr Pankaj Naram for more than 40 years.

This book inspires one to infuse Dr Pankaj Naram's Ancient Healing Secrets in ones daily life. He helps people with diet, lifestyle, herbs, home remedies for immense energy, healthy and happy life.

I have always been touched by Dr Pankaj Naram's mission to bring the benefits into every heart and every home on earth through the Ancient Healing.

I am taking his medicine for diabetes and cholesterol and have had extraordinary results. Many Sadhvis in Bhakti Ashram (Yogi Mahila Kendra) are taking His medicines and have had incredible effect and some completely cured. Whether it be diabetes, thyroid, arthritis, joint pain, back pain asthma, and more. His Marma works wonders on people with critical condition. Dr Naram also put many of us on vegan, gluten-free diet with his herbal supplements, exercise and panchakarma. All having amazing results.

I thank Clint G Rogers for this magnificent book which every human should read."

Sadhvi Suhrad

Shadhvi Suhrad.

(Donation to this Trust is eligible for relief under section 80 G of Income Tax Act)

נשיא קרן המחקר התזונתי ו-6 פעמים מחבר רבי מכר של הניו יורק טיימס

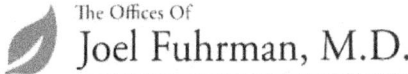

June 18, 2019

I appreciate Clint's friendship and comradery. He has been very interested in the extensive research I've done on how a Nutritarian diet can completely reverse health challenges like diabetes, high blood pressure, heart disease, obesity, autoimmune disease and more. My life's research, as shared through my books and PBS TV shows, demonstrates how the health problems we face are directly related to the food we eat, and that making changes in our food greatly impacts our physical, mental, and emotional health in significant ways.

Remarkable stories of people reversing all kinds of illness and diseases are not 'medical miracles'. These results are predictable when you follow certain principles. Health is your right and accessible to anyone. The problem is the toxic foods, lifestyle, and medications most people consume which put stress on our tissues year after year until they finally break down. The good news is you can heal from virtually any illness and avoid sickness to begin with, if you want to. The human body is already inherently an amazing self-repairing, self-healing machine when you simply feed it optimally with the right foods and habits.

What I love about Clint is that he is a seeker of truth with a curiosity that has led him on a unique path and mission. He has impressive knowledge of useful but generally unknown ancient healing techniques. At one point while we were in Mexico together my wife became ill with a severe digestive problem (sometimes called Montezuma's revenge). Clint quickly helped her with a remedy he knew from Dr. Naram, which we were surprised and delighted that she was well the next day. What I respect most of all is Clint's heart and powerful desire to have good will for all people. I wish him all the best with this book and in his overall mission to help humanity.

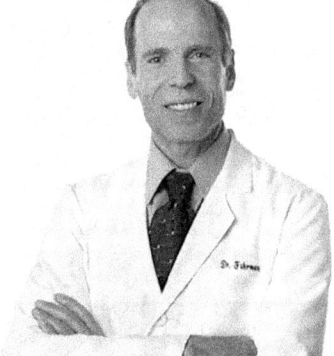

Joel Fuhrman, M.D.

President Nutritional Research Foundation

6 times NY Times Bestselling Author

4 Walter E Foran Boulevard, Suite 409, Flemington New Jersey 08822 **Phone:** (908) 237-0200 · **Fax** (908) 237-0210 · **Web** www.DrFuhrman.com

ניתן למצוא מכתבים מעולים נוספים באתר.

עוד סיפור מהנה עבורכם

בקטמנדו, נפאל, יש מקדש בשם סוויאמבהונאת' (המכונה בחיבה "מקדש הקופים"). זה המקום שבו החל ד"ר נאראם ללמוד ריפוי דופק לראשונה מהמאסטר שלו. לקראת פרסום ספר זה נסענו ד"ר נאראם ואני (ד"ר קלינט) למקדש לומר תודה.

בשלב מסוים הנחתי את הספר כדי לצלם כמה תמונות שלו עם הרקע היפה... והאירוע הכי לא צפוי קרה!

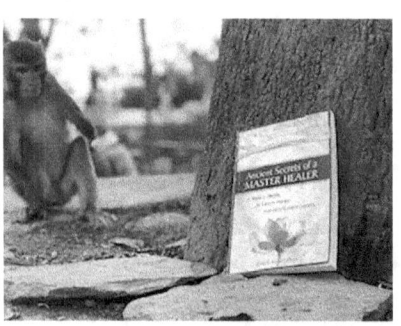

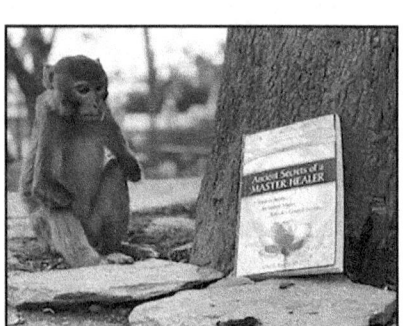

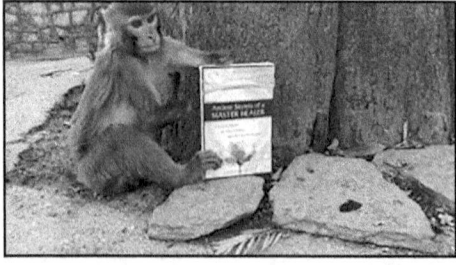

"הקוף הטנטרי" ללא הידיים ניגש, הרים את הספר והחזיק אותו בזהירות.

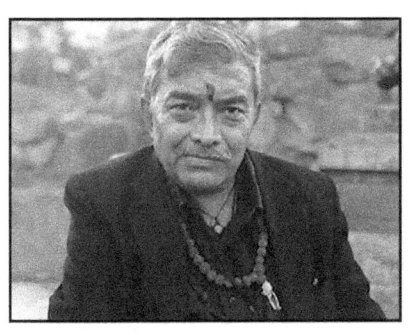

אגורי קביראג'

אגורי קביראג', מטפל לא רשמי בלמעלה מארבע מאות הקופים המסתובבים בחופשיות בשטח, היה בהלם כשראה את התמונות. הוא אמר שמעולם לא ראה דבר כזה קורה לפני כן. לדבריו, זה לא היה סתם קוף. ניתן לזהות אותו בקלות מכיוון שאין לו כפות ידיים והוא נחשב ל"קוף הטנטרי" העוצמתי ביותר במקדש וכנציגו הישיר של לורד האנומן, אל הקופים.

"אני לא מאמין למראה עיניי," הוא אמר. "זכית לנס!" אגורי קביראג' הדגיש את כוחה הייחודי של ברכה זו. "כל מה שיש בספר זה מבורך על ידי האנומן ומי שיש לו עותק מהספר הזה בביתו ובחייו יתברך באותה הגנה אלוהית, ריפוי והסרת מכשולים."

כ"ספקן מערבי", בכנות לא ידעתי מה לעשות במצב שכזה. עם זאת, מכיוון שהרגשתי את ברכת הכוח האלוהי בעת יצירת ספר זה, הייתי אסיר תודה שהמאסטר האגורי הכיר בכך שהספר הזה שבידיכם עכשיו הוא אות חזק לברכות נשגבות גם בחייכם שלכם.

נמסטה.

על המחבר

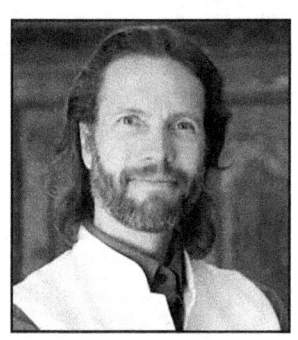

ד"ר קלינט ג. רוג'רס, הוא חוקר אקדמי שלא מצא מקום בחייו ל"רפואה אלטרנטיבית". כספקן לגבי כל מה שאינו כלול בתחומי המדע המערבי, הוא נתקל בעולם הריפוי העתיק של ד"ר נאראם. נטייתו הייתה להגיב בביטול לדברים ואף להמעיט בערכו של כל מה שהיה עד לו.

כל זאת עד לנקודה שבה נכשלה הרפואה המודרנית במקרה של אביו. ד"ר קלינט היה נואש בחיפושיו אחר פתרון כלשהו כדי להציל את חיי אביו.

באמצעות הרצאתו בטד שהגיעה למיליוני אנשים ויחד עם הספר המהפכני החדש הזה, סודות קדומים של מאסטר הילר, ד"ר קלינט מגלה כיצד אהבתו לאביו היא שדחפה אותו מעבר לגבולות של מה שחשב כהגיוני או אפשרי, אל עולם שבו "ניסים של ריפוי" הם חוויה יומיומית.

נכון לרגע פרסום ספר זה, בילה ד"ר קלינט למעלה מעשור בנסיעות יחד עם ד"ר נאראם, בתיעוד הסודות העתיקים ובהפצת הבשורה על קיומם לאנשים נוספים.

בנוסף לספר זה ולהרצאת הטד שנשא, ד"ר קלינט תכנן ולימד יחד עם ד"ר נאראם קורס הסמכה אוניברסיטאי בברלין, גרמניה, עבור רופאים מבריקים מרחבי העולם, שרצו ללמוד וליישם את סודות הריפוי העתיקים הללו.

כיום ד"ר קלינט הוא מנכ"ל "חוכמת הבריאות העולמית", ארגון של חולמים ואנשי ביצוע המחפשים את החוכמות הנעלות ביותר על פני כדור הארץ כדי שכולם יוכלו להפיק מהן תועלת.

הוא גם נאמן של "קרן סודות קדומים", התומכת בפרויקטים הומניטריים כפי שאהב ד"ר נאראם.

ד"ר קלינט נלהב לחלוק דרך זו של ריפוי עמוק יותר. למרות שלא כולם עשויים לבחור בדרך זו, עליהם לדעת לפחות שעומדת להם הברירה.

בונוס

גלה סודות ריפוי קדומים שיכולים לשנות את חייך

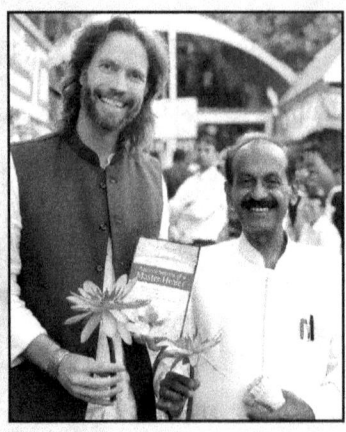

ד"ר קלינט ג. רוג'רס וד"ר נאראם

האם לך או לאדם שאתה אוהב יש אתגר:

✓ גופָנִי

✓ נַפשִׁי

✓ רִגשִׁי

✓ רוחני

האם אתה סובל ממשהו במשך שנים ואתה מבקש הקלה?

האתר החינמי שלנו, המותנה ברישום וכולל את כל הקישורים, הסרטונים והמשאבים המופיעים בספר זה, הוא מתנתי אליכם.

ניתן להירשם בכתובת:

www.MyAncientSecrets.com/Belong

באתר החינמי שלנו תלמד:

✓ כיצד ניתן להפחית באופן מיידי חרדה

✓ איך לרדת במשקל ולשמור עליו

✓ כיצד להגביר את החסינות והאנרגיה שלך

✓ כיצד להקל על כאבי מפרקים באמצעות מזון

✓ כיצד לשפר את הזיכרון והמיקוד

✓ איך לגלות את מטרת חייך

✓ ועוד דברים רבים וטובים...

תקבלו גישה לסרטונים המתאימים לכל פרק ומדגימים את הסודות המופיעים בו, על מנת שתוכלו לעזור לעצמכם ולאחרים.

כמו כן, תוכלו לחוות משחק רב עוצמה, הנקרא 30 יום להפעלת הכוח הסודי העתיק שלכם. תוך כדי משחק תגלו כיצד ליישם באופן מיידי את סודות הריפוי העתיקים בחייכם (כולל תוכן מתקדם שאינו בין דפי ספר זה).

בקרו עכשיו בכתובת: **MyAncientSecrets.com/Belong**

www.ingramcontent.com/pod-product-compliance
Lightning Source LLC
Chambersburg PA
CBHW070129080526
44586CB00015B/1612
* 9 7 8 1 9 5 2 3 5 3 2 9 1 *